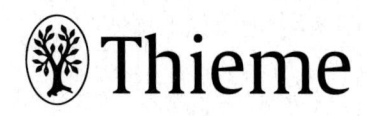

… und noch mehr Tipps für die Prüfungsvorbereitung

Das Repetitorium MEDI-LEARN hat fast alle seit 1981 gestellten Prüfungsfragen analysiert. Im 1. Staatsexamen sind das mehr als 10 000 Fragen.
Dabei wurde festgestellt, dass sich im Fach Immunologie 75 % aller bisher gestellten Fragen durch wenige Themen abdecken lassen.
Die „Top-Themen" enthalten diejenigen Stichworte, die in diesem Zeitraum mit mindestens 10 Fragen vertreten waren.

Die Top-Themen der Prüfung

Thema	Anteil
Antikörper	12,5 %
Komplement	11,1 %
Bluttransfusionen	4,6 %
Überempfindlichkeitsreaktionen Typ I	4,2 %
Nachweis von Antigenen und Antikörpern	4,2 %
T-Zell-vermittelte Reaktionen	3,7 %
Erworbenes Immundefizienz-Syndrom (AIDS)	3,2 %
Transplantatabstoßungsreaktionen	3,2 %
Zellen des Immunsystems	2,8 %
Antigenerkennung durch B-Lymphozyten	2,8 %
Antikörpervermittelte Reaktionen	2,8 %
Überempfindlichkeitsreaktionen Typ III	2,8 %
Zytokine als Mediatoren des Immunsystems und ihre Rezeptoren	2,3 %
Antigenerkennung durch T-Lymphozyten	2,3 %
Abwehr von Infektionserregern	2,3 %
Überempfindlichkeitsreaktionen	2,3 %
Angeborene Defizienzen des B-Lymphozytensystems	2,3 %
Makrophagen als Effektorzellen	1,9 %
Neutrophile Granulozyten und Makrophagensystem	1,9 %
Überempfindlichkeitsreaktionen Typ IV	1,9 %
Summe	**75 %**

Fragenanteil pro Kapitel Immunologie

Die Darstellung des prozentualen Fragenanteils pro Kapitel empfehlen wir als Grundlage Ihrer Lernplanung.

	Kapitel	Anteil
1	Anatomie des lymphatischen Systems	1,3 %
2	Molekulare Grundlagen	9,8 %
3	Physiologie der Immunantwort	33,1 %
4	Abwehr von Infektionen	8,5 %
5	Pathologie der Immunantwort	8,3 %
6	Erkrankungen des Immunsystems	14,3 %
7	Transplantationsimmunologie und Bluttransfusionen	15,6 %
8	Immunologische Methoden	9,1 %

Für die Hinweise danken wir: MEDI-LEARN

Bahnhofstr. 26b, 35037 Marburg Tel. 06421/681668
Fax 06421/961910   http://www.medi-learn.de

Original-Prüfungsfragen
mit Kommentar

GK 2
Immunologie und Immunpathologie

6. Auflage

Bearbeitet von B. Schäfer

Georg Thieme Verlag
Stuttgart · New York

Dr. Birgit Schäfer
Institut für Immunologie
Im Neuenheimer Feld 305

D-69120 Heidelberg

Die Deutsche Bibliothek – CIP-Einheitsaufnahme

Original-Prüfungsfragen mit Kommentar GK 2.
– Stuttgart ; New York : Thieme
Immunologie / bearb. von B. Schäfer. – 6. Aufl. – 2002
ISBN 3-13-112636-1

1. Auflage 1995
2. Auflage 1996
3. Auflage 1998
4. Auflage 1999
5. Auflage 2001
6. Auflage 2002

© 2002 Georg Thieme Verlag, Rüdigerstr. 14,
D-70469 Stuttgart
Unsere Homepage: http://www.thieme.de

Umschlaggestaltung: Thieme Verlagsgruppe

Umschlagfoto: Mauritius Die Bildagentur, Nr. 5B247069736

Satz und Druck: Druckhaus Götz GmbH, Ludwigsburg
Bindung: Großbuchbinderei Heinr. Koch GmbH & Co. KG,
Tübingen
Printed in Germany

ISBN 3-13-112636-1

Autoren und Verlag haben sich bei der Zusammenstellung der Fragen, bei der Zuordnung der Lösungen und bei der Kommentierung von Fragen und Lösungen um größtmögliche sachliche Richtigkeit bemüht. Dennoch wird eine Gewähr für die in diesem Band enthaltenen Angaben nicht übernommen. Für Inhalt und Formulierung der Prüfungsfragen zeichnet das IMPP verantwortlich.

Das Werk, einschließlich aller seiner Teile, ist urheberrechtlich geschützt. Jede Verwertung außerhalb der engen Grenzen des Urhebergesetzes ist ohne Zustimmung des Verlages unzulässig und strafbar. Das gilt insbesondere für Vervielfältigungen, Übersetzungen, Mikroverfilmungen und die Einspeicherung und Verarbeitung in elektronischen Systemen.

Vorwort

Die Aufnahme der Immunologie und Immunpathologie in den Gegenstandskatalog zum 1. medizinischen Staatsexamen erforderte eine komprimierte Darstellung und Kommentierung der bisherigen Prüfungsfragen zu beiden Themengebieten. Beides wird mit dem vorliegenden Band „GK 2: Immunologie und Immunpathologie" bereitgestellt.

Es ist nicht leicht, die Fülle wissenschaftlicher Fakten in komprimierter Form anzubieten ohne starke und teilweise zu starke Vereinfachung. Für hilfreiche Kritik danke ich daher Frau Priv.-Doz. Dr. G. M. Hänsch, Frau Dr. S. Scherer, Herrn Prof. Dr. D. Roelcke, Herrn Prof. Dr. S. Meuer und nicht zuletzt Herrn Prof. Dr. M. D. Kramer.

Heidelberg, im Juni 2002   B. Schäfer

Inhalt

Lerntextverzeichnis		IX
Bearbeitungshinweise		X
Kurzlehrbuch		1–57
Fragen- und Kommentarteil		59–132

	Funktion des Immunsystems – ein Überblick	2
1	**Anatomie des lymphatischen Systems**	**3, 60, 86**
1.1	Zellen des Immunsystems	3
1.1.1	Hämatopoietische Differenzierungslinien	3
1.1.2	Mononukleäres Phagozytensystem und akzessorische (= antigenpräsentierende) Zellen des Immunsystems	3
1.2	Lymphatisches Gewebe	3
1.2.1	Lymphgefäßsystem	4
1.2.2	Primäre lymphatische Organe	4
1.2.3	Sekundäre (periphere) lymphatische Organe	4
1.2.4	Aufbau von Lymphknoten, Milz, Tonsillen	4
1.3	Rezirkulation der Lymphozyten	6
1.3.1	Verschiedene Wege der Rezirkulation	6
1.3.2	Steuerung der Rezirkulation von Leukozyten	7
2	**Molekulare Grundlagen**	**7, 60, 87**
2.1	Antigene	7
2.2	Spezifische Erkennungsmoleküle für Antigene (Antigenrezeptoren)	8
2.2.1	Antikörper (Immunglobuline, Ig)	8
2.2.2	Antigenrezeptoren von T-Lymphozyten: Struktur und Funktion	10
2.2.3	Genetische Grundlagen der Antikörper- und T-Zell-Rezeptordiversität	10
2.2.3.1	Genetische Grundlagen der Antikörperdiversität	11
2.2.3.2	Genetische Grundlagen der T-Zell-Rezeptordiversität	12
2.2.4	MHC-Moleküle	13
2.3	Zytokine als Mediatoren des Immunsystems und ihre Rezeptoren	14
2.4	Das Komplementsystem	16
2.5	Fc-Rezeptoren	19
3	**Physiologie der Immunantwort**	*19*, 63, **91**
3.1	Induktion	19
3.1.1	Präsentation des Antigens	19
3.1.2	Antigenerkennung durch T-Lymphozyten	20
3.1.3	Aktivierung von T-Lymphozyten	21
3.1.4	T-Zell/T-Zell-Kooperation: Entwicklung zytolytischer T-Lymphozyten	21
3.1.5	T-Zell/Makrophagen-Kooperation	22
3.1.6	Antigenerkennung durch B-Lymphozyten	22
3.1.7	Aktivierung von B-Lymphozyten	22
3.2	Effektormechanismen	23
3.2.1	Antikörper-vermittelte Reaktionen	23
3.2.2	Komplement	24
3.2.3	T-zellvermittelte Effektorfunktionen	25
3.2.4	Natürliche Killerzellen	25
3.2.5	Makrophagen als Effektorzellen	25
3.3	Regulation der Immunantwort	26
3.3.1	Regulatorische T-Lymphozyten	27
3.3.2	Immunologische Toleranz	27
3.3.3	Regulation durch anti-idiotypische Antikörper	28
3.3.4	Feedback-Hemmung	28
	Fragen/Kommentare aus Examen Herbst 2000	70, **108**
4	**Abwehr von Infektionen**	*28*, 71, **109**
4.1	Natürliche Resistenz und ihre Störungen	28
4.2	Immunologisch-spezifische Abwehr	30
4.2.1	Abwehr von Infektionserregern	30
4.2.2	Impfung	31
5	**Pathologie der Immunantwort**	*32*, 73, **113**
5.1	Reaktionstyp der chronischen unspezifischen Entzündung	32
5.2	Pathogene Immunreaktionen („Überempfindlichkeitsreaktionen")	32
5.2.1	Typ I-Reaktion: Überempfindlichkeitsreaktion vom Sofort-Typ; IgE-vermittelte Reaktion	32
5.2.2	Typ II-Reaktion: Antikörper-abhängige Überempfindlichkeitsreaktion vom zytotoxischen Typ	34
5.2.3	Typ III-Reaktion: Immunkomplex-vermittelte Reaktionen	35

Die *kursiv* gedruckten Seitenzahlen verweisen auf das Kurzlehrbuch, die **halbfett** gedruckten Seitenzahlen auf den Kommentarteil.

5.2.4	Typ IV: T-zellvermittelte pathogene Reaktionen („Überempfindlichkeitsreaktion vom verzögerten Typ")	36	7.2.1	MHC-Antigene	45
			7.2.2	Nicht-MHC-Antigene	46
			7.3	Transplantatabstoßungsreaktion	46
5.3	Infektion als Ursache einer pathologischen Immunantwort	37	7.4	Beeinflussung der Transplantat-Empfänger-Interaktion	47
			7.4.1	Beeinflussung der Transplantat-Immunogenität	47
6	**Erkrankungen des Immunsystems**	37, 75, **116**	7.4.2	Beeinflussung des Empfängers	47
6.1	Maligne Erkrankungen des Immunsystems	38	7.5	Klinische Transplantationen	48
			7.6	Bluttransfusion	49
6.2	Angeborene (primäre) Immundefizienzen	40	**8**	**Immunologische Methoden**	52, 82, **129**
6.2.1	Defizienzen des B-Lymphozytensystems	40	8.1	Nachweismethoden, die auf Antigen-Antikörper-Reaktionen basieren	52
6.2.2	Defizienzen des T-Lymphozytensystems	41	8.1.1	Nachweis von Antigenen und Antikörpern im Plasma/Serum und in anderen Körperflüssigkeiten sowie auf Zellen und im Gewebe	52
6.2.3	Defizienzen des B- und T-Zell-Systems (Schwere kombinierte Immundefizienz (SCID))	41			
6.2.4	Komplementdefizienzen	42	8.2	Analysen zellulärer Funktionen	55
6.3	Erworbene Immundefizienzen	43	8.2.1	Lymphozytenfunktion	55
6.3.1	Erworbenes Immundefizienzsyndrom (AIDS)	43	8.2.2	Funktion phagozytierender Zellen	56
6.3.2	Immundefizienzen durch andere Erkrankungen	44	**Sachverzeichnis**		**133**
6.3.3	Iatrogene Immundefizienz	45	**9**	**Fragen, Kommentare Examen Frühjahr 2001**	144, **145**
	Fragen/Kommentare aus Examen Herbst 2000	78, **123**			
			10	**Fragen, Kommentare Examen Herbst 2001**	148, **149**
7	**Transplantationsimmunologie und Bluttransfusionen**	45, 79, **124**	**11**	**Fragen, Kommentare Examen Frühjahr 2002**	152, **153**
7.1	Begriffsdefinition	45			
7.2	Transplantations-(Histokompatibilitäts-)Antigene	45			

Lerntextverzeichnis

2 **Molekulare Grundlagen**
Immunglobuline – die molekularen
Grundlagen II.1   87
Immunglobulin Klasse A (IgA) II.2   87

3 **Physiologie der Immunantwort**
Effektormechanismen der Immun-
globuline III.1   91
B-Zell-Immunreaktion III.2   93
Zytokine III.3   98
MHC-Klasse II-Moleküle III.4   102
Komplement III.5   105

4 **Abwehr von Infektionen**
Die Abwehr von Tuberkelbakterien IV.1   111

5 **Pathologie der Immunantwort**
Die Arthusreaktion V.1   114
Typ I-Reaktion nach Coombs und Gell V.2   115

7 **Transplantationsimmunologie und Bluttransfusionen**
AB0-Blutgruppen VII.1   124
Die Graft-versus-Host-Reaktion VII.2   127

Bearbeitungshinweise

In den Original-Aufgabenheften, die die Grundlage der Prüfung bilden, sind die Fragen nicht nach Fächern, sondern nach Aufgaben-Typen geordnet.

Zur Prüfungsvorbereitung erscheint eine fachbezogene Fragenordnung, wie sie in diesem Band praktiziert wird, geeigneter. Im Examen Frühjahr 2000 wurden die Fragen vom IMPP erstmals nach inhaltlichen Gesichtspunkten sortiert.

Die Lösung zu jeder Frage ist am Unterrand derselben Seite vermerkt.

Es ist zweckmäßig, beim ersten Durchgang die falsch beantworteten Fragen zu markieren, um sie kurz vor dem Prüfungstermin zu wiederholen.

Aber Vorsicht! Manche Fragen werden im Examen wortgetreu wiederholt, doch kann die Reihenfolge der möglichen Antworten geändert sein.

Aufgabentypen:

Aufgabentyp A: Einfachauswahl

Erläuterung: Bei diesem Aufgabentyp ist von den fünf mit (A) bis (E) gekennzeichneten Antwortmöglichkeiten eine einzige auszuwählen, und zwar entweder die allein bzw. am ehesten zutreffende Aussage oder die einzig falsche bzw. am wenigsten zutreffende Aussage. Wenn die Falschaussage zu markieren ist, enthält der Vorsatz ein fettes (im Originalheft noch unterstrichenes) **nicht** oder einen ähnlichen deutlichen Hinweis.

Lesen Sie immer alle Antwortmöglichkeiten durch, bevor Sie sich für eine Lösung entscheiden!

Aufgabentyp B: Aufgabengruppe mit gemeinsamem Antwortangebot – Zuordnungsaufgaben

Erläuterung: Jede dieser Aufgabengruppen besteht aus:
a) einer Liste mit nummerierten Begriffen, Fragen oder Aussagen (Liste 1 = Aufgabengruppe)
b) einer Liste von 5 durch die Buchstaben (A)–(E) gekennzeichneten Antwortmöglichkeiten (Liste 2)
Sie sollen zu jeder nummerierten Aufgabe der Liste 1 aus der Liste 2 *eine* Antwort (A) bis (E) auswählen, die Sie für zutreffend halten oder von der Sie meinen, dass sie im engsten Zusammenhang mit dieser Aufgabe steht. Bitte beachten Sie, dass jede Antwortmöglichkeit (A) bis (E) für mehrere Aufgaben der Liste 1 die Lösung darstellen kann.

Aufgabentyp C: Kausale Verknüpfung
(Dieser Aufgabentyp wird zurzeit vom IMPP nicht gestellt.)

Erläuterung: Bei diesem Typ besteht die Aufgabe aus zwei Aussagen, die mit „weil" verknüpft sind. Jede der beiden Aussagen kann unabhängig von der anderen richtig oder falsch sein. Wenn beide Aussagen richtig sind, so kann die Verknüpfung durch „weil" richtig oder falsch sein. Dabei muss Aussage 2 nicht die alleinige Begründung von Aussage 1 sein! Ein gegebenenfalls vorangestellter Sachverhalt ist bei der Beurteilung zu berücksichtigen. Nach Prüfung entnehmen Sie den richtigen Lösungsbuchstaben dem Lösungsschema:

Antwort	Aussage 1	Aussage 2	Verknüpfung
A	richtig	richtig	richtig
B	richtig	richtig	falsch
C	richtig	falsch	–
D	falsch	richtig	–
E	falsch	falsch	–

Aufgabentyp D: Aussagenkombination

Erläuterung: Bei diesem Aufgabentyp ist die Richtigkeit mehrerer nummerierter Aussagen zu beurteilen. Es können je nach den vorgegebenen Aussagenkombinationen A bis E eine einzige, mehrere, alle oder keine der Aussagen richtig sein. Eine Aufgabe wird als **richtig gelöst** gewertet, wenn der Lösungsbuchstabe markiert wurde, der für die **zutreffende Beurteilung aller Aussagen** als richtig oder falsch steht.

Allen Aufgabentypen gemeinsam ist, dass am Ende eine und nur eine der fünf möglichen Lösungen (A) bis (E) zu markieren ist. Die beste Antwort ist diejenige, die im Vergleich der fünf Antwortmöglichkeiten die Aufgabe **am umfassendsten beantwortet**. Eine Mehrfachmarkierung wird als falsch gewertet. Das Fehlen einer Markierung wird in gleicher Weise falsch gewertet wie eine Markierung an falscher Stelle. Man sollte also, auch wenn man eine Aufgabe nicht lösen kann, in jedem Falle eine Lösung raten, weil man so eine 20%-Chance hat, die richtige Lösung zu treffen.

Kurzlehrbuch

Funktion des Immunsystems – ein Überblick

Das Immunsystem dient den Vertebraten zur Abwehr potentiell pathogener Keime. Es ist in der Lage, körperfremde Strukturen wie z. B. Mikroorganismen zu erkennen, diese in spezifischer Weise zu attackieren und zu eliminieren (**Immunabwehr**). Versagt die Immunabwehr, so sind gehäufte Infektionen u. U. mit letalem Ausgang die Folge. Kommt es zu fehlregulierten oder überschießenden Immunreaktionen, treten **Allergien** oder einige Formen **chronischer Entzündungen** auf. Die Abwehrmechanismen können sich grundsätzlich auch gegen körpereigene Strukturen richten: die Unterscheidung zwischen körperfremden und körpereigenen Strukturen ist daher für den einzelnen Organismus überlebenswichtig. Letzteres wird durch die Mechanismen der **Immuntoleranz** gewährleistet: Körpereigene Strukturen werden zwar vom Immunsystem erkannt, aber nicht attackiert und eliminiert. Kommt es zu Störungen der Immuntoleranz, so werden körpereigene Strukturen angegriffen, die daraus resultierenden Erkrankungen werden als sog. **Autoimmunerkrankungen** bezeichnet.

Bei der Abwehr potentiell pathogener Keime kommen zunächst sofort verfügbare, unspezifische Abwehrmechanismen (**natürliche Resistenzmechanismen**) zum Zuge. Hierzu gehören z. B. die Barrierefunktion der Haut und Schleimhäute (niedriger pH-Wert, die Sekretion bakterizider Substanzen wie Lysozym oder Laktoferrin, etc.), die primär das Eindringen von Keimen ins Körperinnere verhindern. Kommt es dennoch zum Eindringen der Keime ins Innere des Organismus, so werden unspezifische zelluläre und humorale Abwehrmechanismen aktiviert:

- Phagozyten (neutrophile Granulozyten, Monozyten/Makrophagen) nehmen extrazelluläre Keime ins Zytoplasma auf und töten sie dort ab.
- Natürliche Killer-Zellen sind bei der Abwehr intrazellulärer bakterieller oder viraler Mikroorganismen beteiligt.
- Das Komplementsystem führt zur Zerstörung der Keime.
- Zytokine und Chemokine unterstützen die Abwehr z. B. durch Anreicherung der Phagozyten am Ort der Infektion.

Die spezifische Abwehr von Mikroorganismen durch das Immunsystem beruht auf der (Wieder-)Erkennung der Mikroorganismen durch erregerspezifische **B- und T-Lymphozyten** (syn. B- und T-Zellen). Die B-Zellen sind Träger der sog. **humoralen**, d. h. durch Antikörper getragenen, Immunantwort, die T-Zellen sind Träger der **zellulären Immunantwort**. Bei der spezifischen Immunantwort werden in einem ersten Schritt Bestandteile der Mikroorganismen oder andere Fremdstoffe (**Antigene**) in den lymphatischen Organen durch spezialisierte Zellen (sog. **antigenpräsentierende Zellen**) angereichert und den naiven Lymphozyten präsentiert. Erkennen die Lymphozyten das Antigen, so werden sie zu immunkompetenten Lymphozyten aktiviert und leiten sog. **Effektormechanismen** ein, die die Elimination des Antigens zum Ziel haben. Die **Helfer-T-Zellen** spielen insbesondere durch die Freisetzung von Zytokinen eine zentrale Rolle bei der Auslösung und Regulation der Effektormechanismen.

T-Helferzellen induzieren die Differenzierung von B-Zellen zu **Plasmazellen** (**T-Zell/B-Zell-Kooperation**), die Immunglobuline produzieren und sezernieren. Die sezernierten Antikörper bilden Komplexe mit dem Antigen (**Immunkomplexe**). Die gebundenen Antikörper aktivieren das Komplementsystem, steigern die Phagozytose des Antigens durch Monozyten/Makrophagen (**Opsonisierung**), „neutralisieren" das Antigen und richten die Zytolyse z. B. durch die natürlichen Killerzellen gegen die Antikörper-beladenen Zielstrukturen aus (**antikörperabhängige Zytotoxizität**).

T-Helferzellen aktivieren bestimmte Zellen mit Abwehrfunktion wie beispielsweise Monozyten/Makrophagen (**T-Zell/Makrophagen-Kooperation**) und richten ihre Abwehrfunktion auf die Antigene aus.

T-Helferzellen unterstützen die Aktivierung **zytotoxischer T-Zellen** (**T-Zell/T-Zell-Kooperation**). Letztere zerstören Körperzellen, die durch intrazelluläre Keime wie z. B. Viren infiziert wurden.

T-Helferzellen unterstützen die Bildung von **T-** und **B-Gedächtniszellen**, die bei einer erneuten Infektion mit dem gleichen Antigen eine wesentlich schnellere spezifische Abwehr gewährleisten.

Auf molekularer Ebene werden die Abwehrreaktionen durch die Interaktion bestimmter Oberflächenrezeptoren/-moleküle der **Lymphozyten** (Antigenrezeptoren), der sog. **antigenpräsentierenden Zellen** und anderer körpereigenen Zellen ermöglicht. Die wichtigsten Moleküle seien kurz erwähnt:

Antigenpräsentierende Zellen präsentieren Fragmente des Antigens im Komplex mit den **Histokompatibilitätsantigenen Klasse II** (syn. **MHC-Klasse II-Moleküle, HLA-Moleküle Klasse II**), körpereigene Zellen, die mit intrazellulär lebenden Keimen infiziert wurden, im Komplex mit den **Histokompatibilitätsantigenen Klasse I** (syn. **MHC-Klasse I-Moleküle, HLA-Klasse I-Moleküle**). Der Antigen/MHC-Komplex wird von T-Zellen mittels des **T-Zell-Rezeptors** erkannt. Erst durch das Zusammenspiel weiterer Aktivierungssignale durch kostimulatorische Moleküle wie z. B. CD4 und CD8 werden die T-Zellen jedoch endgültig aktiviert.

B-Zellen erkennen ihr Antigen über **membranständige Immunglobuline, den sog. B-Zell-Rezeptoren**.

1 Anatomie des lymphatischen Systems

1.1 Zellen des Immunsystems

Das Immunsystem besteht aus **lymphoiden** und **myeloiden Zellen** (basophile, eosinophile und neutrophile Granulozyten, Monozyten/Makrophagen, Mastzellen) sowie spezialisierten **epithelialen Zellen** (z. B. im Thymus). Bei den lymphoiden Zellen unterscheidet man **T-** und **B-Lymphozyten** (synonym: **T-** und **B-Zellen**). Die B-Zellen vermitteln die **humorale Immunität**, die T-Zellen die **zelluläre Immunität**. Die von T-Lymphozyten (T-Helferzellen) abhängige Immunantwort ist an die Funktion **akzessorischer Zellen** (**antigenpräsentierender Zellen** (APZ)) gebunden.

1.1.1 Hämatopoietische Differenzierungslinien

Die Zellen des Immunsystems stammen von einer **pluripotenten hämatopoietischen Stammzelle** ab. Beim Erwachsenen sind die Stammzellen im Knochenmark, beim Embryo im Dottersack, in der späteren Embryonalentwicklung in der Leber und der Milz lokalisiert. Durch Teilung der Stammzellen wird der Nachschub an Vorläuferzellen der lymphatischen und myeloischen Reihe sichergestellt. Aus den **lymphoiden Vorläuferzellen** entwickeln sich die B- und T-Lymphozyten, aus den **myeloiden Vorläuferzellen** die Phagozyten (Monozyten, Granulozyten), die Mastzellen sowie Erythrozyten und Thrombozyten.

1.1.2 Mononukleäres Phagozytensystem und akzessorische (= antigenpräsentierende) Zellen des Immunsystems

Zu den antigenpräsentierenden Zellen zählen: **mononukleäre Phagozyten** (Monozyten/Makrophagen) im Blut und im Gewebe, **B-Lymphozyten** und die sog. **dendritischen Zellen**, z. B. die Langerhans-Zellen der Epidermis und die interdigitierenden Zellen. Dendritische Zellen finden sich in allen Oberflächenepithelien und Organen sowie in der Lymphe und im Blut. Auch sie stammen von der pluripotenten hämatopoietischen Stammzelle ab. Manche dendritischen Zellen wurden speziell benannt, so z. B. die **Langerhans-Zellen** der Haut, die **interdigitierenden Zellen** in Thymus, Milz und Lymphknoten und die sog. **Schleierzellen** („veiled cells") in der Lymphe.

Mononukleäre Phagozyten (synonym: Monozyten/Makrophagen) entwickeln sich im Knochenmark: myeloide Vorläuferzellen reifen dort zu Monozyten. Die Monozyten treten in die Blutbahn über, gelangen in die verschiedenen Organe/Gewebe und verlassen dort die Blutbahn. Im Gewebe werden die Zellen als **(Gewebs-)Makrophagen** oder **Histiozyten** bezeichnet. Zu den Histiozyten gehören z. B. auch die Kupfferzellen in der Leber, die Osteoklasten im Knochen, die Mikroglia im Zentralnervensystem und die Alveolarmakrophagen in der Lunge.

1.2 Lymphatisches Gewebe

Lymphatische Gewebe bzw. Organe sind aus Lymphozyten, Epithel- und Stromazellen aufgebaut. In den lymphatischen Organen (z. B. Thymus, Lymphknoten, Milz) sind die verschiedenen Zellen streng organisiert; im diffusen lymphatischen Gewebe (Schleimhäute) liegen jedoch mehr oder weniger dichte, kaum organisierte Ansammlungen von Lymphozyten vor.

Man unterscheidet **primäre** und **sekundäre lymphatische Organe**. Zu den primären lymphatischen Organen zählen das **Knochenmark** und der **Thymus**, zu den sekundären lymphatischen Organen **Milz**, **Lymphknoten**, das **Schleimhaut-assoziierte lymphatische Gewebe** im Magen-Darm-Trakt (Tonsillen, Rachenmandel, Appendix, Peyer-Plaques, zusammengefaßt als sog. **GALT** („gut-associated lymphoid tissue")), im Respirationstrakt (**BALT** („bronchial-associated lymphoid tissue")) sowie in anderen Schleimhäuten (**MALT** („mucosal-associated lymphoid tissue")) und das **Knochenmark**.

In den primären lymphatischen Organen findet die Bildung der Lymphozyten aus Stammzellen (Lymphopoese) und die Differenzierung zu immunkompetenten Lymphozyten statt. In den sekundären lymphatischen Organen laufen die Antigen-abhängigen Immunreaktionen, d.h. die Antigen-induzierte Aktivierung, Proliferation und Differenzierung bereits immunkompetenter Lymphozyten in sog. Effektorzellen, ab.

1.2.1 Lymphgefäßsystem

Das Lymphgefäßsystem nimmt seinen Ausgang von blind endenden Lymphkapillaren im Gewebe, die die interstitielle Flüssigkeit („**Lymphe**") aufnehmen. Alle Lymphbahnen des oberen rechten Körpers führen zum Ductus lymphaticus dexter, der mit der Mündung in die V. subclavia dexter Anschluß an den Blutkreislauf gewinnt. Die Lymphgefäße des gesamten unteren Körpers sammeln sich in der **Cisterna chyli** auf Höhe des Hiatus aorticus des Zwerchfells. Die in der Cisterna chyli gesammelte Lymphe wird über den Ductus thoracicus, der auf seinem Weg die Lymphe aus der linken oberen Körperhälfte mitaufnimmt, in die V. subclavia sinistra abgeführt.

1.2.2 Primäre lymphatische Organe

Knochenmark und Thymus

Im **Knochenmark** findet die **Bildung** und bis zu einem gewissen Grad die **Differenzierung roter und weißer Blutkörperchen** aus pluripotenten Stammzellen statt. Beim Menschen differenzieren sich Vorläufer-B-Zellen im Knochenmark in immunkompetente B-Zellen. Das Knochenmark fungiert darüber hinaus als sekundäres lymphatisches Organ: B-Zellen z.B. können nach Antigenstimulation ins Knochenmark zurückkehren und dort Antikörper produzieren.
Anmerkung: Die **Bursa Fabricii** ist bei den Vögeln das Organ, in dem die B-Zelldifferenzierung stattfindet. Das Organ des Menschen, in dem die B-Zelldifferenzierung stattfindet, war lange Zeit umstritten. Man sprach deshalb vom **Bursa-Äquivalent** des Menschen.
Im **Thymus** findet die Differenzierung der T-Lymphozyten statt: Unreife Vorläuferzellen aus dem Knochenmark wandern in den Thymus ein und differenzieren sich dort zu **immunkompetenten T-Lymphozyten**. Darüber hinaus werden im Thymus diejenigen T-Lymphozyten eliminiert, die mit körpereigenen Strukturen reagieren können (sog. „autoreaktive T-Zellen"). Das Parenchym des Thymus wird grob in die **Rinde** („**Kortex**") und das **Mark** („**Medulla**") unterteilt. Die Rinde zeichnet sich durch eine hohe Dichte an Thymozyten aus. Im Mark finden sich neben den Thymozyten zusätzlich interdigitierende Zellen und Monozyten/Makrophagen. Charakteristische Strukturen der Medulla sind die **„Hassallschen Körperchen"**, die aus konzentrisch geschichteten epithelialen Zellen bestehen. Ihre Funktion ist unklar; sie nehmen im Alter zu.
Der Thymus unterliegt physiologischerweise einer altersabhängigen Rückbildung (**Involution**).

1.2.3 Sekundäre (periphere) lymphatische Organe
1.2.4 Aufbau von Lymphknoten, Milz und Tonsillen

Lymphknoten (Abb. 1.1) sind „Filterstationen" des Lymphgefäßsystems: Die über die Lymphe transportierten Antigene werden herausgefiltert und den Lymphozyten von den antigenpräsentierenden Zellen (APZ) präsentiert. In den Lymphknoten siedeln sich auch dendritische Zellen an, die bereits im peripheren Gewebe Antigen aufgenommen haben und es dann dort präsentieren. Daneben dienen Lymphknoten als Speicher für Lymphozyten und Makrophagen.
Die aus immunologischer Sicht wichtigsten Strukturelemente der Lymphknoten sind: 1. das **Parenchym** und 2. die **Lymphbahnen**. Das Parenchym besteht aus Lymphozyten und Makrophagen. Es wird morphologisch in **Rinde** (**Kortex**) mit einem **äußeren** und **inneren Kortex** (**Parakortex**) und ins **Mark** (**Medulla**) unterteilt. Im äußeren Kortex finden sich neben diffusem lymphatischem Gewebe (hauptsächlich aus T-Zellen bestehend) die sog. **Primärfollikel** (Ansammlungen von **ruhenden B-Lymphozyten**) und **Sekundärfollikel** (Ansammlung von **aktivierten und ruhenden B-Lymphozyten**, synonym: **Keimzentrum**). Die Sekundärfollikel entwickeln sich aus Primärfollikeln ca. 1–2 Wochen nach Stimulation mit Antigen. Im Zentrum des Sekundärfollikels („germinatives Zentrum") finden sich die

1.2 Lymphatisches Gewebe

sog. **follikulären dendritischen Zellen**. Es wird vermutet, daß diese Zellen bei der Anreicherung und Aktivierung der B-Zellen in den Sekundärfollikeln als auch bei deren Affinitätsreifung („somatische Hypermutation") beteiligt sind. B-Zellen, die den Sekundärfollikel verlassen, sind bereits zu Plasmazellen oder B-Gedächtniszellen differenziert.

Zwischen den Follikeln und im inneren Kortex (Parakortex) überwiegen die T-Lymphozyten. Diese haben Kontakt mit den dort befindlichen interdigitierenden Zellen. Nach Stimulation der T-Lymphozyten mit Antigen teilen und vermehren sich die T-Zellen. In der Medulla bilden Parenchymzellen (hauptsächlich B- und T-Lymphoblasten sowie Plasmazellen) die sog. **Markstränge**.

Der Lymphzufluß zu den Lymphknoten erfolgt über die **afferenten Lymphgefäße**. Die Lymphe umspült das Parenchym, nimmt Lymphozyten, aber auch die von Plasmazellen sezernierten Antikörper auf und verläßt den Lymphknoten über das **efferente Lymphgefäß**.

Die Blutgefäße des Lymphknotens (Arterie und Vene) treten am Hilus gemeinsam mit dem efferenten Lymphgefäß in den Lymphknoten ein bzw. aus. In den **postkapillären Venolen** des Lymphknotens finden sich spezielle kubische Endothelzellen, die sog. **„high endothelial venules" (HEV)**. Über die HEVs treten Lymphozyten aus dem Blut in das Lymphknotenparenchym über und damit in das Lymphgefäßsystem ein.

Die im linken Oberbauch lokalisierte **Milz** (Abb. 1.2) ist das größte lymphatische Organ des Menschen. **Sie ist nicht ins Lymphgefäßsystem, sondern direkt in den Blutkreislauf eingeschaltet**. In der Milz werden Immunreaktionen eingeleitet, und sie dient als „Speicher" für Lymphozyten und Makrophagen. Darüber hinaus ist sie Filter und Abbauort für gealterte Blutzellen, insbesondere Erythrozyten. Aus immunologischer Sicht wesentliche Strukturelemente der Milz sind das **Parenchym**, bestehend aus **weißer und roter Pulpa**, und die **Blutgefäße**. Das retikuläre Gewebe der Milz dient als „Gerüst" für die freien Zellen des Parenchyms (Lymphozyten, Makrophagen, Erythrozyten etc.).

Die **weiße Pulpa** ist der lymphatische Anteil des Parenchyms der Milz. Sie setzt sich aus den sog. **„periarteriolären lymphatischen Scheiden (PALS)"** sowie **Primär- und Sekundärfollikeln** zusammen, die früher in ihrer Gesamtheit als **Malpighi-Körperchen** bezeichnet wurden. Die periarteriolären lymphatischen Scheiden sind um die Zentralarterien der Milz lokalisiert. Der innere Teil der periarteriolären lymphatischen Scheiden besteht ausschließlich aus T-Lymphozyten, der äußere zusätzlich aus wenigen B-Zellen. Die B-Zellen sind als Primär- oder Sekundärfollikel organisiert. Die sog. „marginale Zone" um die periarteriolären lymphatischen Scheiden trennt die weiße Pulpa von der roten. Die marginale Zone besteht aus Makrophagen und wenigen B- und T-Zellen.

Die efferenten Lymphgefäße der Milz nehmen ihren Anfang in den Zentren der Sekundärfollikel. Sie ziehen zu den Trabekeln und vereinigen sich dort zu größeren Lymphgefäßen, die die Milz im Hilus verlassen und in den linken gastroepiploischen Lymphknoten drainieren.

Die Milz ist direkt in den Blutkreislauf eingeschaltet, sie verfügt nicht über afferente Lymphbahnen. Sie ist ein Blutfilter und übernimmt keine Filterfunktion für die Lymphe. Damit ist sie vor allem bei der Abwehr von systemischen Infektionen, z.B. nach Einbruch von Krankheitserregern in die Blutbahn (Bakteriämie, Sepsis), beteiligt. In der Milz finden sich keine „high endothelial venules", Antigene und Zellen treten über die Sinusoide ins Milzparenchym über.

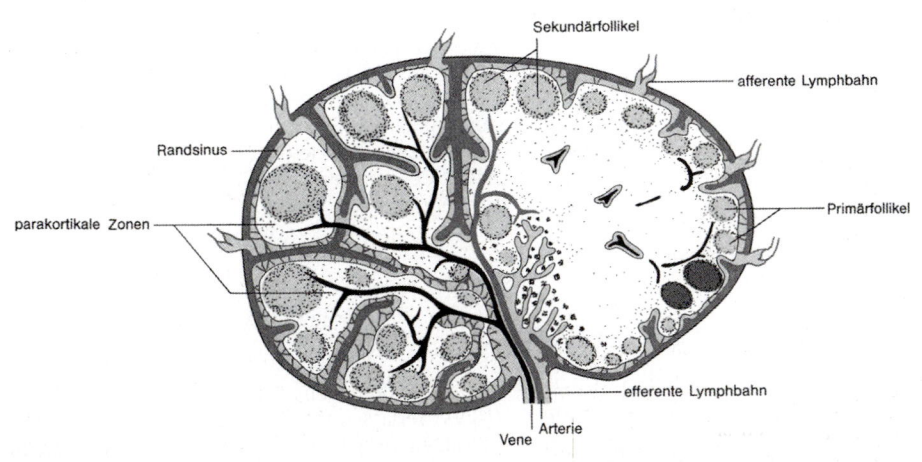

Abb. 1.1 Lymphknoten

Tonsillen werden zum GALT gezählt und sind als sekundäre lymphatische Organe im Pharynx lokalisiert. Es handelt sich um Gruppen von Lymphfollikeln in der Lamina propria der Rachenschleimhaut. Es werden die Tonsilla lingualis, Tonsilla pharyngea, zwei Tonsillae palatinae und zwei Tonsillae tubariae unterschieden. Die Tonsillen werden durch ein Netz von Lymphgefäßen und Lymphknoten (retropharyngeale, infrathyreoidale und obere tiefe zervikale Lymphknoten) drainiert, die zusammen mit den Tonsillen als **„Waldeyer-Rachenring"** bezeichnet werden. Die Tonsillen dienen der ersten Kontaktaufnahme mit Mikroorganismen und anderen Antigenen, die über den Nasen-Rachenraum (Luftweg, Nahrung) in den Körper gelangen.

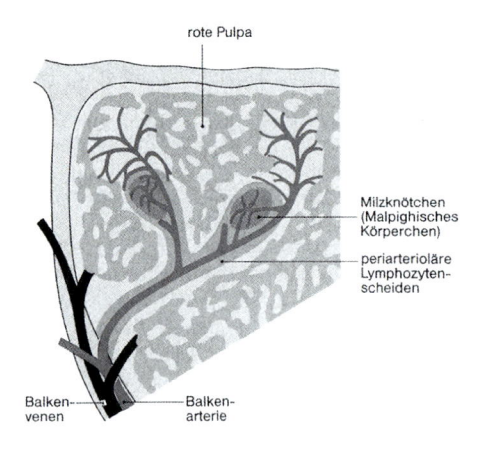

Abb. 1.2 Milz

1.3 Rezirkulation der Lymphozyten

Im Knochenmark oder Thymus gereifte Lymphozyten, die noch keinen Kontakt mit Antigen hatten, werden als **naive** (immunkompetente) **Lymphozyten** bezeichnet. Naive Lymphozyten zirkulieren kontinuierlich zwischen Blut- und Lymphgefäßsystem: sog. „Rezirkulation" der Lymphozyten. Kommt es zu einer Infektion, so werden Antigene in den sekundären lymphatischen Organen angereichert und dort den naiven Lymphozyten präsentiert. Erkennen naive Lymphozyten Antigen, so werden sie in den lymphatischen Organen festgehalten, in denen sie proliferieren und sich zu sog. **Effektorzellen** differenzieren. Die Effektorzellen (T-Helferzellen, zytotoxische T-Zellen, ein Teil der Plasmazellen) verlassen die Lymphgewebe über die efferenten Lymphgefäße und gelangen über das Lymphgefäßsystem ins Blut. Am Ort der Infektion treten sie aus dem Blutgefäßsystem ins periphere Gewebe über und üben dort ihre Effektorfunktionen aus. Die Gedächtnis-B- und -T-Effektorzellen zirkulieren wie die naiven Lymphozyten zwischen Blut- und Lymphgefäßsystem, bis sie bei einer erneuten Infektion mit dem gleichen Keim wieder auf „ihr" Antigen treffen.
Zusammengefaßt erfordert die Lymphozytenrezirkulation den Übertritt von Lymphozyten:

1. zwischen Blutgefäßsystem und lymphatischem Gewebe,
2. zwischen Lymph- und Blutgefäßsystem und
3. zwischen Blutgefäßsystem und peripherem, nicht-lymphatischem Gewebe.

1. Der Übertritt der Lymphozyten ins lymphatische Gewebe erfolgt in genau definierten Arealen des Gefäßsystems. So findet der ständige Wechsel der Lymphozyten aus dem Blut in die sekundären lymphatischen Organe in den postkapillären Venolen mit einem spezialisierten Endothel, den **„high endothelial venules (HEVs)"** statt (Ausnahme: Milz).
2. Aus dem lymphatischen Gewebe gelangen die Lymphozyten ins Lymphgefäßsystem und werden entweder über den Ductus thoracicus resp. Ductus lymphaticus dexter oder über die Sinus der Milz ins Blut zurückgeführt.
3. Der Austritt von Lymphozyten aus dem Blut ins (entzündlich veränderte) Gewebe findet in den postkapillären Venolen statt. Die Lymphozyten dringen zwischen den Endothelzellen in das umgebende Gewebe ein, ein als **„Diapedese"** bezeichneter Vorgang.

1.3.1 Verschiedene Wege der Rezirkulation

B-Lymphozyten verlassen das Knochenmark als immunkompetente, naive Zellen, dringen aktiv in die venösen Sinus des Knochenmarks ein und gelangen so in die Blutbahn. Vorwiegend über die spezialisierten Endothelien der postkapillären Venolen (HEVs) verlassen sie die Blutbahn und siedeln sich in charakteristischen Arealen der sekundären Lymphorgane kurzzeitig an. Werden die B-Zellen durch spezifischen Kontakt mit einem Antigen aktiviert, entwickeln sie sich zu Plasmazellen oder Gedächtnis-B-Zellen.

Plasmazellen verbleiben im Lymphgewebe, z.B. im Lymphknotenmark, oder verlassen die sekundären Lymphorgane und siedeln sich in anderen Lymphorganen – beispielsweise dem Knochenmark – oder im peripheren Gewebe an. Die meisten Plasmazellen finden sich im Lymphknotenmark, in der roten Pulpa der Milz und im Knochenmark. Sie produzieren Antikörper (vornehmlich IgM und IgG in Milz, Lymphknoten und Knochenmark, hauptsächlich IgA in den Schleimhäuten) und sterben nach ca. 4 Wochen ab.

Die Gedächtniszellen verlassen die sekundären Lymphorgane und gelangen mit der efferenten Lymphe über den Ductus thoracicus bzw. den Ductus lymphaticus dexter in den Blutkreislauf. In der Milz haben die Gedächtniszellen direkten Zugang zum Blutkreislauf und müssen nicht über das Lymphgefäßsystem transportiert werden. Die Gedächtniszellen zirkulieren für eine Weile im Blut und treten dann über die HEVs erneut ins lymphatische Gewebe über. Dieser Rezirkulationsweg kann mehrfach durchlaufen werden.

Die Rezirkulation der T-Zellen verläuft prinzipiell in ähnlicher Weise wie die Rezirkulation der B-Zellen. Im Unterschied zu den B-Zellen werden **nicht**-immunkompetente Vorläufer-T-Zellen aus dem Knochenmark ins Blutgefäßsystem entlassen, die zunächst über den Blutkreislauf in den Thymus gelangen. Dort reifen die Zellen zu immunkompetenten T-Lymphozyten und verlassen den Thymus über die Venolen direkt in den Blutkreislauf. Die immunkompetenten, naiven T-Zellen werden hauptsächlich in den Lymphknoten antigenspezifisch aktiviert, und gelangen danach über die Lymphgefäße ins Blutgefäßsystem. Am Ort einer Entzündung treten die aktivierten T-Lymphozyten aus den Blutgefäßen aus, infiltrieren das Gewebe, erkennen über ihren spezifischen Antigenrezeptor das Antigen, üben ihre Effektorfunktion aus und sterben dann ab. Die Gedächtnis-T-Zellen zirkulieren weiter im Blut- und Lymphgefäßsystem.

1.3.2 Steuerung der Rezirkulation von Leukozyten

Der Transfer von Leukozyten aus dem Blut in die sekundären lymphatischen Organe wird durch die Interaktion spezieller Moleküle auf der Oberfläche von Leukozyten und Gefäßendothelzellen ermöglicht. Die Expression dieser Oberflächenmoleküle hängt von den „Umgebungsfaktoren" der Zellen (z.B. von der Wirkung pro-inflammatorischer Mediatoren im Rahmen einer Entzündung), vom Lymphozytentyp und vom Aktivierungsgrad der betreffenden Zellen ab. Die Einwanderung von Lymphozyten in lymphatisches Gewebe beruht auf der Interaktion sog. **„Homing-Rezeptoren"** und anderer Adhäsionsmoleküle auf den Lymphozyten mit den entsprechenden Liganden auf den Endothelzellen, den sog. **„Adressinen"**. Naive T-Zellen exprimieren beispielsweise das sog. L-Selektin, das mit den vaskulären Adressinen CD34 und/oder Glycam-1 auf den HEVs oder dem MAdCAM-1 auf dem Schleimhautendothel interagiert. Weitere wichtige Interaktionen finden zwischen den vaskulären ICAM-1- und ICAM-2-Molekülen und den auf T-Zellen exprimierten LFA-1 statt. Diese Interaktionen erlauben den Austritt naiver T-Lymphozyten aus dem Blut in die sekundären Lymphorgane wie Lymphknoten oder schleimhautassoziierte lymphatische Gewebe.

2 Molekulare Grundlagen

2.1 Antigene

„Antigene" sind Stoffe, die von den spezifischen Antigen-Rezeptoren der B-Lymphozyten (membranständige Immunglobuline) oder der T-Lymphozyten (T-Zell-Rezeptor (TZR)) erkannt werden. Ein Antigen, das in einem Organismus eine spezifische Immunreaktion auslöst, ist **immunogen** („**Immunogenität**"). Nicht alle Antigene sind in gleicher Weise immunogen. Ein Antigen kann u.U. per se nicht-immunogen sein, wie etwa ein sog. **Hapten**. Ein solches Antigen wird erst durch die Kopplung an ein Trägerprotein immunogen.

Bestandteile phylogenetisch weit entfernter Organismen (Pflanzen, Bakterien) führen im allgemeinen zu einer starken Immunantwort. Die Immunogenität einer Substanz wird zusätzlich durch

1. die Molekülmasse,
2. die Komplexität der Struktur,

3. die Verweildauer im Organismus und
4. die Möglichkeit, von antigenpräsentierenden Zellen verarbeitet zu werden, beeinflußt.

Molekülmasse: Moleküle mit einem Molekulargewicht unter 1000 sind i. d. R. nicht immunogen (können jedoch als Hapten fungieren). Moleküle mit einem Molekulargewicht unter 10 000 sind nur schwach oder gar nicht immunogen. Moleküle mit einem Molekulargewicht von über 100 000 sind meist starke Immunogene.

Molekülstruktur: Komplexe Verbindungen wie z.B. Glyko- und Lipoproteine oder bakterielle Lipopolysaccharide sind im allgemeinen stark immunogen. Moleküle mit einfacher, sich wiederholender Struktur (z.B. Homopolymere) sind schwach immunogen. Proteinaggregate sind bessere Antigene als lösliche Monomere.

Antigene bestehen im allgemeinen aus mehreren Teilbereichen, die von antigenspezifischen T- und B-Zellen erkannt werden. Diese Teilbereiche werden als **„Epitope"** bzw. **„antigene Determinanten"** bezeichnet. B-Zellepitope liegen bevorzugt in hydrophilen Regionen auf der Oberfläche in natürlicher Form vorliegender („nativer") Antigene. T-Zellen dagegen erkennen Antigen erst nach spezieller Aufarbeitung („Prozessierung") durch antigenpräsentierende Zellen. Die T-Zellepitope sind damit **nicht nur** auf der Oberfläche des Antigens lokalisiert.

2.2 Spezifische Erkennungsmoleküle für Antigene (Antigenrezeptoren)

Spezielle Moleküle auf der Oberfläche der T- und B-Zellen ermöglichen die Antigenerkennung. Bei **B-Zellen** sind dies die **membranständigen Immunglobuline**, bei **T-Zellen** der sog. **T-Zell-Rezeptor** (**TZR**). Eine dritte Gruppe von Molekülen, die bei der Antigenerkennung beteiligt sind, sind die **Haupthistokompatibilitäts-Antigene** (synonym: human leucocyte antigens; „HLA-Moleküle"; „major histocompatibility complex antigens", „MHC-Antigene", „MHC-Moleküle").

2.2.1 Antikörper (Immunglobuline, Ig)

Antikörper (Abb. 2.1) (weitgehend synonym: Immunglobuline; Abkürzung: Ig) sind von B-Lymphozyten produzierte Glykoproteine. Die Antikörper vermitteln die **„humorale Immunität"**. Sie können in membranständiger Form oder in sezernierbarer Form vorliegen. Membranständige Immunglobuline fungieren als **Antigen-Rezeptoren** bei B-Zellen. Die im Plasma und in der interstitiellen Flüssigkeit vorliegenden Antikörper sind die Sekretionsprodukte reifer, aktivierter B-Lymphozyten (**„Plasmazellen"**).

Immunglobuline bestehen aus 1–5 Grundelementen. Jedes Grundelement besteht aus vier Polypeptidketten, zwei identischen **„Leichtketten"** und zwei identischen **„Schwerketten (H-Kette)"**, die über Disulfidbrücken miteinander verbunden sind. Jede der vier Ketten verfügt über einen variablen (den **N-terminalen**) und einen konstanten (den **C-terminalen**) Anteil. Spaltet man die Immunglobuline mit **Papain**, so entstehen drei Fragmente: zwei sog. F(ab)-Fragmente und ein Fc-Fragment. Spaltet man die Immunglobuline mit **Pepsin**, so entstehen lediglich zwei Fragmente: ein F(ab)$_2$-Fragment und ein Fc-Fragment.

Jede Teilkette besitzt mehrere Molekülbereiche (**Domänen**), die spezifische Funktionen gewährleisten. Schwere und leichte Ketten unterscheiden sich in der Anzahl der Domänen im konstanten Molekülbereich: Die leichten Ketten besitzen eine, die schweren drei bis vier C-Domänen. Die N-terminalen Domänen der schweren und leichten Ketten bilden zusammen die sog. **variable** (**V-**)**Region** des Antikörpermoleküls: in dieser Region wird das Antigen spezifisch gebunden. Drei hypervariable Regionen in der V-Region spielen bei der Bindung des Antigens die Hauptrolle. Immunglobuline einer Klasse (s.u.), die sich im variablen Teil unterschei-

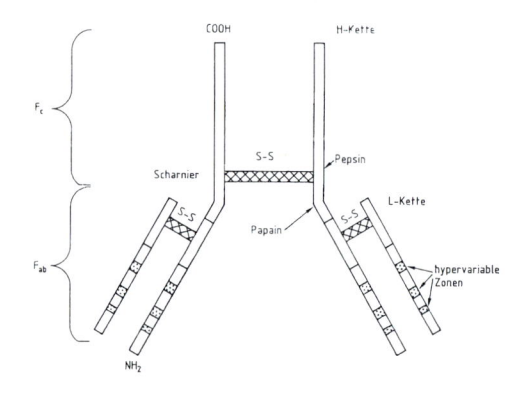

Abb. 2.1 Immunglobulin

den, werden als **Idiotypen** (Tab. 2.1) bezeichnet. Der C-terminale Anteil der Immunglobuline vermittelt die sog. **„Effektorfunktionen"** der Antikörper. Aufgrund struktureller Unterschiede unterscheidet man fünf unterschiedliche schwere Ketten (µ, γ, α, ε und δ) und in Analogie fünf **Klassen** (IgM, IgG, IgA, IgE und IgD) und sechs unterschiedliche **Subklassen** (IgG_1, IgG_2, IgG_3, IgG_4, IgA_1 und IgA_2) bei den Immunglobulinen. Die verschiedenen Immunglobulinklassen werden auch als **Isotypen** (Tab. 2.1) bezeichnet und haben unterschiedliche biologische Funktionen (**„klassenspezifische Effektorfunktionen"**). Auch bei den leichten Ketten unterscheidet man in Abhängigkeit von der Struktur der konstanten Domäne zwei Typen: κ und λ. Für die α-, γ- und κ-Ketten konnten in der Bevölkerung verschiedene Allele nachgewiesen werden. Die Varianten werden als Am-, Gm- und Km-**Allotypen** (Tab. 2.1) bezeichnet.

Tab. 2.1 Begriffsdefinitionen:

Begriff	Bedeutung
Isotyp	Unterscheidung betrifft die konstanten Regionen der schweren und leichten Ketten: α, ε, γ, δ, µ, κ, λ
Idiotyp	Variationen in der V-Region der Immunglobulinketten
Allotyp	Bekannt bei den κ-, γ- und α-Ketten. Die genetisch determinierten Allotypen entstehen i.d.R. durch den Austausch einzelner Aminosäuren im konstanten Molekülbereich der Immunglobulinketten.

Immunglobulin M (IgM) (Tab. 2.2). Monomeres, oberflächen-gebundenes IgM ist der Antigenrezeptor naiver (immunkompetenter) B-Zellen. Bindet ein Antigen an die oberflächlich assoziierten IgM-Moleküle, kommt es zu deren Kreuzvernetzung und damit zur Aktivierung der ruhenden B-Zelle. Im Laufe der Immunantwort kommt es zur Proliferation der betreffenden B-Zelle (**klonale Expansion**) und zur Produktion löslichen IgMs (**Primärantwort**). Lösliches IgM wird als Pentamer sezerniert. Die fünf Antikörpergrundelemente des IgMs sind durch die sog. **J-Kette** miteinander verknüpft. IgM kann nach Antigenbindung besonders **effizient das Komplementsystem aktivieren**.

Immunglobulin G (IgG) (Tab. 2.2) wird als Monomer sezerniert und stellt den Hauptanteil der im Serum und in der interstitiellen Flüssigkeit vorliegenden Immunglobuline (ca. 80%). Im Verlauf einer Immunantwort wird zunächst IgM, dann jedoch meist nur noch IgG gebildet. Beim Menschen finden sich vier IgG-Subklassen: IgG_{1-4}. Durch die Fähigkeit, sich über den Fc-Teil an sog. Fc-Rezeptoren phagozytischer Zellen anzulagern, erleichtert IgG die Phagozytose gebundener Fremdkörper (Opsonisierung). IgG-Antigen-Komplexe ($IgG_{1,2 \text{ und } 3}$) aktivieren Komplement über den klassischen Weg. IgG_2 und IgG_4 sind die einzigen Immunglobulin-(sub)klassen, von denen sicher bekannt ist, daß sie über die Plazenta in den Blutkreislauf des Feten gelangen.

Immunglobulin A (IgA) (Tab. 2.2) vermittelt die **Schleimhautimmunität**. IgA wird hauptsächlich von den Plasmazellen in den Peyer-Plaques im Darm gebildet. Wie beim IgG sind beim Menschen Subklassen beschrieben: IgA_1 und IgA_2. Im Blut liegt IgA als Monomer, in Körpersekreten hauptsächlich als Dimer, dessen Struktur durch eine **J-Kette** stabilisiert wird, vor. Polymere mit mehr als zwei IgA-Molekülen können im Serum und in den Sekreten auftreten. IgA-Moleküle werden durch die Epithelzelle der Darmschleimhaut in die Sekrete transportiert, ein Prozeß der als **„Transzytose"** bezeichnet wird. IgA wird hierbei von dem **Poly-Ig-Rezeptor** der Epithelzellen gebunden, durch die Zelle hindurchtransportiert und auf der luminalen Seite vom Rezeptor abgespalten. Ein Teil des Rezeptors verbleibt als sog. **sekretorische Komponente** am IgA. IgA_1 aktiviert Komplement über den Alternativweg.

Immunglobulin E (IgE) (synonym: Reagin) (Tab. 2.2). Der Anteil des IgE an den zirkulierenden Immunglobulinen ist bei Gesunden gering. IgE wird über IgE-spezifische Fc-Rezeptoren auf Mastzellen sowie basophilen und eosinophilen Granulozyten gebunden. Bindet das Antigen an die gebundenen IgE-Moleküle, kommt es zur Aktivierung der betreffenden Zelle und zur Synthese und Freisetzung hochaktiver Mediatoren. Über die Fc-Rezeptoren können auch Partikel, die mit IgE beladen sind, gebunden und phagozytiert werden. Die IgE-vermittelten Reaktionen sind unter physiologischen Bedingungen bei der Abwehr von Parasiten und unter pathologischen Bedingungen bei der sog. Typ I-Allergie (Allergie vom Soforttyp) beteiligt.

Immunglobulin D (IgD) (Tab. 2.2) kommt bei der Entwicklung der B-Zellen zusammen mit dem IgM vorübergehend als Oberflächenrezeptor auf naiven B-Zellen vor. Im Serum finden sich nur Spuren von IgD. Die physiologische Bedeutung des IgD ist unbekannt. Möglicherweise ist es bei der Toleranzentwicklung der B-Zellen gegenüber körpereigenen Proteinen beteiligt.

Tab. 2.2 Zusammenfassung der physikalischen und biologischen Eigenschaften der Immunglobulinklassen und -subklassen

	IgM	IgD	IgG$_1$	IgG$_2$	IgG$_3$	IgG$_4$	IgA$_1$	IgA$_2$	IgE
Schwere Kette	μ	δ	γ$_1$	γ$_2$	γ$_3$	γ$_4$	α$_1$	α$_2$	ε
Molekulargewicht (kDa)	970	184	146	146	165	146	160	160	188
Serumspiegel (mg/ml)	1,5	0,03	9	3	1	0,5	3	0,5	0,00005
Halbwertszeit im Serum (Tage)	10	3	21	20	7	21	6	6	2
Komplementaktivierung (klassischer Weg)	++	–	+/++	+	++	–	–	–	–
Komplementaktivierung (Alternativweg)	–	–	–	–	–	–	+	–	–
Plazentagängigkeit	–	–	–	+	–	+	–	–	–
Bindung an Phagozyten	–	–	+	–	+	–	–	–	+
Bindung an Mastzellen und eosinophile Granulozyten	–	–	–	–	–	–	–	–	+

2.2.2 Antigenrezeptoren von T-Lymphozyten: Struktur und Funktion

Der Antigenrezeptor der T-Zellen wird als **T-Zell-Rezeptor (TZR)** bezeichnet. Der T-Zell-Rezeptor besteht aus zwei membranverankerten, kovalent verbundenen Polypeptidketten (Heterodimer): der α- und β-Kette oder der γ- und δ-Kette; man spricht demnach vom **αβ-T-Zell-Rezeptor** oder **γδ-T-Zell-Rezeptor**. Ähnlich wie die Immunglobulinketten bestehen die Ketten der T-Zell-Rezeptoren aus einem konstanten und einem variablen Anteil. Der variable Anteil liegt extrazellulär und dient der Antigenerkennung. **Der TZR ist im Gegensatz zu den membranständigen Immunglobulinen nicht in der Lage, natives Antigen zu erkennen. Er erkennt lediglich Fragmente eines Proteinantigens** (Peptide), die ihm im Komplex mit MHC-Molekülen von antigenpräsentierenden Zellen „präsentiert" werden.

Nach Bindung des TZR an das Antigen kommt es zur Aktivierung der ruhenden, naiven T-Zelle, wobei die eigentliche Aktivierung der T-Zelle nicht über den T-Zell-Rezeptor selbst erfolgt, sondern über Proteine, die mit dem TZR assoziiert sind, dem sog. **CD3-Komplex**. Der Komplex aus CD3 und T-Zell-Rezeptor wird als **„funktioneller T-Zell-Rezeptor-Komplex"** bezeichnet, da dieser Komplex die Antigenerkennung **und** die Aktivierung der T-Zelle vermitteln kann.

2.2.3 Genetische Grundlagen der Antikörper- und T-Zell-Rezeptordiversität

Die hohe Zahl potentieller Antigene erfordert ein großes Repertoire an Antigenrezeptoren („Diversität"), sei es als T-Zell-Rezeptor oder Immunglobulin. Das vielfältige Repertoire an Antigenrezeptoren (ein Mensch z.B. besitzt 10^{11} verschiedene Antikörperspezifitäten!) wird durch spezielle genetische Mechanismen gewährleistet. Genuntereinheiten für die konstanten und variablen Bereiche der T-Zell-Rezeptoren und Immunglobuline, von denen in den frühen Vorläuferzellen und in den Keimbahnzellen zahlreiche Versionen vorliegen, werden dabei quasi in modularer Bauweise – zufallsgemäß und mit einer gewissen Unschärfe – kombiniert; ein Prozess, der bei der Reifung der T- und B-Zellen zu naiven Lymphozyten stattfindet und als **DNS-Rekombination**, **DNS-Rearrangement** oder als **somatische Rekombination** bezeichnet wird.

Man unterscheidet folgende Genuntereinheiten („Module"):

1. Gene für die konstanten Molekülregionen: **C-Gene**;
2. Gene für die variablen Molekülregionen: **V-Gene**;
3. Gene für das carboxyterminale Ende der V-Region und die dritte hypervariable Region in der V-Region der schweren und leichten Immunglobulinketten: **J-Gene** („joining segments") und
4. Gene für die dritte hypervariable Region in der V-Region der schweren Immunglobulinketten und der β- und δ-Kette der TZRen: **D-Gene** („diversity segments").

Der variable Anteil der Immunglobuline und TZRen wird von V-, J- und D-Genen kodiert, während der konstante Anteil lediglich von den C-Genen kodiert wird.

2.2.3.1 Genetische Grundlagen der Antikörperdiversität

Die o. g. Umordnung der Gene erfolgt bei der Reifung der B-Zellen nach einem genetisch festgelegten Zeitplan und korreliert mit dem Differenzierungszustand der B-Lymphozyten. Drei Genfamilien spielen bei der DNS-Rekombination der Immunglobuline eine Rolle: die Gene für Leichtketten des Typs ϰ auf Chromosom 2, die Gene für Leichtketten des Typs λ auf Chromosom 22 und die Gene für die Immunglobulin-Schwerketten (H-Kette von heavy chain) auf Chromosom 14. Jede Genfamilie besteht aus Untereinheiten, die die konstante und variable Region einer Immunglobulinkette kodieren. Zunächst findet die Rekombination der Genuntereinheiten für die schweren Ketten, danach die Rekombination der Genuntereinheiten für die leichte ϰ- oder λ-Kette statt.

Jede B-Zelle produziert nur eine individuelle schwere und leichte Kette. Da in B-Zellen wie in allen Körperzellen die genetische Information doppelt (je ein maternales und ein paternales Gen) vorliegt, wird von den beiden Allelen nur eines exprimiert. Diesen Vorgang bezeichnet man als **„allelische Exklusion"**: nach Bildung einer schweren oder leichten Immunglobulinkette wird die Rekombination des zweiten Allels unterdrückt.

DNS-Rekombination der schweren Immunglobulin-Ketten

Die Rekombination der Immunglobulin-Schwerketten (Abb. 2.2) erfolgt in zwei Schritten: (1.) Ein D-Gen wird mit einem J-Gen zusammengelagert. (2.) Das Konstrukt aus dem D- und J-Gen wird mit einem V-Gen verbunden. Die DNS, die zwischen den jeweiligen kombinierten Genen lokalisiert ist, wird entfernt. Schritt eins und zwei legen die Genkombination für den variablen Teil der schweren Immunglobulinkette fest und werden unter dem Begriff **„VDJ-Rekombination"** zusammengefaßt. Die Rekombination der Gene der Schwerketten ist damit beendet. Die fertige DNS wird transkribiert. Das primäre RNS-Transkript besteht aus der VDJ-Region und **allen** C-Regionen (C_μ, C_δ, $C_{\gamma 3}$, $C_{\gamma 1}$, $C_{\alpha 1}$, $C_{\gamma 2}$, $C_{\gamma 4}$, C_ε und $C_{\alpha 2}$). Durch anschließende RNS-Prozessierung („Splicen" = Spleißen) wird das primäre RNS-Transkript in die fertige mRNS umgewandelt: Es bleibt entweder die Information für die μ-Kette oder die δ-Kette erhalten.

DNS-Rekombination der leichten Immunglobulin-Ketten

Die Genfamilie der ϰ-Kette besteht aus hintereinanderliegenden V-Genen, J-Genen und nur einem C-Gen. Während der B-Zell-Reifung wird ein V-Gen mit einem J-Gen und seinen am 3'-Ende folgenden Genen (**VJ-Komplex**) kombiniert. Bei der anschließenden Prozessierung des primären Transkripts zur mRNS werden die J-Gene bis auf eins entfernt. Die mRNS besteht danach aus einem V-Gen, einem J-Gen und einem C-Gen.

Die λ-Genfamilie besteht aus V-Genen, denen abwechselnd ein J-Gen und ein C-Gen folgen. Analog zur ϰ-Kette findet eine VJ-Genrekombination statt.

Isotyp-Exklusion

Durch die Isotyp-Exklusion wird gewährleistet, daß beide Leichtketten innerhalb eines Immunglobulin-Moleküls, den identischen Isotyp, entweder ϰ oder λ, aufweisen. Dies wird dadurch erreicht, daß zunächst nur die DNS der ϰ-Kette rekombiniert wird. Kommt es zur Bildung einer funktionellen ϰ-Kette, so wird die Rekombination der λ-Kette unterdrückt. Nur wenn keine funktionelle ϰ-Kette gebildet werden kann, wird die Rekombination und Produktion der λ-Ketten eingeleitet.

„Isotyp-Wechsel" („Isotype-Switch")

Im Verlauf der B-Zell-Differenzierung kommt es zu einem Wechsel der Immunglobulinklassen (**Isotyp-Wechsel, Klassenwechsel**), insbesondere von IgM nach IgG. Induziert wird der Klassenwechsel durch Zytokine insbesondere dem Interleukin 4 (IL-4). Auf genetischer Ebene wird dieser Wechsel durch eine weitere DNS-Rekombination ermöglicht. Hierbei wird die bereits rekombinierte VDJ-Region an ein anderes C-Gen z. B. an $C_{\gamma 2}$ gekoppelt (C_H-Gen-Wechsel). Reguliert wird dieser Prozeß durch sog. **„switch-Sequenzen"**, die den Genen für die konstante Region vorgeschaltet sind. Eine Ausnahme ist der Isotyp-Wechsel von IgM nach IgD, der durch alternatives Spleißen des primären RNS-Transkripts ermöglicht wird (siehe oben).

Membranständige und sekretorische Immunglobuline

Eine B-Zelle kann gleichzeitig sowohl membranständige als auch lösliche Immunglobuline produzieren. Die genetische Information für beide Immunglobulinarten findet sich am 3'-Ende der C-Region, die bei der Transkription mit abgelesen wird. Durch alternatives Spleißen des primären mRNS-Transkripts wird mRNS hergestellt, die entweder für sekretorisches oder membranständiges Immunglobulin kodiert.

Keimbahn-DNA

5' — L1 V$_H$1 L2 V$_H$2 L3 V$_H$3 Ln V$_H$n D1 D2 D3 D4 Dn J1 J2 J3 J4 J5 J6 C$_\mu$1 C$_\mu$2 C$_\mu$3 C$_\mu$4$_\mu$s C$_\mu$m

Rearrangement B-Zell-DNA

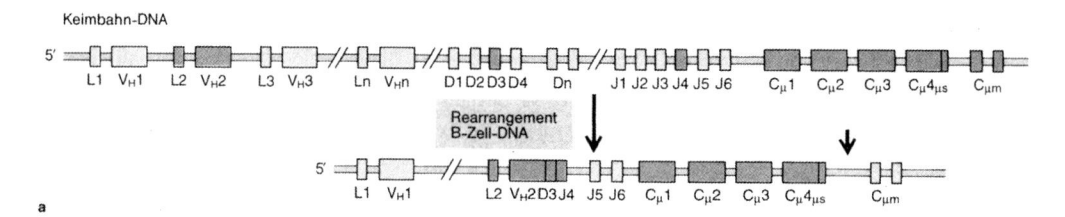

5' — L1 V$_H$1 L2 V$_H$2 D3 J4 J5 J6 C$_\mu$1 C$_\mu$2 C$_\mu$3 C$_\mu$4$_\mu$s C$_\mu$m

Abb. 2.2 Rearrangement des humanen H-Ketten-Locus

Junktionale Diversität

Die Insertion oder Deletion von einzelnen Nukleotiden zwischen den Gensegmenten trägt zusätzlich zur Diversität der Immunglobuline bei, ein Effekt der als junktionale Diversität bezeichnet wird.

Affinitätsreifung durch somatische Mutation

Während einer Immunreaktion, also nachdem die DNS-Rekombination des betreffenden B-Zellklons bereits beendet wurde, treten Antikörper auf, die sich in ihrer Affinität für das Antigen unterscheiden („**Affinitätsreifung**"). Ursache für die Affinitätsreifung sind „**somatische Mutationen**" (meist Punktmutationen) in der V-Region der B-Zellen. Sie erhöhen die Vielfalt und verändern die Qualität (stärkere Affinität) der Antikörper.

Zusammengefaßt tragen folgende Mechanismen zur Diversität der Immunglobuline bei: **Verfügbarkeit zahlreicher Gene für die variablen Molekülregionen (V-, J- und D-Gene); variable Rekombination zwischen den verschiedenen V-, J- und D-Gensegmenten; zahlreiche Rekombinationsmöglichkeiten zwischen verfügbaren VJ- bzw. VDJ-Gensegmenten; freie Kombination von schweren und leichten Ketten, junktionale Diversität und schließlich somatische Punktmutationen** (letzteres als Grundlage für die „**Affinitätsreifung**" der Antikörper).

2.2.3.2 Genetische Grundlagen der T-Zell-Rezeptordiversität

Die genetische Information für die Ketten des αβ- bzw. γδ-T-Zell-Rezeptor ist in vier Genfamilien organisiert, die der β- und γ-Kette auf Chromosom 7, und die der α- und δ-Kette auf Chromosom 14. Die Genfamilien enthalten Gene für die variablen Regionen (V-Gene), J-Gene und kettenspezifische Gene für die konstanten Bereiche der T-Zell-Rezeptor-Ketten. Lediglich in der Genfamilie für die β-Kette finden sich D-Gene. Die Antigen-Bindungsstelle des TZR wird analog zu den Immunglobulinen von V-, D- und J-Genen kodiert. Die Rekombination der Gene findet während der Reifung der αβ-T-Zellen im Thymus statt und läuft nach einem festen zeitlichen Schema ab: Die β-Ketten werden vor den α-Ketten rekombiniert.

α- und β-Ketten-Rekombination

Die Genfamilie der β-Ketten besteht aus V$_\beta$-Genen, J$_\beta$-Genen, zwei D$_\beta$-Genen und zwei nahezu identischen C-Genen (C$_{\beta1}$ und C$_{\beta2}$). Bei der DNS-Rekombination wird eine D$_\beta$-Genuntereinheit mit einer J$_\beta$-Genuntereinheit kombiniert: **DJ-Genkomplex**. Der DJ-Genkomplex wird mit einer V$_\beta$-Genuntereinheit (**VDJ-Rekombination**) gekoppelt. Alternativ kann eine **VJ-Rekombination** stattfinden, wobei es zum Verlust des D-Gens kommt. Nach der VDJ- bzw. VJ-Rekombination wird die rekombinierte DNS transkribiert. Bei der RNS-Prozessierung werden die rekombinierten VDJ- oder VJ-Genkomplexe direkt mit dem C$_{\beta1}$- oder dem C$_{\beta2}$-Gen verbunden. Die Auswahl C$_{\beta1}$- oder C$_{\beta2}$-Gen scheint zufällig zu sein. Ein Isotyp-Wechsel findet bei der weiteren T-Zellreifung **nicht** statt.

Die α-Ketten-Genfamilie besteht aus J-Genen (J$_\alpha$), V-Genen (V$_\alpha$) und nur einem C-Gen (C$_\alpha$). Zwischen den Genen V$_\alpha$ und J$_\alpha$ ist die δ-Ketten-Genfamilie des T-Zell-Rezeptors eingefügt. Die Rekombination der α-Kettengene spielt sich prinzipiell ähnlich ab wie für die β-Kette. Da D-Gene in der α-Genfamilie fehlen, kann lediglich eine V-Genuntereinheit mit einer J-Genuntereinheit rekombinieren (VJ-Rekombination).

Auch bei den T-Zellen wird ein Allel der β- und α-Genfamilie nicht abgelesen („**allelische Exklusion**"). Die Rekombination des ersten Allels unterdrückt die des zweiten.

γ- und δ-Ketten-Rekombination

Die γ-Genfamilie ist ähnlich wie die α-Genfamilie organisiert, d.h. es finden sich keine D-Gene. Es findet also lediglich eine VJ-Rekombination statt. Die δ-Genfamilie besteht aus V-Genen, J-Genen, zwei D-Genen und einem C-Gen. Die δ-Genfamilie ist in die Genregion der α-Genfamilie integriert (siehe oben). Dies hat zur Folge, daß bei einer erfolgreichen Rekombination der α-Genfamilie die Gene der δ-Genfamilie entfernt werden. Andererseits können J-Gene mit den V-Genen der α- **oder** δ-Genfamilie kombinieren, so daß einige V-Gene sowohl in αβ- als auch in γδ-T-Zell-Rezeptoren zu finden sind.

Zusammenfassend wird die T-Zell-Rezeptor-Diversität durch folgende Mechanismen gewährleistet: **multiple V-, D- und J-Gene, freie Kombinierbarkeit der V-, D- und J-Gene und freie Kombinierbarkeit der α- und β-Kette.** Auch bei den T-Zellen trägt ähnlich wie bei den B-Zellen die **junktionale Diversität** zur T-Zell-Rezeptor-Diversität bei; **somatische Hypermutationen dagegen nicht.**

2.2.4 MHC-Moleküle

T-Zellen erkennen „ihr" Antigen nur nach Prozessierung und Präsentation des Antigens durch antigenpräsentierende Zellen (APZ). Antigenfragmente (Antigenpeptide) werden an die **Haupthistokompatibilitätsmoleküle** (Major histocompatibility complex antigen = MHC-Moleküle, beim Menschen auch **Human Leucocyte Antigen = HLA**) gebunden und in dieser komplexierten Form auf der Oberfläche der antigenpräsentierenden Zellen den T-Zellen präsentiert. Man unterscheidet zwei MHC-Molekül-Klassen: MHC-Klasse I- und MHC-Klasse II-Moleküle. Für Klasse I und II sind beim Menschen jeweils drei Typen bekannt (Klasse I: HLA-A, HLA-B und HLA-C; Klasse II: HLA-DR, HLA-DP und HLA-DQ). In der Bevölkerung existieren multiple Allele, die dazu führen, daß kaum ein Individuum in seinem HLA-Phänotyp einem anderen gleicht (**genetischer Polymorphismus**). Die Allele führen hauptsächlich zu Unterschieden im Antigenpeptid-bindenden Bereich des MHC-Moleküls.

MHC-Klasse I-Moleküle (Abb. 2.3) bestehen aus zwei Glykoproteinen: der variablen α-Kette und dem invarianten β_2-Mikroglobulin2-Mikroglobulin",4,0,1>, die nicht-kovalent miteinander verbunden sind. Die Antigenpeptid-bindende Region (Bindungstasche), die ein Peptid von 9–11 Aminosäuren Länge aufnehmen kann, wird im wesentlichen durch zwei homologe Domänen der α-Kette gebildet.

Die **MHC-Klasse II-Moleküle** setzen sich aus zwei Ketten, der α-Kette und β-Kette zusammen. Die Antigenpeptid-bindende Region jeder Kette besteht aus zwei Domänen: die Bindungstasche wird von der jeweils endständigen Domäne (α_1- und β_1-Domäne) einer jeden Kette gebildet. Die nach beiden Seiten offene Bindungstasche kann Antigenpeptide von 10–30 Aminosäuren binden.

Die Gene für die MHC-Moleküle sind auf Chromosom 6 (α-Kette von MHC-Klasse I, α- und β-Kette von MHC-Klasse II-Molekülen) und Chromosom 15 (β_2-Mikroglobulin) lokalisiert. Zwischen den Genen für die MHC-Klasse II- und MHC-Klasse I-Moleküle liegen Gene für Komplementkomponenten, Hitzeschock-Proteine und Zytokine, z.B. TNFα. Jedes Individuum besitzt insgesamt sechs MHC-Klasse I- und sechs MHC-Klasse II-Gene (je drei maternale und je drei paternale), alle Gene werden exprimiert (keine allelische Exklusion!). Auf einigen Klasse II-MHC-Genorten liegen ein funktionelles α-Gen, aber zwei oder drei funktionelle β-Gene vor, die alternativ die β-Kette kodieren können. Auf der Zelloberfläche können deshalb 10 bis 20 verschiedene MHC-Klasse II-Moleküle exprimiert werden.

Die Expression der MHC-Klasse I- und II-Moleküle ist abhängig vom Zelltyp: MHC-Klasse I-Moleküle sind auf nahezu allen kernhaltigen Zellen (inklusive T-Zellen, B-Zellen, Monozyten/Makrophagen, antigenpräsentierenden Zellen) und Thrombozyten, aber nicht oder nur sehr gering auf Erythrozyten exprimiert. Auch die MHC-Klasse I-Expression auf Leberzellen, Nierenzellen oder Nervenzellen ist nur gering. MHC-Klasse II-Moleküle sind normalerweise nur auf B-Zellen, Makrophagen, dendritischen Zellen, Endothelzellen und wenigen anderen Zelltypen exprimiert. Neutrophile Granulozyten sind MHC-Klasse II-negativ. Die Expression der MHC-Moleküle, insbesondere die der MHC-Klasse II-Moleküle, wird durch biologische Mediatoren, wie z.B. Zytokine, modifiziert.

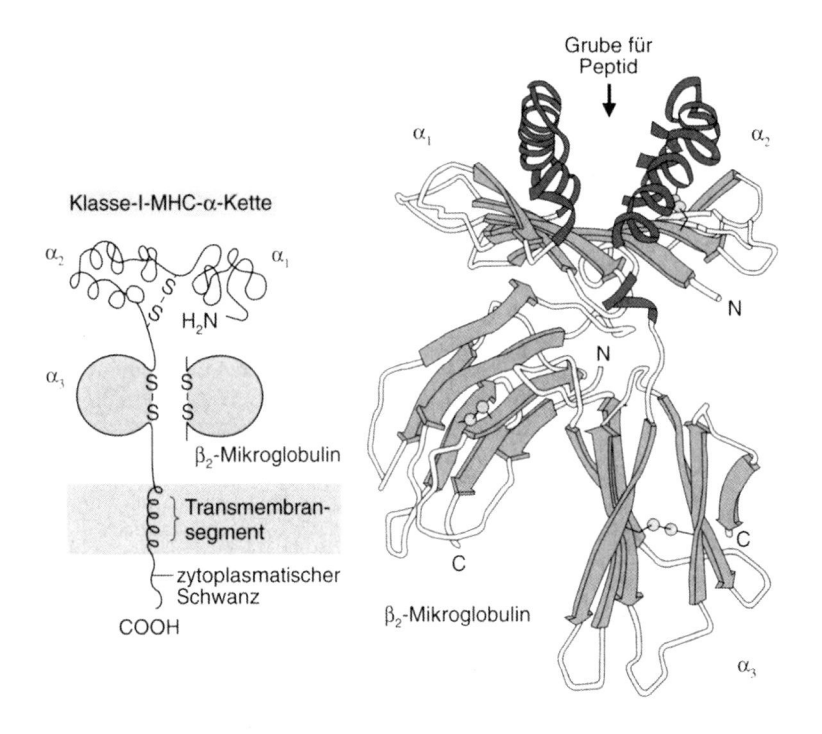

Abb. 2.3 MHC-Klasse I-Molekül

2.3 Zytokine als Mediatoren des Immunsystems und ihre Rezeptoren

Zytokine sind lösliche Proteine, die von Leukozyten produziert werden und im wesentlichen auf andere Leukozyten einwirken. Sie ermöglichen, steuern und unterstützen den regulären Ablauf einer Immunreaktion. Zytokine, die von Lymphozyten produziert werden, werden auch als **Lymphokine**, Zytokine, die von Makrophagen produziert werden, auch als **Monokine** bezeichnet. Der Begriff Lymphokin ist veraltet und sollte nicht mehr verwendet werden, da manche Lymphokine auch von nichtlymphoiden Zellen produziert werden können.
Wichtige Eigenschaften der Zytokine sind:

1. Zytokine werden während der Immunantwort gebildet und induzieren bzw. regulieren immunologische und entzündliche Reaktionen.
2. Die Sekretion der Zytokine erfolgt nur während eines kurzen Zeitraumes.
3. Ein bestimmtes Zytokin kann von unterschiedlichen Zellen produziert werden.
4. Zytokine wirken auf unterschiedliche Zelltypen ein, eine Fähigkeit, die als **Pleiotropismus** bezeichnet wird.
5. Zytokine können unterschiedlichste Effekte in einer Zielzelle bewirken.
6. Zytokine beeinflussen die Produktion und die Wirkung anderer Zytokine.
7. Zytokine vermitteln ihre Wirkung über Rezeptoren. Dabei können sie auf die sie produzierende Zelle zurückwirken (**autokrin**) oder auf benachbarte Zellen (**parakrin**) sowie auf Zellen in weiterer Entfernung über den Blutweg (**endokrin**) einwirken.
8. Die Expression der Zytokin**rezeptoren** wird u.a. über die Zytokine selbst reguliert.
9. Zytokine können als **Wachstumsfaktoren** für Stammzellen fungieren und werden dann als Colony-Stimulating Factors (CSFs) bezeichnet.

Zytokine, die v.a. die Aktivität von Lymphozyten regulieren, sind **Interleukin-2** (IL-2), **Interleukin-4** (IL-4) und **Transforming Growth Factor-β** (TGF-β).

Interleukin-2 (IL-2) wird von T-Zellen (hauptsächlich $CD4^+$-T-Zellen) nach antigenspezifischer Stimulation gebildet. Es kann autokrin und parakrin wirken; endokrine Wirkungen sind nicht bekannt. Interleukin 2 ist der wichtigste autokrine Wachstumsfaktor von T-Zellen, es induziert die T-Zellproliferation und -differenzierung zu Effektorzellen. Das Ausmaß der IL-2-Produktion bestimmt die Stärke einer zellulären Immunantwort, ein Mangel an IL-2 kann eine antigenspezifische Anergie (siehe Kapitel 3.3.3) zur Folge haben. Durch IL-2 wird die Synthese anderer Zytokine, z.B. des Interferon-γ, gesteigert. IL-2 stimuliert das Wachstum der NK-Zellen und steigert ihre zytolytische Aktivität. Auch B-Zellen werden durch IL-2 beeinflußt: IL-2 ist ein Wachstumsfaktor für B-Zellen und steigert die Antikörpersynthese. Die Wirkung des IL-2 wird durch **IL-2-Rezeptoren** vermittelt.

Interleukin-4 (IL-4) ist einer der wesentlichen Mediatoren und Regulatoren der IgE-vermittelten allergischen Reaktion. Aktivierte CD4$^+$-T-Zellen sind die Hauptproduzenten des IL-4. IL-4 aktiviert B-Zellen und induziert den Isotyp-Wechsel der Immunglobuline zum IgE.

Transforming Growth Factor-β (TGF-β) besteht aus mehreren Mitgliedern u.a. dem TGFβ_1, TGFβ_2 und dem TGFβ_3. T-Zellen und Monozyten/Makrophagen sezernieren überwiegend TGFβ_1. Die Wirkung des TGFβ sind überaus pleiotrop. In bezug auf die Zellen des Immunsystems ist insbesondere sein hemmender Einfluß auf die Proliferation der B-Zellen, auf die Aktivierung der Monozyten/Makrophagen und die Reifung zytotoxischer T-Zellen zu nennen. Möglicherweise ist TGFβ bei der Schleimhautimmunität beteiligt, da es den Isotyp-Wechsel der B-Zellen zum IgA induziert.

Typ I Interferon. Unter Typ I Interferonen werden zwei Interferon-Typen zusammengefaßt: das **Interferon-α (IFN-α)** und das **Interferon-β (IFN-β)**. IFN-α besteht aus einer ganzen Gruppe von ca. 20 verschiedenen Polypeptiden, das IFN-β lediglich aus einem Glykoprotein. Beide Interferone binden an den gleichen Rezeptor und lösen ähnliche intrazelluläre Reaktionen aus. Interferone haben verschiedene Aufgaben: Typ I Interferone werden insbesondere von viral infizierten Zellen gebildet und inhibieren die virale Replikation in benachbarten, nicht infizierten Zellen. Sie inhibieren das Zellwachstum, erhöhen das zytolytische Potential von NK-Zellen und modifizieren die Expression von MHC-Klasse I- (Erhöhung) und Klasse II-Molekülen (Verringerung!). Bei der Immunantwort induzieren antigenaktivierte T-Zellen die Bildung von Interferon in Monozyten/Makrophagen.

Typ II Interferon (= Interferon-γ). Interferon-γ wird von aktivierten T-Helferzellen, CD8$^+$-T-Zellen und NK-Zellen produziert. Die Transkription von IFN-γ wird durch die Aktivierung der T-Zelle (IL-2, IL-12) eingeleitet. Auch IFN-γ wirkt über einen Rezeptor. IFN-γ wirkt antiviral und antiproliferativ. Daneben aktiviert IFN-γ Phagozyten, und es erhöht die zytolytische Aktivität der NK-Zellen. IFN-γ unterstützt die Differenzierung der T-Helferzellen zu T$_H$1-Zellen, hemmt jedoch die Differenzierung zu T$_H$2-Zellen (siehe Kapitel 3.2.3). In B-Zellen wird der Isotyp-Wechsel zum IgG$_2$ unterstützt, der zum IgE gehemmt. IFN-γ führt bei vaskulären Endothelzellen zur Expression von Adhäsionsmolekülen und unterstützt so die Umverteilung der Entzündungszellen in entzündlich verändertes Gewebe. IFN-γ erhöht die Expression von MHC-Klasse I- **und** II-Molekülen und verbessert damit die Antigenpräsentation.

Tumor-Nekrose-Faktor (TNF) ist ein wesentlicher Mediator bei der Immunantwort gegen gram-negative Bakterien. Er wird vorwiegend von aktivierten Makrophagen gebildet, in geringeren Mengen jedoch auch von aktivierten T-, NK- und Mastzellen. Fast alle Zelltypen exprimieren TNF-Rezeptoren. TNF in niedrigen Konzentrationen führt zu einer Erhöhung der Adhäsionsmoleküle auf vaskulären Endothelzellen, so daß die Umverteilung von Infiltratzellen in entzündlich verändertes Gewebe gefördert wird. TNF induziert die Abtötung von Mikroben durch Leukozyten (v.a. neutrophile Granulozyten). Es stimuliert mononukleäre Phagozyten zur Produktion von Zytokinen (z.B. IL-1, IL-6, TNF), es wirkt antiviral, und es erhöht die Expression der MHC-Klasse I-Moleküle.
Wird TNF in hohen Konzentrationen gebildet, diffundiert es in die interstitielle Flüssigkeit und ins Plasma. Hier kann TNF seine **endokrine Wirkung** entfalten: Es wirkt als Pyrogen, erhöht die Sekretion von Interleukin-1 (IL-1) und Interleukin-6 (IL-6) in die interstitielle Flüssigkeit und ins Plasma. TNF, IL-1 und IL-6 sind für die Akute-Phase-Reaktion verantwortlich. TNF aktiviert das Gerinnungssystem, hemmt die Stammzellproliferation und kann bei langdauernder Erhöhung zur Kachexie führen. Die Applikation hoher Dosen TNF führt zu schockähnlichen Zuständen und kann tödlich sein.

Interleukin-6 (IL-6) wird von Monozyten/Makrophagen, Endothelzellen und anderen Zellen nach Einwirkung von Interleukin-1 (IL-1) und Tumor Nekrose Faktor (TNF) gebildet. Zusammen mit IL-1 und TNF hat es endokrine Effekte. Es ist bei der Akut-Phase-Reaktion beteiligt, gilt als Wachstums- und Differenzierungsfaktor für B-Zellen, ist ein Cofaktor für die Stammzellproliferation und ein Costimulator bei der T-Zellaktivierung.

Interleukin-1 (IL-1) wird hauptsächlich von aktivierten Monozyten/Makrophagen produziert, kann aber auch von vielen anderen Zellen wie beispielsweise von epithelialen oder endothelialen Zellen insbesondere nach TNF-Einfluß gebildet werden. Die biologischen Effekte des IL-1 gleichen weitgehend denen des TNF, wie dieses entfaltet es eine endokrine Wirkung. IL-1 ist das bisher einzige Zytokin, von dem ein natürlich vorkommender, kompetetiv wirkender Inhibitor, der IL-1 Rezeptor Antagonist, beschrieben ist.

Interleukin-8 (IL-8) ist ein sog. Chemokin (Chemokine sind eine Familie kleiner Polypeptide die hauptsächlich als Chemotaxin für Phagozyten wirken). Gebildet wird IL-8 von einer Reihe verschiedener Zellen wie Monozyten/Makrophagen, Fibroblasten, Keratinozyten, etc.. IL-8 fördert die Adhäsion von neutrophilen Granulozyten an die Gefäßwand und deren Infiltration in entzündlich verändertes Gewebe. Darüber hinaus lockt es naive T-Zellen an.

Interleukin-5 (IL-5) wird von T-Helferzellen (T_H2) produziert. IL-5 stimuliert die Differenzierung von B-Zellen insbesondere in IgA-produzierende Plasmazellen. Daneben bewirkt es verstärktes Wachstum und Differenzierung von eosinophilen Granulozyten.

Colony-Stimulating-Factors (CSFs) sind Zytokine, die die Hämatopoiese fördern. Folgende Zytokine werden zur Gruppe der CSFs gerechnet: der **c-Kit-Ligand**, **Interleukin-3 (IL-3; synonym: multi-CSF)**, **Interleukin-7 (IL-7)**, **Granulozyten-Makrophagen Kolonie-stimulierender Faktor** (GM-CSF), **Monozyten-Makrophagen Kolonie-stimulierender Faktor (M-CSF)** und der **Granulozyten Kolonie-stimulierende Faktor** (G-CSF). Die CSFs wirken auf unterschiedliche Differenzierungsstadien der Blutzellen ein:

Tab. 2.**3**

CSF	Zielzelle
c-Kit-Ligand	Stammzelle
IL-3	unreife Vorläuferzelle
IL-7	unreife Vorläuferzelle
GM-CSF	unreife Vorläuferzelle, Vorläuferzelle der Granulozyten und Monozyten; mononukleäre Phagozyten
M-CSF	Vorläuferzelle der mononukleären Phagozyten (Differenzierung in Makrophagen)
G-CSF	Vorläuferzelle der mononukleären Phagozyten (Differenzierung in Granulozyten)

2.4 Das Komplementsystem

Das Komplementsystem umfaßt etwa 20 Proteine, die im Plasma und anderen Körperflüssigkeiten in inaktiver Form vorliegen. Nach Aktivierung, z.B. durch Immunkomplexe oder an geeigneten Oberflächen, z.B. Bakterien oder Hefen, entstehen zahlreiche Folgeprodukte mit unterschiedlichen biologischen Aktivitäten, von denen die wichtigsten die **Opsonisierung** von Bakterien, die **chemotaktische Aktivität** für Granulozyten und die **Bakterizidie** sind.
Bei der Aktivierung des Komplementsystems werden zwei Wege unterschieden. Durch die Bindung von Antikörpern an Antigen (die Bildung von Antigen-Antikörper-Komplexen = Immunkomplexe) wird der sog. „klassische Weg" (Tab. 2.5, Abb. 2.4) der Komplementaktivierung gestartet. Der gebundene Antikörper (IgM oder IgG) fungiert dabei als Bindungsstelle für die erste Komplementkomponente C1, wodurch C1 seine enzymatische Aktivität erlangt. Aktiviertes C1 spaltet die Komponenten C4 und C2, deren Spaltprodukte C4b und C2b dann gemeinsam (als sog. C3-Konvertase (C4bC2b-Komplex)) C3 spalten. Nach Bindung des C3b, einem Spaltprodukt des C3, an die C3-Konvertase entsteht die sog. C5-Konvertase (C4b2b3b-Komplex), die schließlich C5 spaltet. Von den genannten Spaltprodukten werden C3b und C4b kovalent an die Oberfläche, auf der die Komplementaktivierung abläuft, gebunden.
Der „alternative Aktivierungsweg" (Tab. 2.4, Abb. 2.5) läuft unabhängig von Immunkomplexen und den Komplementfaktoren C1, C4 und C2 ab. Die Protease **Faktor D** spaltet das Serumprotein **Faktor B** in Faktor Bb. Die Reaktion wird dadurch limitiert, daß Faktor B nur dann effektiv gespalten wird, wenn er an C3b gebunden hat. Das C3b stammt aus dem physiologischerweise ablaufenden Abbau von C3 und/oder aus einer parallel ablaufenden klassischen Komplementaktivierung. Die Bindung des Faktor B an C3b muß an einer geeigneten Oberfläche (etwa Bakterien, Hefen) stattfinden. Die Bindung an solche Oberflächen, die als „Komplementaktivatoren des alternativen Wegs" bezeichnet werden, verhindert den Abbau des C3b durch die Proteine **Faktor H** und **I**. Der Komplex aus Faktor Bb und C3b wird als **C3-Konvertase des alternativen Wegs** bezeichnet: Er spaltet C3 in C3b. Der C3bBb-Komplex wird durch Bindung des Serumproteins **Properdin** (Faktor P) stabilisiert. Durch Bindung eines weiteren C3b-Moleküls an den C3bBb-Komplex entsteht die **C5-Konvertase des alternativen Wegs**, der $C3b_2Bb$-Komplex.

2.4 Das Komplementsystem

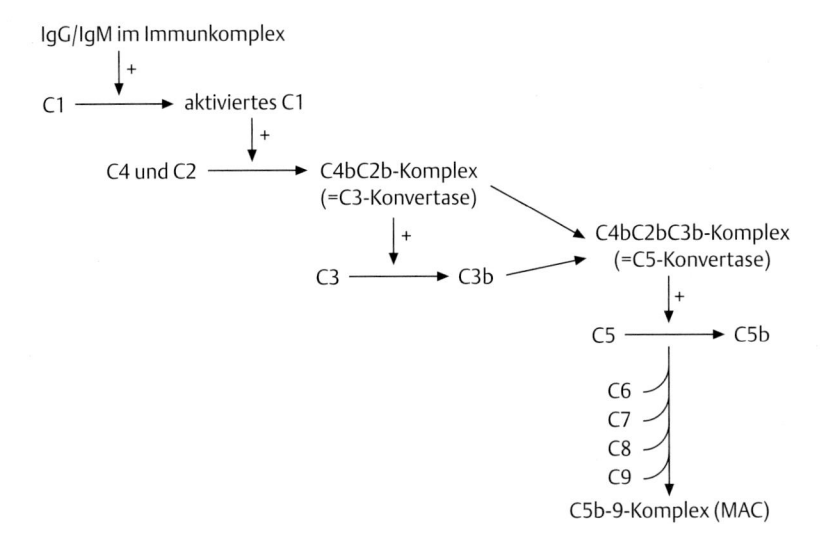

```
IgG/IgM im Immunkomplex
         │+
C1 ─────▶ aktiviertes C1
              │+
C4 und C2 ──▶ C4bC2b-Komplex
              (=C3-Konvertase)
                    │+              ╲
              C3 ──▶ C3b ──────────▶ C4bC2bC3b-Komplex
                                    (=C5-Konvertase)
                                          │+
                                    C5 ──▶ C5b
                                          C6 ╮
                                          C7 │
                                          C8 │
                                          C9 ╯
                                    C5b-9-Komplex (MAC)
```

Abb. 2.4 Klassischer Weg der Komplementaktivierung

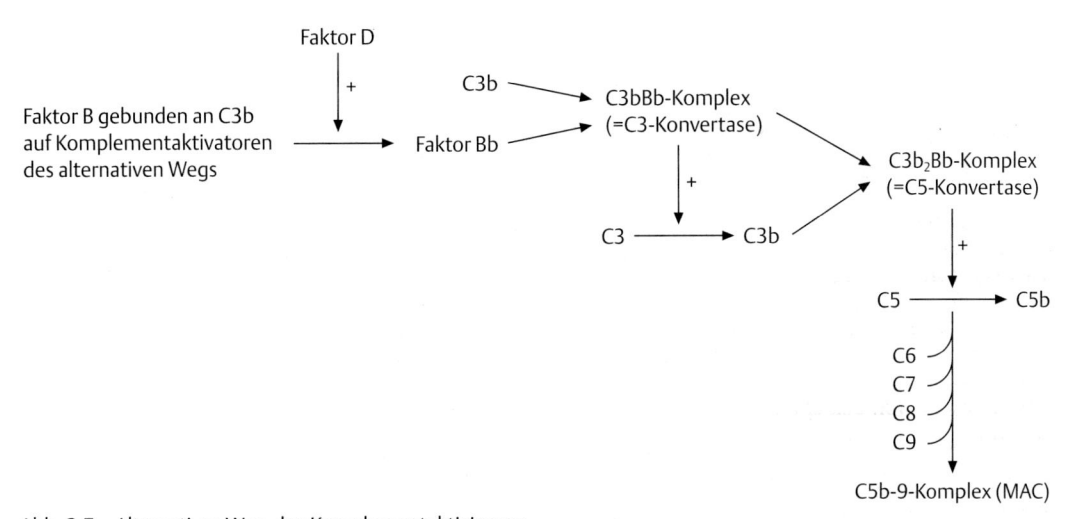

```
                         Faktor D
                            │+          C3b
Faktor B gebunden an C3b                 ╲
auf Komplementaktivatoren ──▶ Faktor Bb ──▶ C3bBb-Komplex
des alternativen Wegs                       (=C3-Konvertase)
                                                 │+
                                           C3 ──▶ C3b ──▶ C3b₂Bb-Komplex
                                                          (=C5-Konvertase)
                                                               │+
                                                         C5 ──▶ C5b
                                                              C6 ╮
                                                              C7 │
                                                              C8 │
                                                              C9 ╯
                                                         C5b-9-Komplex (MAC)
```

Abb. 2.5 Alternativer Weg der Komplementaktivierung

Ergebnis der Aktivierung des Komplementsystems ist **die Spaltung von C5 zu C5b**. C5b bindet C6, C7 und C8. An das C8 lagern sich eins oder mehrere Moleküle C9 an und bilden den sog. **„C5b-9-Komplex"** oder **„terminalen Komplementkomplex"** (Tab. 2.6) (engl.: „Terminal Complement Complex" (= „TCC"); synonym „Membranangriffskomplex" („Membrane Attack Complex" = „MAC")). Formiert sich ein solcher Komplementkomplex an einer Membran, bilden sich transmembranale Poren aus, die zur Lyse der betreffenden Zelle führen. C5b-9 kann nukleäre Zellen, Erythrozyten (Hämolyse) und auch Bakterien oder Viren schädigen bzw. abtöten.

Die Aktivierung der Komplementkomponenten C4, C2, C3 und C5 erfolgt durch deren Spaltung. Während die Spaltprodukte einerseits die Reaktion weiter führen können, erlangen sie andererseits auch biologische Funktionen. Das bei der Aktivierung von C3 auftretende C3-Spaltprodukt **„C3b"** bindet sich kovalent an Oberflächen und dient als Ligand für C3b-Rezeptor-tragende Zellen (z.B. phagozytische Zellen). Durch diese Bindung wird die Phagozytose erleichtert (Opsonisierung) und die Fähigkeit, intrazelluläre Keime abzutöten, verstärkt. Bei der Komplementaktivierung werden weiterhin die Spaltprodukte **C3a**, **C4a** und **C5a** freigesetzt, die sog. „**Anaphylatoxine**" (Tab. 2.7). Anaphylatoxine bewirken die Freisetzung biologischer Mediatoren, z. B. aus Mastzellen. Die Freisetzung bzw. Bildung der Mediatoren (z. B. biogene Amine und Zytokine) bewirkt im wesentlichen den proinflammatorischen Effekt des Komplementsystems, so u. a. die Erhöhung der Gefäßpermeabilität. Anaphylatoxine wirken chemotaktisch und aktivieren die Phagozyten. Auch die terminalen Komplementproteine C5b-9 können phagozytische Zellen, aber auch Gewebezellen zur Freisetzung von Zytokinen stimulieren, und sich daher ebenfalls an der Entstehung entzündlicher Reaktionen beteiligen.

Die Komplementaktivierung wird durch **Regulatorproteine** gesteuert. Die Aktivierung des klassischen Weges wird durch den **C1-Esterase-Inhibitor** (synonym: C1-Inhibitor, C1-Inaktivator) gehemmt. Eine weitere Gruppe von Regulatorproteinen des klassischen Weges inhibiert die C3-Konvertase, also den C4bC2b-Komplex, der die Bildung des C3b induziert. C3-Konvertase-Inhibitoren sind das **C4-binding protein** (C4bp), der **Decay Accelerating Factor** (DAF) und der **Typ I Komplementrezeptor** (CR1). Der alternative Weg wird durch die o. g. Faktoren H und I sowie durch DAF und CR1 reguliert. Die Bildung des terminalen Komplexes wird durch die membranständigen Moleküle **CD59** (membrane inhibitor of reactive lysis) und **HRF** (homologous restriction factor) beeinflußt, indem sie bei der Bildung des Membranangriffskomplexes interferieren. CD59 und HRF sind wahrscheinlich die wichtigsten Regulatorproteine des Komplementsystems, da sie verhindern, daß Zellen in der Nähe komplementaktivierender Prozesse zu Schaden kommen.

Die Opsonisierung ist eine der wesentlichen Funktionen des Komplements. C3b und zu einem geringeren Maße C4b sind die wichtigsten Opsonine. Auf zellulärer Ebene wird dies durch entsprechende Komplementrezeptoren auf der Oberfläche der Phagozyten ermöglicht. Für C3, bzw. seine Aktivierungs- (C3b) und Abbauprodukte (C3bi und C3d), sind vier Rezeptoren (Komplementrezeptoren = CR) beschrieben. Der Komplementrezeptor für C3b/C4b „**CR1**" ist besonders stark auf Phagozyten (Monozyten/Makrophagen, Granulozyten) exprimiert. C3b-Bindung an den CR1 hat je nach Zelltyp folgende Konsequenzen: Steigerung der Phagozytose bzw. der intrazellulären Abtötung, Bildung von Prostaglandinen und Thromboxanen, Mitwirkung bei der Antikörper-vermittelten zellulären Zytotoxizität (ADCC) und Transport von Immunkomplexen auf Erythrozyten in die Leber. „**CR2**" (CD21) wird von B-Zellen exprimiert und bindet das Komplementspaltstück C3d und C3bi. Darüber hinaus dient er dem Epstein-Barr-Virus als Rezeptor, über den dieser Virus die B-Zellen infiziert.

Bestandteile des Komplementsystems und ihre Funktion:

Tab. 2.**4** Alternativer Aktivierungsweg des Komplementsystems

Komponente	Funktion
C3b	Bindung von Faktor B Bestandteil der C3- und C5-Konvertase des alternativen Wegs
Faktor D	Spaltung von an C3b gebundenen Faktor B in Bb und Ba
Faktor Bb	enzymatisch aktiver Bestandteil der C3- und C5-Konvertase des alternativen Wegs
C3-Konvertase (C3dBb-Komplex)	Spaltung von C3 in C3a und C3b
C5-Konvertase (C3d2Bb-Komplex)	Spaltung von C5 in C5a und C5b

Tab. 2.**5** Klassischer Aktivierungsweg des Komplementsystems

Komponente	Funktion
C1 (Komplex aus C1q, C1r, C1s)	Bindung von C1q an Immunkomplexe (IgG, IgM) und Einleitung der Aktivierungskaskade durch Aktivierung von C1r, das wiederum C1s aktiviert Spaltung von C4 in C4b und C4a durch aktives C1s
C4	inaktive Vorstufe des C4a und C4b
C4b	kovalente Bindung an die Oberfläche z. B. von Bakterien Bindung von C2 und nachfolgende Spaltung von C2 durch C1s Bestandteil der C3- und C5-Konvertase Opsonin
C2	inaktive Vorstufe des C2a und C2b
C2b	enzymatisch aktiver Bestandteil der C3- und C5-Konvertase
C3-Konvertase (C4bC2b-Komplex)	Spaltung von C3 in C3a und C3b
C3b	kovalente Bindung an die Oberfläche z. B. von Bakterien Opsonin Bindung von C5 Bestandteil der C5-Konvertase
C5-Konvertase (C4b2b3b-Komplex)	Spaltung von C5 in C5a und C5b

Tab. 2.6 Terminaler Komplementkomplex

Komponente	Funktion
C5b, C6, C7, C8, C9	Ausbildung von Poren in der Zellmembran

Tab. 2.7 Anaphylatoxine

Komponente	Funktion
C4a	Erhöhung der Gefäßpermeabilität Kontraktion glatter Muskelzellen
C3a	Erhöhung der Gefäßpermeabilität Kontraktion glatter Muskelzellen Aktivierung von Mastzellen
C5a	Erhöhung der Gefäßpermeabilität Kontraktion glatter Muskelzellen Aktivierung von Mastzellen Erhöhung der Adhärenz von Monozyten/Makrophagen an Gefäßwände und deren Migration ins Gewebe

2.5 Fc-Rezeptoren

Fc-Rezeptoren sind eine Gruppe von Molekülen, die den konstanten Teil (Fc-Teil) der schweren Ketten der Immunglobuline binden. Durch die Bindung von Immunglobulinen an die Fc-Rezeptoren wird eine Reihe wichtiger zellulärer Funktionen eingeleitet: rezeptorvermittelte Phagozytose, Antikörperabhängige zelluläre Zytotoxizität (ADCC), Mediatorenfreisetzung, verstärkte Antigenpräsentation und die sog. **Immunclearance**.

Für IgG und IgE existieren verschiedene Fc-Rezeptoren: Fc_γ-Rezeptoren und Fc_ε-Rezeptor. Für die IgG-Subklassen (IgG_{1-4}) wurden fünf spezifische Rezeptoren beschrieben ($Fc_\gamma RI$ (CD64), $Fc_\gamma RII$-A (CD32), $Fc_\gamma RII$-B1, $Fc_\gamma RII$-B2, $Fc_\gamma RIII$ (CD16)). Besonders weit verbreitet sind Fc-Rezeptoren für IgG. Sie finden sich auf B-Lymphozyten, NK-Zellen, Monozyten/Makrophagen, neutrophilen und eosinophilen Granulozyten, Mastzellen, Langerhans-Zellen der Haut, aktivierten Endothelzellen und Blutplättchen. Über Fc-Rezeptoren können die Fc-Rezeptor-tragenden Zellen Immunglobulin-beladene Strukturen, z.B. Keime oder abgelagerte Immunkomplexe, erkennen. Das führt in den meisten Fällen zur Elimination der Immunglobulin-beladenen Partikel bzw. der Immunkomplexe. Der Fc-Rezeptor bietet darüber hinaus die Möglichkeit, über Bindung eines Immunglobulins einen Rezeptor für Antigen zu erwerben. Von besonderem Interesse sind in diesem Zusammenhang hochaffine Fc-Rezeptoren für IgE (siehe Kapitel 5.2.1).

Ein spezialisierter Fc-Rezeptor ist das IgG-Transport-Protein (FcRn) in der Plazenta, das das mütterliche IgG über die Blut-Plazenta-Schranke in den Blutkreislauf des Feten transportiert.

3 Physiologie der Immunantwort

3.1 Induktion

3.1.1 Präsentation des Antigens

Die antigenspezifische Aktivierung von T-Zellen setzt voraus, daß T-Lymphozyten in Kontakt mit „ihren" Antigenen treten. Der Kontakt der T-Zelle mit dem Antigen wird durch sog. **antigenpräsentierende Zellen (APZ)** vermittelt. Die eigentlichen antigenpräsentierenden Strukturen sind spezielle Glykoproteine auf der Zelloberfläche („**MHC-Moleküle**"), deren Gene im **Haupthistokompatibilitätskomplex** (MHC-Komplex, beim Menschen: **HLA**) kodiert sind. Die Antigene werden, bevor sie an der Oberfläche antigenpräsentierender Zellen exprimiert werden, in der Zelle in kurze Peptide gespalten („fragmentiert"). Die entstehenden Bruchstücke werden (in der sog. Bindungstasche) an das MHC-Molekül gekoppelt (**Antigenprozessierung**). Danach werden die MHC/Antigenpeptid-Komplexe an der Zelloberfläche präsentiert.

MHC-Klasse I- und MHC-Klasse II-Moleküle werden im Zytosol der Zelle produziert und ins endoplasmatische Retikulum transportiert. Sie präsentieren Antigene unterschiedlicher Herkunft. **MHC-Klasse I-Moleküle** präsentieren Peptide aus sog. **endogenen Antigenen**. Endogene Antigene werden von Körperzellen selbst gebildet: zelleigene Proteine, aber auch Virusproteine nach viraler Infektion der Zelle. MHC-Klasse I-Moleküle können von allen kernhaltigen Körperzellen exprimiert werden (siehe auch Kapitel 2.2.4). Fast jede Körperzelle ist daher in der Lage, endogene Antigene zu präsentieren und damit eine mögliche intrazelluläre Infektion anzuzeigen. **MHC-Klasse II-Moleküle** präsentieren Peptide von Antigenen, die von der Zelle durch Endozytose aufgenommen werden („**exogene Antigene**"), z.B. bakterielle Proteine. MHC-Klassse II-Moleküle werden nur von bestimmten Zelltypen mit antigenpräsentierender Funktion (dendritische Zellen, Monozyten/Makrophagen und B-Lymphozyten) exprimiert. Nur diese Zellen sind daher in der Lage, exogene Antigenpeptide zu präsentieren.

Aufnahme endogener Antigene und Präsentation durch Körperzellen

Die α-Ketten der MHC-Klasse I-Moleküle assoziieren im endoplasmatischen Retikulum mit dem β_2-Mikroglobulin. Sie lagern sich danach an sog. **Transporterproteine** (TAP = transporters associated with antigen processing) an. Diese TAPs transportieren endogene Peptide ins endoplasmatische Retikulum, die sich an die MHC-Moleküle binden. Erst nach Bindung eines Antigenpeptids wird das MHC-Klasse I-Molekül in seine endgültige Tertiärstruktur gefaltet und an die Zelloberfläche transportiert.

Aufnahme exogener Antigene und Präsentation durch antigenpräsentierende Zellen

Exogene Antigene werden durch Endozytose in die Zelle aufgenommen. Man unterscheidet zwei Formen der Endozytose: 1. die **Phagozytose** und 2. die **Pinozytose**.
Durch die Phagozytose werden große, **nicht lösliche** Partikel ins Zellinnere aufgenommen: Zelltrümmer, Bakterien etc.. Die Phagozytose kann durch Rezeptoren auf der phagozytierenden Zelle unterstützt werden (**rezeptorvermittelte Phagozytose**). Die rezeptorvermittelte Phagozytose bei Makrophagen wird z.B. durch **Fc-Rezeptoren**, Komplementrezeptoren und **zuckerbindende Rezeptoren** (**Lektine**) vermittelt.
Unter **Pinozytose** versteht man die Aufnahme **gelöster** Stoffe ins Zellinnere. Es gibt zwei Sonderformen der Pinozytose: die **adsorptive Pinozytose** (an der Zelloberfläche adsorbierte Substanzen werden pinozytiert) und die **rezeptorvermittelte Pinozytose** (gelöste Substanzen werden an ihren Rezeptor auf der Zelloberfläche gebunden und internalisiert). Die exogenen Antigene gelangen nach der Aufnahme durch die Zelle in sog. **Endosomen**.
MHC-Klasse II-Moleküle werden an den Ribosomen synthetisiert und ins endoplasmatische Retikulum der Zelle eingeschleust. Hier wird aus der α- und β-Kette das MHC-Klasse II-Molekül zusammengesetzt, das zusätzlich mit einer weiteren Kette, der sog. **invarianten Kette**, versehen wird. Die invariante Kette ist wohl bei der Faltung des MHC-Moleküls in seine korrekte Tertiärstruktur als auch beim Transport der MHC-Moleküle an die Zelloberfläche durch exozytotische Vesikel des endoplasmatischen Retikulums beteiligt. Darüber hinaus verhindert sie die Bindung von im endoplasmatischen Retikulum vorliegenden zelleigenen Peptiden. Die invariante Kette gibt nach Verschmelzung der Endosomen mit den exozytotischen Vesikeln die Bindungsstelle für das Antigenpeptid frei und ermöglicht so die Beladung der MHC-Klasse II-Moleküle mit exogenem Antigenpeptid.

Antigenpräsentierende Zellen

Als antigenpräsentierende Zellen werden MHC-Klasse II-positive Zellen wie Makrophagen, B-Zellen und dendritische Zellen bezeichnet. Die dendritischen Zellen sind die am stärksten immunstimulatorischen antigenpräsentierenden Zellen (siehe auch Kapitel 1.1.2). Sie nehmen exogene Antigene auf, prozessieren sie, transportieren sie in die Lymphknoten oder in die Milz und präsentieren sie dort den T-Helfer-Zellen. Zusammen mit anderen Signalen führt dies zu einer Aktivierung ruhender T-Helfer-Zellen. Wahrscheinlich sind nur dendritische Zellen in der Lage, naive T-Zellen zu aktivieren. Sie spielen daher bei der Induktion einer Primärantwort eine wichtige Rolle. Bereits aktivierte T-Zellen können auch von anderen antigenpräsentierenden Zellen, wie z.B. B-Zellen, stimuliert werden.

3.1.2 Antigenerkennung durch T-Lymphozyten

Über den **αβ-T-Zell-Rezeptor** (TZR) erkennt eine T-Zelle den Komplex aus MHC-Molekül und Antigenpeptid. Für die Signalübertragung ins Innere der Zelle sind andere an den TZR assoziierte Moleküle verantwortlich: der **CD3-Komplex**. TZR und CD3-Komplex werden zusammen als **funktioneller TZR-Komplex** bezeichnet. Die Erkennung des Antigens über den TZR und die Übertragung von Aktivierungssignalen ins T-Zellinnere reichen nicht aus, um eine T-Zelle vollständig zu aktivieren. Weitere **kostimulatorische Signale** müssen gleichzeitig vermittelt werden. Diese Signale werden durch andere

Rezeptor-Liganden-Systeme (z. B. B7/CD28) zwischen T-Zelle und antigenpräsentierender Zelle und wahrscheinlich durch Lymphokine geliefert. Fehlen die kostimulatorischen Signale, kann es zur Inaktivierung der T-Zelle (**Anergie**) kommen.

Akzessorische Moleküle bei der T-Zellaktivierung

Akzessorische Moleküle der T-Zelle sind Rezeptoren, deren Liganden auf der Oberfläche anderer Zellen (antigenpräsentierende Zellen, Endothelzellen, etc.) oder in der extrazellulären Matrix lokalisiert sind. Die Interaktion dieser Rezeptoren mit ihren Liganden führt zu einer verstärkten Zell-Zell- oder Zell-Matrix-Adhäsion und steuert die Zirkulation und Umverteilung der T-Zellen in Entzündungsherde. Viele der akzessorischen Moleküle wirken „kostimulatorisch", d.h. neben dem T-Zell-Rezeptor geben auch sie Aktivierungssignale an die T-Zelle weiter. Zu ihnen gehören z.B. das CD4, das CD8 und das CD2.

Anmerkung: CD steht für „Cluster of differentiation", eine Nomenklatur, die für Oberflächenantigene von Leukozyten eingeführt wurde.

$\alpha\beta$-TZR-positive T-Zellen im peripheren Blut exprimieren entweder das akzessorische Molekül CD4 oder CD8: $CD4^+CD8^-$ – oder $CD4^-CD8^+$-$\alpha\beta$-T-Zellen. CD4 und CD8 sind sog. **„Korezeptoren"** für den Antigenpeptid-MHC-Komplex, da sie während der Antigenerkennung mit Bestandteilen des TZR assoziieren. Sie gehören zu der Immunglobulin-Supergenfamilie. **CD4 erkennt ausschließlich das MHC-Klasse II-Molekül, CD8 ausschließlich das MHC-Klasse I-Molekül. $CD4^+$-T-Zellen sind deshalb in ihrer MHC/Antigenpeptid-Erkennung auf MHC-Klasse II-Moleküle beschränkt, während $CD8^+$-T-Zellen auf MHC-Klasse I-Moleküle beschränkt sind: MHC-Klasse I- bzw. II-Restriktion** der $CD4^+$- bzw. $CD8^+$-T-Zellen. Die Bindungsstellen der MHC-Moleküle für CD4 und CD8 liegen im nicht-variablen Anteil der MHC-Moleküle.

Das CD2-Molekül (Synonyme: lymphocyte function-associated antigen 2 (LFA-2), „Rezeptor für Schafserythrozyten") stammt ebenfalls aus der Immunglobulin-Supergenfamilie. CD2 und sein Ligand, das LFA-3 (CD58) vermitteln den interzellulären Kontakt zwischen T-Zelle und anderen hämatopoietischen und nicht-hämatopoietischen Zellen. Reife T-Zellen (90 %), Thymozyten (50 – 70 %) sowie NK-Zellen exprimieren CD2.

Anmerkung: Ein kleiner Anteil der peripheren Blut-T-Zellen exprimiert anstelle des $\alpha\beta$-TZR den $\gamma\delta$-TZR. Der Aufbau des $\gamma\delta$-TZR ähnelt dem des $\alpha\beta$-TZR, er ist ebenfalls mit dem CD3-Komplex assoziiert. $\gamma\delta$-T-Zellen exprimieren weder das CD4- noch das CD8-Oberflächenmolekül und sind daher nicht MHC-restringiert. Die Funktion der $\gamma\delta$-T-Zellen ist noch weitgehend unbekannt.

3.1.3 Aktivierung von T-Lymphozyten

Nach Antigenerkennung und damit Selektion antigenspezifischer T-Zellen (**„klonale Selektion"**) sowie Interaktion mit der antigenpräsentierenden Zelle kommt es zur Teilung antigenspezifischer T-Zellen (Proliferation) und zu deren Differenzierung in sog. **Effektorzellen**. Die T-Zellproliferation wird durch die T-Zelle selbst induziert. Sie bildet ihre eigenen teilungsfördernden Zytokine z.B. IL-2 und die entsprechenden Zelloberflächen-Rezeptoren. Folge ist die klonale Vermehrung antigenspezifischer T-Zellen (**„klonale Expansion"**, klonale Proliferation). Ein Teil der aktivierten T-Zellen wird zu antigenspezifischen Gedächtniszellen, die bei erneutem Kontakt mit dem Antigen zu einer verstärkten und beschleunigten Immunreaktion führen (**Sekundärantwort**).

Die **Effektorfunktionen** der T-Zellen sind diejenigen Reaktionen der T-Zellen, die zur Bekämpfung und Elimination der Antigene führen. Effektor-T-Zellen werden in **zytolytische T-Zellen** und **T-Helferzellen** eingeteilt. Die Mehrzahl der zytolytischen T-Zellen exprimiert CD8, die Mehrzahl der T-Helferzellen CD4. Für die $CD8^+$-T-Zellen ist die **Zytolyse** die Haupteffektorfunktion, für die $CD4^+$-T-Zellen die **Produktion und Sekretion von Zytokinen**. $CD4^+$-T-Zellen führen über die sezernierten Zytokine in erster Linie zur Aktivierung weiterer Zellen mit Abwehrfunktion (Makrophagen oder B-Zellen).

3.1.4 T-Zell/T-Zell-Kooperation: Entwicklung zytolytischer T-Lymphozyten

Zytolytische T-Lymphozyten (ZTL; synonym zytotoxische T-Zellen) sind Effektor-T-Zellen, die nach antigenspezifischer Erkennung „Zielzellen" abtöten (lysieren). Die ZTL sind bei bei der Bekämpfung intrazellulärer Infektionen in nicht-phagozytären Zellen oder auch bei Infektionen, die durch Phagozyten nicht vollständig kontrolliert werden können, wie **virale Infektionen** oder Infektionen mit Listeria monocytogenes beteiligt. Des weiteren sind sie bei der akuten **Abstoßung von Allotransplantaten** und bei der **Abwehr von Tumorzellen** beteiligt und können einige Zytokine wie z.B. IFN-γ, TNF und geringe Mengen IL-2 sezernieren.

Die meisten ZTL exprimieren **CD8**, ihre zytolytische Aktivität beschränkt sich damit auf Zellen, die Peptide endogener Antigene im Komplex mit **MHC-Klasse I-Molekülen** präsentieren. **Die Lyse durch ZTL ist antigenspezifisch**. ZTL reifen im Thymus und exprimieren den αβ-TZR. Wenn sie den Thymus verlassen, ist ihre Differenzierung in Richtung ZTL bereits festgelegt, die Zellen sind jedoch funktionell inaktiv. Die weitere Differenzierung in aktive ZTL erfolgt erst vor Ort, d.h. im infizierten Gewebe oder im Fremdgewebe des Allotransplantats. Dort erkennen die ZTL ihr Antigen und werden danach durch Zytokine (insbesondere IL-2 und IFN-γ), die von T-Helferzellen bereitgestellt werden (T-Zell/T-Zell-Kooperation), in die aktive zytolytische T-Zelle umgewandelt. Auch ZTLs brauchen also zwei Signale zur endgültigen Aktivierung. Die Aktivierung der ZTL führt zur Ausbildung von Granula im Zytoplasma der Zelle. Die Granula beinhalten die für die lytische Aktivität verantwortlichen Moleküle, u.a. das sog. **Perforin** (= Zytolysin).

3.1.5 T-Zell/Makrophagen-Kooperation

Makrophagen gehören zu den Effektorzellen des Immunsystems. Sie sind der wesentliche „ausführende Arm" einer von CD4⁺-T-Zellen vermittelten Immunreaktion. Die T-Zellen kommunizieren mit den Makrophagen über Zytokine. Von T-Zellen produziertes Interferon-γ (IFN-γ) induziert eine verbesserte Phagozytose des Antigens durch die Makrophagen, indem es u.a. zu einer gesteigerten Expression der Rezeptoren für Komplement und Immunglobuline (Fc-Rezeptoren) führt. Andere von T-Zellen produzierte Zytokine führen zu einer verstärkten mikrobiziden Aktivität der Makrophagen. Bestimmte Keime, z.B. Tuberkelbakterien, können erst nach Einwirkung solcher Zytokine eliminiert werden. Des weiteren exprimieren die Monozyten/Makrophagen nach Einwirkung von IFN-γ vermehrt MHC-Klasse II-Moleküle. Dies verbessert die Antigenpräsentation und den interzellulären Kontakt zwischen T-Zelle und Makrophage.
Auch Makrophagen produzieren Zytokine, wie z.B. IL-1, die wiederum auf die T-Zelle Einfluß nehmen. Weitere Makrophagenprodukte, die die T-Zellaktivierung und -differenzierung beeinflussen, sind: Transforming Growth Factor-β (TGF-β) oder Interleukin 12.
Die T-Zell/Makrophagen-Interaktion erfolgt demnach in reziproker Weise: Produktion makrophagenaktivierender und -differenzierender Faktoren durch aktivierte T-Zellen und Einfluß der Makrophagen auf die T-Zellaktivierung, sei es durch Antigenpräsentation und Kostimulation oder durch Bildung von Zytokinen, die die T-Zelldifferenzierung beeinflussen.

3.1.6 Antigenerkennung durch B-Lymphozyten

Die von B-Zellen produzierten und sezernierten Antikörper vermitteln die Spezifität und die Effektorreaktionen der humoralen Immunantwort. Membranständige Immunglobuline (IgM und IgD) dienen den ruhenden B-Zellen als Antigenrezeptor und werden deshalb auch als **B-Zell-Rezeptor** bezeichnet. Durch die Bindung des Antigens (natives Antigen) an das membranständige Immunglobulin (**klonale Selektion**) wird die B-Zelle aktiviert. Sie proliferiert (**klonale Expansion**) und differenziert in eine immunglobulinsezernierende **Plasmazelle** oder **B-Gedächtniszelle**, die im Unterschied zur ruhenden B-Zelle membranständiges IgG, IgE oder IgA als Antigenrezeptor exprimiert. Gedächtniszellen sind bei erneutem Kontakt mit dem Antigen für die Sekundärantwort verantwortlich. Die B-Zell-Rezeptoren können allein die Aktivierung der ruhenden B-Zelle nicht induzieren. Zwei assoziierte Moleküle, Igα und Igβ, sind für die eigentliche Signalübertragung verantwortlich.

3.1.7 Aktivierung von B-Lymphozyten

Die Aktivierung einer B-Zelle kann **T-zellunabhängig** oder **T-zellabhängig** erfolgen. Eine T-zell**un**abhängige Aktivierung wird in der Regel durch Polysaccharide oder Lipide, Strukturen mit sich wiederholenden Untereinheiten (Polymere), induziert. Solche Antigene werden als **T-zellunabhängige (oder thymusunabhängige) Antigene** bezeichnet. Polymere verursachen eine **Kreuzvernetzung** der membrangebundenen Immunglobuline und aktivieren dadurch die B-Zelle. Die T-zell**un**abhängige B-Zellaktivierung führt i.d.R. lediglich zu einer Primärantwort, die Sekundärantwort bleibt aus. Die T-zellabhängige Aktivierung der B-Zellen wird durch Proteinantigene ausgelöst. T-zellabhängige Antigene führen zu einer Primär- **und** Sekundärantwort.
Für die thymusabhängige, antigenspezifische Aktivierung naiver B-Zellen sind **zwei** Voraussetzungen

erforderlich: die spezifische Bindung des Antigens an die membranständigen Immunglobuline und aktivierte, antigenspezifische T-Helferzellen, die durch direkten Zell/Zell-Kontakt und durch sezernierte Zytokine („T-Zell-B-Zell-Kooperation") die B-Zell-Aktivierung unterstützen. Es werden im Laufe der Immunantwort sowohl Gedächtnis-B- als auch Gedächtnis-T-Zellen gebildet, die nach erneutem Kontakt mit dem Antigen die Sekundärantwort einleiten. Es wird vermutet, daß beim Erstkontakt mit dem Antigen in erster Linie dendritische Zellen die Aktivierung der T-Helferzellen vermitteln. Die aktivierten T-Helferzellen interagieren erst danach mit den B-Zellen. Beim zweiten Kontakt mit dem Antigen (Sekundärantwort) reicht die antigenpräsentierende Funktion der Gedächtnis-B-Zellen aus, um die Gedächtnis-T-Zellen zu reaktivieren und die erneute B-Zellproliferation und -differenzierung einzuleiten.

Am Beispiel des **Hapten/Träger-Prinzips** wird die B-Zell-T-Zell-Kooperation deutlich. Haptene sind Antigene, die per se nicht immunogen sind und erst durch die Kopplung an ein Trägerprotein immunogen werden. B-Zellen erkennen den Hapten/Träger-Komplex über ihre haptenspezifischen membranständigen Immunglobuline. Der Komplex aus Hapten und Träger wird internalisiert. Anschließend werden Anteile (Peptide) des Trägers im Komplex mit den MHC-Klasse II-Molekülen den trägerspezifischen, durch dendritische Zellen voraktivierten T-Helferzellen präsentiert. Diese T-Zellen ermöglichen dann die B-Zellproliferation und -differenzierung in Plasmazellen und B-Gedächtniszellen.

Von T-Helferzellen sezernierte Zytokine sind an der Regulation der Proliferation und Differenzierung von B-Lymphozyten beteiligt. IL-2, IL-4, IL-5 und IL-6 sind Wachstumsfaktoren für B-Lymphozyten. IL-2 und IL-6 steigern die Antikörpersynthese und -sekretion. IL-4 induziert die Umschaltung der Gene für andere Schwerketten-Isotypen, sog. Klassenwechsel („Class-Switch"). Wahrscheinlich nehmen Zytokine auch auf die sog. Affinitätsreifung der B-Zellen und die Bildung von B-Gedächtniszellen Einfluß.

Primäre Antikörperantworten werden beim Erstkontakt des Organismus mit einem Fremdantigen ausgelöst. Bis es zum Auftreten von Antikörpern kommt, vergeht eine gewisse Zeit (sog. Verzögerungsphase oder „Lag-Phase", ca. 14 Tage), in der die spezifischen B- und T-Zellen aktiviert werden. In der Hauptsache werden während der Primärantwort Antikörper der Klasse M gebildet. Nach einem erneuten Kontakt mit demselben Antigen kommt es zur sog. **Sekundärantwort**. Sekundärantworten zeigen eine wesentlich kürzere Verzögerungsphase und höhere Antikörperspiegel, die über einen längeren Zeitraum persistieren. Es werden nicht IgM, sondern es werden Antikörper anderer Klassen, insbesondere der Klasse G, gebildet (**Klassenwechsel**).

3.2 Effektormechanismen

Als Ergebnis einer Immunantwort werden antigenspezifische T-Lymphozyten und/oder Antikörperproduzierende B-Zellen (Plasmazellen) gebildet. Nach der Erkennung des Antigens durch spezifische T-Zellen oder Antikörper wird die Immunreaktion durch eine Reihe von Folgereaktionen komplettiert und beendet. Diese Folgereaktionen werden zusammenfassend als **„Effektormechanismen"** bezeichnet. Sie werden zwar durch spezifische Immunreaktionen eingeleitet, weisen aber selbst **keine** immunologische Spezifität auf. Immunologische Effektormechanismen können nach ihrem Wirkprinzip in drei große Gruppen eingeteilt werden: (1.) Neutralisation, (2.) Zytotoxizität, und (3.) Entzündung (Entzündungs-„reaktion"). **Neutralisation** ist die Fähigkeit der Antikörper, durch Bindung an mikrobielle Antigene solche Faktoren zu antagonisieren, die für die Virulenz oder Infektiosität eines mikrobiellen Organismus verantwortlich sind. **Zytotoxizität** bezeichnet die Fähigkeit zur Abtötung („Lyse") eukaryontischer oder prokaryontischer Zielzellen. Immunologisch ausgelöste **Entzündung** bezeichnet eine Gewebereaktion, die durch spezifische T-Zellen oder Antikörper im Gewebe ausgelöst wird. Die komplexen Interaktionen verschiedener Zelltypen und löslicher Entzündungsmediatoren führen u. a. zu einem mikrobiziden Milieu am Ort der Entzündung.

3.2.1 Antikörper-vermittelte Reaktionen

Die Effektorfunktionen der Antikörper werden durch die Bindung des Antikörpers an das Antigen eingeleitet. Struktur und Isotyp des Antikörpers beeinflussen die Effektorfunktionen. Die von Antikörpern abhängigen Effektormechanismen beruhen auf drei Faktoren:

1. auf der **Spezifität** (Antigenstrukturen können spezifisch gebunden und in ihrer Integrität und Funktion gestört werden),
2. auf dem Aufbau als **polyvalente Struktur** (mehrere Antigenbindungsstellen pro Antikörpermolekül (2 bei IgG, bis 10 bei IgM) ermöglichen die Kreuzvernetzung von Zielstrukturen) und

3. auf der Struktur des **Fc-Teils** (Aktivierung des Komplementsystems im Plasma und der interstitiellen Flüssigkeit sowie Interaktion mit Effektorzellen, die Rezeptoren für den Fc-Teil von Immunglobulinen tragen).

Die verschiedenen Immunglobulinklassen unterscheiden sich in ihrer Fähigkeit effektorische Folgereaktionen auszulösen. Beispielsweise kann IgM Komplement aktivieren, IgE nicht (Tab. 3.1).
Neutralisation ist die durch Antikörper vermittelte Schutzwirkung gegen toxische und virulente Komponenten pathogener Mikroorganismen. Neutralisation ist also ein Prozeß, der das Pathogen unschädlich macht. Bekannt ist die direkte Wirkung von Antikörpern auf mikrobielle Toxine („Toxin-Neutralisation"), aber auch die antikörperabhängige durch Phagozyten vermittelte Keimabtötung.
Agglutination bezeichnet die durch Antikörper vermittelte Verklumpung antigentragender Partikel durch Quervernetzung. Voraussetzung ist die polyvalente Struktur der Antikörpermoleküle. Zur Agglutination sind insbesondere Immunglobuline der Klasse M und A befähigt.
Die **Präzipitation** beruht auf der Bildung von Antigen/Antikörper-Komplexen (Immunkomplexen) aus **löslichem Antigen** und **löslichen Antikörpern**. Ab einer bestimmten Größe der Komplexe sind diese unlöslich und fallen aus („Präzipitation"). Die Größe und damit das Lösungsverhalten der Immunkomplexe ist insbesondere von dem Verhältnis Antigen zu Antikörper abhängig und wird durch die sog. **Präzipitationskurve nach Heidelberger** beschrieben.
Bestimmte Serumbestandteile können die Phagozytose des Antigens durch mononukleäre Zellen und neutrophile Granulozyten fördern: ein Vorgang, der als **Opsonisierung** bezeichnet wird. Antikörper (alle IgG-Subklassen, besonders effektiv aber IgG_1 und IgG_3) und das C3b sind die wichtigsten **„Opsonine"** des menschlichen Serums. IgM kann über die Aktivierung des Komplementsystems (C3b-Bildung) indirekt als Opsonin wirken (Monozyten/Makrophagen besitzen keine Rezeptoren für IgM, aber für C3b!). **Die durch Opsonisierung gesteigerte Phagozytose der Krankheitserreger ist eine wesentliche Grundlage der Abwehrfunktion und Immunisierung.**
Antikörper der Klasse G und M können das **Komplementsystem** über den klassischen Weg aktivieren. Voraussetzung ist die Bindung des Immunglobulins an ein Antigen; nicht komplexierte Immunglobuline können das Komplementsystem nicht aktivieren. Immunglobuline der Klasse A aktivieren das Komplementsystem über den alternativen Weg. Der genaue Mechanismus ist unklar, jedoch scheint IgA in aggregierter Form für C3b Bindungsstellen bereitzustellen und damit als Komplementaktivator des alternativen Wegs zu fungieren.
Neutrophile und eosinophile Granulozyten, mononukleäre Phagozyten und NK-Zellen können Zielzellen lysieren. In vielen Fällen ist die Beladung der Zielzelle mit Immunglobulin Voraussetzung für die Lyse; diese Form der Zell-Lyse wird als **Antikörper-vermittelte, zelluläre Zytotoxizität** (antibody-dependent cellular cytotoxicity = ADCC) bezeichnet. Die Zielzell-gebundenen IgG-Moleküle werden über den Fc-Rezeptor der Leukozyten erkannt. Die Bindung des IgGs an den Rezeptor führt **nicht nur** zur Erkennung der zu lysierenden Zielzelle, sondern auch zur Aktivierung der Leukozyten, die danach die Lyse der Zielzelle bewirken. Die ADCC kann nicht nur über IgG, sondern auch über IgE und IgA vermittelt werden.

Tab. 3.1 Zusammenfassung der Immunglobulineffektorfunktionen

Immunglobulinklasse	Effektorfunktion
M	– Komplementaktivierung über den klassischen Weg – Neutralisation – indirekte Opsonisierung
G	– Komplementaktivierung über den klassischen Weg – Opsonisierung – Neutralisation – Antikörper-vermittelte zelluläre Zytotoxizität (ADCC)
A	– Komplementaktivierung über den alternativen Weg – Antikörper-vermittelte zelluläre Zytotoxizität (ADCC) – Opsonisierung – Neutralisation
E	– Antikörper-vermittelte zelluläre Zytotoxizität (ADCC)
D	– unbekannt

3.2.2 Komplement

Siehe Kapitel 2.4.

3.2.3 T-zellvermittelte Effektorfunktionen

Die T-zellvermittelten Effektorfunktionen umfassen im wesentlichen die **Zytokinproduktion** und **-sekretion** (CD4$^+$-Helfer-T-Zellen) und die **Zytolyse** (CD8-positive zytotoxische T-Zellen). CD4$^+$-Helfer-T-Zellen regulieren über Zytokine die humorale und zelluläre Immunreaktion. Aktivierte T-Helferzellen (T$_H$0-Zellen) differenzieren sich in verschiedene T-Helferzellsubpopulationen (**T$_H$1-, T$_H$2-Zellen**). Diese T-Helfersubpopulationen sind durch die Produktion spezieller Zytokine charakterisiert: T$_H$1-Zellen produzieren IFN-γ, TNF-α; T$_H$2-Zellen IL-4, IL-5, IL-6, IL-10; beide können IL-3 und GM-CSF produzieren. Über die Produktion unterschiedlicher Zytokinmuster vermitteln die T-Helfersubpopulationen unterschiedliche Effektorfunktionen. So aktivieren T$_H$1-Zellen überwiegend Monozyten/Makrophagen, während T$_H$2-Zellen überwiegend B-Zellen zur verstärkten Antikörperproduktion anregen. Die T-Helfersubpopulationen beeinflussen sich gegenseitig: Ist beispielsweise eine Subpopulation aktiviert, so kann diese die Entstehung der anderen Subpopulation hemmen.

3.2.4 Natürliche Killerzellen

Neben den zytotoxischen T-Lymphozyten sind die sog. **Natürlichen Killerzellen** (**NK-Zellen**) zur **Lyse** von Zielzellen befähigt. NK-Zellen gehören ebenfalls zu den Lymphozyten, sie reifen im Knochenmark und stellen ungefähr 5–15% der Gesamtlymphozyten im peripheren Blut. Im Unterschied zu den T-Zellen besitzen sie weder ein spezifischen T-Zell-Rezeptor noch CD3. Von den zytotoxischen T-Lymphozyten unterscheiden sie sich durch die Expression bestimmter Marker an der Zelloberfläche und den Mechanismus der Antigenerkennung. NK-Zellen besitzen durch die Fc-Rezeptoren die Fähigkeit zur Antikörper-vermittelten Zytotoxizität (ADCC). Darüber hinaus sind sie wesentliche Elemente bei der frühen Abwehr viraler Infektionen. NK-Zellen sind durch Zytokine z.B. durch IFN-γ, IL-12, TNF oder IL-2 beeinflußbar. Diese Zytokine erhöhen das zytolytische Potential von NK-Zellen.

Die NK-Zellen sind offensichtlich nicht das Resultat einer Immunantwort und auch nicht antigenspezifisch induziert, sondern „natürlich" (!) vorhanden.

3.2.5 Makrophagen als Effektorzellen

Die Makrophagen spielen eine Rolle bei der „natürlichen" Antigen-**un**spezifischen Immunität und bei der Antigen-induzierten spezifischen Immunantwort.

Funktionen der Makrophagen bei der „natürlichen" Immunität:
1. Phagozytose von Fremdantigenen, aber auch von körpereigenen, zerstörten oder gealterten Zellen wie z.B. Erythrozyten;
2. Sekretion von Zytokinen und Wachstumsfaktoren.

Funktion der Makrophagen bei der spezifischen Immunreaktion:
1. Fähigkeit Antigene zu präsentieren;
2. ausführende Zelle der T-Helferzell/Makrophagen-Interaktion: T-Zellprodukte (Zytokine) führen zu einer gesteigerten Phagozytose, zu einem verbesserten Abbau intrazellulärer Antigene und zu einer gesteigerten zytolytischen und zytotoxischen Aktivität der Makrophagen;
3. Phagozytose opsonierter Partikel via Fc- und Komplementrezeptoren. Makrophagen sind demnach **akzessorische Zellen** und **Effektorzellen** bei der zellulären und bei der humoralen Immunreaktion.

Die wichtigsten Charakteristika der Makrophagen sind:
1. ihre Fähigkeit, an extrazelluläre Matrix oder Zellen zu adhärieren,
2. über Endozytose Partikel ins Zellinnere aufzunehmen und diese zu zerstören und
3. ihre Fähigkeit, eine Reihe aktiver biologischer Mediatoren zu sezernieren. So bilden Makrophagen zahlreiche Enzyme, Enzyminhibitoren, Plasmaproteine und Entzündungsmediatoren.

Zu den mononukleären Phagozyten werden die Gewebsmakrophagen, die Vorläuferzellen der Makrophagen im Blut (Monozyten) und Knochenmark (Monoblasten und Promonozyten) gerechnet. Monozyten sind bereits funktionell aktiv und können die Funktionen der Makrophagen ausüben. Sie treten spontan aus dem Blutgefäßsystem ins Gewebe über und differenzieren sich zu Makrophagen (**Gewebsmakrophagen, ruhende Makrophagen, Histiozyten**). Je nach Organ übernehmen sie verschiedene Funktionen (z.B. die Kupffer-Zellen in der

Leber, die Mikroglia im Gehirn, die Alveolarmakrophagen in der Lunge, die Osteoklasten im Knochen, die sessilen Makrophagen in der Milz). Die Gesamtheit der Gewebsmakrophagen wird als **System der mononukleären Phagozyten** (früher „retikulohistiozytäres System") bezeichnet. Darüber hinaus wandern Monozyten gezielt in entzündlich verändertes Gewebe aus.

Ruhende Makrophagen haben eine geringe sekretorische, zytotoxische und zytolytische (zytozide) sowie mikrobizide Aktivität. Sie exprimieren eine Reihe von Oberflächenrezeptoren u. a. Fc-Rezeptoren, Komplementrezeptoren wie z. B. CR1 (erkennt C3b und C4b), den Mannosyl-Fucosyl-Rezeptor, etc.. Fc-Rezeptoren und Komplementrezeptoren ermöglichen u. a. die Phagozytose opsonierter Partikel. Die Mannosyl-Fucosyl-Rezeptoren binden bestimmte Zucker auf der Oberfläche von Mikroorganismen. Durch die Interaktion der Rezeptoren mit ihren entsprechenden Liganden werden die Makrophagen „aktiviert".

Bei den aktivierten Makrophagen werden zwei funktionell unterschiedliche Populationen beschrieben. Zum einen gibt es aktivierte Makrophagen, die zwar eine geringe „zytozidale", aber eine starke sekretorische Aktivität besitzen. Solche Makrophagen produzieren und sezernieren eine Reihe löslicher Mediatoren. Zu nennen sind hier insbesondere die **neutralen Proteasen**, die am Abbau extrazellulärer Strukturen beteiligt sind, **Komplementkomponenten** (C1 – C5) und **Zytokine**, z. B. IL-1. Zum anderen gibt es aktivierte Makrophagen, die überwiegend zyto- und mikrobizid wirken. Die Abtötung von Zellen (Tumorzellen) oder Mikroorganismen erfolgt über reaktive Sauerstoff- oder Stickstoffverbindungen. In den intrazellulären Granula dieser Makrophagen befinden sich zusätzlich lysosomale Enzyme wie z. B. das Kathepsin, die phagozytierte Keime zerstören. Darüber hinaus sezernieren diese Makrophagen eine Reihe von Substanzen, die direkt bakterizid oder tumorizid sind. Beispiele sind das Lysozym, das v. a. gram-positive Bakterien abtötet, und der Tumor-Nekrose-Faktor-α (TNFα).

3.3 Regulation der Immunantwort

Eine Immunreaktion wird durch folgende Faktoren reguliert:

1. Regulation der Immunantwort durch das Antigen;
2. Regulatorische T-Lymphozyten: T-Helferzellen und T-Suppressorzellen;
3. Hemmung der Aktivierung und/oder Reifung der Lymphozyten unter besonderen Bedingungen der Antigenexposition (Induktion einer immunologischen Toleranz versus Reaktivität);
4. Regulation durch anti-idiotypische Antikörper;
5. Feedback-Hemmung durch die sezernierten Produkte aktivierter Lymphozyten (z. B. Immunglobuline).

Regulation der Immunantwort durch das Antigen

Das Antigen selbst beeinflußt die Immunreaktion. Diese wird durch die chemische Struktur des Antigens, durch dessen Menge und durch die Eintrittspforte des Antigens in den Organismus beeinflußt.

Die chemische Struktur eines Antigens begünstigt entweder die zelluläre oder die humorale Immunantwort. Proteine können sowohl humorale als auch zelluläre Immunantworten auslösen, während Polysaccharide und Lipide überwiegend zu einer humoralen Immunantwort führen. Hohe Antigendosen oder wiederholte Antigenexposition induzieren i. d. R. eine T-Zell- (Proteine) bzw. eine B-Zelltoleranz (Polysaccharide) und damit eine Hemmung der zellulären als auch der humoralen Immunreaktion. Je nach Eintrittspforte des Antigens in den Organismus kann eine Stimulation oder eine Hemmung der Immunantwort erfolgen. Beispielsweise lösen Antigene, die mit dem Immunsystem des Magen-Darm-Trakts in Kontakt kommen, i. d. R. keine Immunantwort aus. Appliziert man diese Antigene jedoch subkutan, so kann durchaus eine Immunreaktionen beobachtet werden.

Ziel einer Immunantwort ist es, das auslösende Agens zu eliminieren. Ist das Ziel erreicht, werden die Immunreaktionen beendet. Dies wird u. a. dadurch gewährleistet, daß die gebildeten Mediatoren der Immunantwort (Zytokine und Antikörper) nur über eine kurze Zeit nach Antigenkontakt sezerniert werden und eine relativ kurze Halbwertszeit haben. Auch die nach Antigenkontakt gebildeten Effektorzellen sind kurzlebig und können sich nicht mehr teilen. Darüber hinaus können Gedächtniszellen erst nach einem erneuten Antigenkontakt reaktiviert werden. Da das Antigen Voraussetzung für die Aktivierung der antigenspezifischen Lymphozyten und damit für die antigenspezifische Immunreaktion ist, wird die Immunreaktion nach der Eliminierung des Antigens nicht mehr aufrechterhalten.

3.3.1 Regulatorische T-Lymphozyten

Bei den regulatorischen T-Lymphozyten werden verschiedene Subpopulationen unterschieden: T-Helfer (T_H)- und die T-Suppressor-Zellen. Die T-Helferzellen sind zum überwiegenden Teil CD4-positiv, während die T-Suppressorzellen zum überwiegenden Teil CD8-positiv sind.

T-Helfer-Zellen

Siehe Kapitel 3.2.3.

T-Suppressor-Zellen

Sog. T-Suppressor-Zellen hemmen die Aktivierung immunkompetenter, antigenspezifischer B- und T-Zellen. Derzeit existieren noch keine genauen Erkenntnisse über die Wirkmechanismen der T-Suppressorzellen.

3.3.2 Immunologische Toleranz

Körpereigene Strukturen sind i. d. R. nicht immunogen, obwohl sie immunogen sein können, wenn sie in einen anderen Organismus eingebracht werden: **Das Immunsystem toleriert körpereigene Strukturen.** Diese **Toleranz** entwickelt sich während der Fetalzeit: Antigene, die in dieser Zeit mit den Lymphozyten in Kontakt kommen, werden vom Immunsystem toleriert. Antigene, die in dieser Zeit durch Barrieren vom Immunsystem getrennt waren, werden bei Kontakt mit dem Immunsystem wie ein fremdes Antigen behandelt, es kommt zu einer Immunreaktion gegen körpereigene Strukturen. Ein Beispiel für eine solche Situation ist die **sympathische Ophthalmie**: Nach perforierender Verletzung **eines** Auges kommt es nach einigen Wochen zu einer **beidseitigen** Uveitis. Verursacht wird die beidseitige Uveitis durch eine Immunreaktion gegen körpereigene Antigene des Auges, die bei der Verletzung des einen Auges freigesetzt wurden.

Der als Toleranz bezeichnete Zustand ist also nicht a priori vorhanden, sondern wird erworben. Sie beruht auf der Antigen-induzierten **immunologisch spezifischen Inaktivierung** von Lymphozyten. Die spezifische Inaktivierung setzt voraus, daß das Antigen durch den spezifischen Antigenrezeptor (TZR oder membranständige Immunglobuline) gebunden wird, und die Bindung des Antigens die Inaktivierung der T- oder B-Zelle einleitet.

Die Notwendigkeit der Toleranzentwicklung ergibt sich aus den genetischen Mechanismen, die die Diversität der Antikörper- und T-Zell-Rezeptoren sicherstellen. Bei der Generierung des großen „Antigenrezeptorreservoirs" werden nämlich auch Lymphozyten gebildet, die mit körpereigenen Strukturen reagieren können (**autoreaktive** Lymphozyten). Diese werden im Rahmen der Toleranzentwicklung unschädlich gemacht. Zwei mögliche Mechanismen der Toleranzentstehung werden diskutiert: 1. die Zerstörung autoreaktiver Lymphozyten (sog. „**klonale Deletion**") oder 2. die Hemmung der Aktivierung und Reifung autoreaktiver Lymphozyten (sog. „**klonale Anergie**").

1. Intrathymische (zentrale) T-Zelltoleranz: klonale Deletion

Die Entwicklung und Auslese der T-Lymphozyten erfolgt im Thymus, autoreaktive T-Zellen werden durch die Bindung ihrer Rezeptoren an im Thymus vorliegende Selbstantigene erkannt und eliminiert. Dieser Prozeß wird als **„klonale Deletion"** bezeichnet. Die meisten Selbstantigene werden im Thymus selbst auf den Stromazellen bzw. den dendritischen Zellen exprimiert oder durch wandernde, antigenpräsentierende Zellen, insbesondere durch Monozyten/Makrophagen und B-Zellen, dorthin transportiert. Auf diese Weise werden Antigene im Thymus präsentiert, die nicht a priori im Thymus vorkommen. Da einige Selbstantigene den Thymus nicht erreichen, können trotz der klonalen Deletion autoreaktive Zellen zu funktionell aktiven, immunkompetenten T-Zellen heranreifen.

2. Periphere T-Zell-Toleranz: klonale Anergie, Ausschaltung reifer autoreaktiver T-Zellen durch fehlende Kostimulation

Immunkompetente T-Lymphozyten können unter bestimmten Bedingungen beim Kontakt mit Antigenen getötet oder inaktiviert werden. Bei $\alpha\beta$-T-Zellen kann die alleinige Bindung des T-Zell-Rezeptors an einen entsprechenden MHC-Peptidkomplex nicht zur Aktivierung führen. T-Lymphozyten brauchen mindestens zwei Signale, um von einem Antigen stimuliert zu werden. Das zweite Signal kann durch spezifische Rezeptor-Ligand-Interaktionen, wahrscheinlich aber auch durch lösliche (kostimulatorische) Faktoren gegeben werden. **Werden der T-Zelle nach Besetzung des TZR mit Antigen keine kostimulatorischen Signale gegeben, wird die T-Zelle inaktiv (anerg).**

B-Zelltoleranz

Ähnliche Mechanismen wie bei der T-Zelltoleranz werden bei der B-Zelltoleranz diskutiert. So induziert eine Interaktion von Proteinantigenen mit den membranständigen Immunglobulinen bei **Abwesenheit von T-Zellen** eine B-Zell-Toleranz.

3.3.3 Regulation durch anti-idiotypische Antikörper

Der variable Anteil der Immunglobuline und T-Zell-Rezeptoren kann in vivo selbst als Antigen fungieren. Dabei entstehen Antikörper, die gegen bestimmte Strukturen des variablen Anteils der Immunglobuline oder T-Zell-Rezeptoren gerichtet sind. Antikörper gegen die konstanten Teile werden i. d. R. nicht gebildet (Ausnahme: Antikörper gegen Allotypen bei entsprechender Antigenzufuhr).

Die antigenen Determinanten in der variablen Region von Immunglobulin oder T-Zell-Rezeptor werden als **Idiotope**, die Gesamtheit der Idiotope wird als **Idiotyp** bezeichnet. Die **Anti-Idiotyp-Immunreaktion** ist die Immunantwort gegen den Idiotyp eines Antikörpers oder T-Zell-Rezeptors, die gebildeten Antikörper sind die **anti-idiotypischen Antikörper**.

Anti-idiotypische Antikörper können die Immunreaktion sowohl hemmen als auch aktivieren, indem sie mit den Idiotopen reagieren und dadurch den Einfluß des eigentlichen Antigens auf die B- bzw. T-Zelle modifizieren.

3.3.4 Feedback-Hemmung

Antikörper, die nach Aktivierung der Immunantwort durch ein bestimmtes Antigen gebildet werden, sind in der Lage, genau diese Immunantwort spezifisch zu hemmen: **Antikörper-Feedback-Hemmung**.

4 Abwehr von Infektionen

Täglich ist der Körper einer Vielzahl verschiedener, potentiell pathogener Keime ausgesetzt, die sich hinsichtlich ihrer biochemischen Eigenschaften, ihrer Ansprüche an den Wirt und ihrer Pathogenitätsmechanismen unterscheiden. Im Verlauf der Evolution haben sich Abwehrsysteme herausgebildet, die das Eindringen und die Vermehrung der verschiedensten Keime hemmen bzw. zu einer Elimination der Keime führen. Dabei lassen sich im immunologischen Sinn **unspezifische** Abwehrmechanismen von **immunologisch-spezifischen Abwehrmechanismen** unterscheiden. Immunologisch-spezifisch bedeutet, daß Strukturen auf Keimen als „fremd", d.h. als Antigen erkannt und bei wiederholter Exposition wiedererkannt werden.

4.1 Natürliche Resistenz und ihre Störungen

Mechanismen der immunologisch unspezifischen Abwehr

Hauptbarriere für pathogene Keime sind die Haut und die Schleimhäute. Neben der einfachen Barrierefunktion verfügen vor allem die Schleimhäute über eine Reihe zusätzlicher Schutzmechanismen: Der **niedrige pH**, das lokal produzierte **Lysozym** und **Laktoferrin**, die physiologische Besiedlung der Haut und Schleimhäute mit der **Normalflora**, die **Schleimproduktion** und die Bestückung mit **Zilien** verhindern die Ansiedlung von Keimen auf Schleimhäuten.

Lysozym ist bakterizid für viele gram-positive Bakterien, indem es die Zellwand der Bakterien zerstört. Es wird in verschiedene Körpersekrete abgegeben, z.B. in die Tränenflüssigkeit und in den Speichel. Des weiteren ist es Bestandteil der Granula neutrophiler Granulozyten und wirkt nach Phagozytose und Verschmelzung der Lysosomen mit den Phagosomen direkt auf die phagozytierten Bakterien ein.

Laktoferrin ist ebenfalls Bestandteil vieler Körpersekrete. Es ist ein Eisen-bindendes Protein, das die Konzentration freien Eisens unterhalb der Konzentration hält, die für die Replikation der meisten Bakterien notwendig ist.

Die physiologische Besiedlung der Schleimhäute (Darm, Vagina) mit der sog. kommensalen Bakterienflora (**Normalflora**) sorgt u.a. für einen entsprechenden pH-Wert (Vagina) und verhindert die Besiedlung mit anderen u.U. pathologischen Keimen.

Der niedrige pH-Wert der Haut wird durch die Säureproduktion der Schweißdrüsen erreicht, im Magen sind es die Belegzellen, die diese Aufgabe übernehmen.

Schleimhäute produzieren Schleim, der eine Schicht über den Epithelien bildet. In dieser Schleimschicht werden Keime aufgefangen und immobilisiert. Durch die gerichtete Zilienaktivität wird der Schleim zusammen mit den Mikroorganismen kontinuierlich abtransportiert. Eine eingeschränkte Motilität der Zilien (z. B. angeboren: Syndrom der immotilen Zilien = **Kartagener-Syndrom**) führt zu einem erhöhten Infektionsrisiko.

Phagozytische Zellen, Opsonine, Bakterizidie

Dringen dennoch pathogene Keime in den Körper ein, so wird eine Gewebsreaktion ausgelöst, die als „**Entzündung**" bezeichnet wird. Lokale Gewebszellen setzen u. a. proinflammatorische Mediatoren frei, die zu einer vermehrten Durchblutung, zur Exsudation von Plasmabestandteilen ins umgebende Gewebe und zur Umverteilung von Entzündungszellen (neutrophile Granulozyten, Monozyten/Makrophagen) an den Ort der Entzündung führen. Phagozytische Zellen, insbesondere die neutrophilen Granulozyten, nehmen Partikel, z. B. Bakterien, auf und töten sie intrazellulär ab.

In den letzten Jahren wurden Lektinrezeptoren auf phagozytischen Zellen nachgewiesen. Ihre Liganden sind Kohlenhydrate, wie z. B. die Fucose oder auch Mannose. Diese Kohlenhydrate sind Bestandteil der Bakterien- oder Pilzzellmembranen, werden aber nicht auf Zellen von Säugetieren exprimiert. Zusätzlich erleichtert wird das Erkennen von Keimen durch deren Beladung mit Serumproteinen (Opsonisierung). Von besonderer Bedeutung bei der Opsonisierung sind die Proteine des Komplementsystems (C3b!). Diese werden auch für die bakterizide Wirkung des Serums verantwortlich gemacht.

Das Komplementsystem wird über den sogenannten „alternativen Weg" an Zelloberflächen vieler Bakterien, Pilze oder Viren aktiviert. Diskutiert wird auch eine Komplementaktivierung durch direkte Bindung der Komplementkomponente C1 an bakterielle Lipopolysaccharide.

Neutrophile Granulozyten und Monozyten/Makrophagen sind zur **Phagozytose** befähigt. Nicht-lösliche Partikel werden ins Zellinnere aufgenommen und in Phagosomen eingeschlossen. Die Phagosomen verschmelzen mit den Lysosomen zu den Phagolysosomen. In diesen werden Bakterien durch die Einwirkung reaktiver Sauerstoffproduktarten (O_2^-, HO und HOCl) abgetötet. Unterstützt wird dies wahrscheinlich durch Enzyme (z. B. Lysozym), die ebenfalls zur Abtötung phagozytierter Keime beitragen.

Neutrophile Granulozyten stellen den größten Anteil der Infiltratzellen bei einer akuten entzündlichen Reaktion. Während einer Infektion erhöht sich der Anteil neutrophiler Granulozyten im Blut (**Leukozytose**) durch Mobilisierung der neutrophilen Granulozyten aus dem Knochenmark (ca. 90% aller neutrophilen Granulozyten befinden sich im Knochenmark). Neutrophile Granulozyten reagieren schnell und effizient auf chemotaktische Signale (z. B. C5a, Leukotrien B4, bakterielle Peptide, u. a.), sie phagozytieren und zerstören Fremdpartikel wie z. B. Bakterien, und sie werden durch Zytokine (aus Makrophagen oder Endothelzellen) aktiviert. Darüber hinaus besitzen sie Rezeptoren für IgG und Komplementfaktoren, sie phagozytieren opsonierte Partikel daher besonders effizient.

Eine verminderte Bildung reaktiver Sauerstoffprodukte kann auf dem Defekt verschiedener Enzyme beruhen (z. B. Cytochrom B, NADPH-Oxidase). Allen Defekten gemeinsam ist die mangelnde Fähigkeit der neutrophilen Granulozyten und Makrophagen zur Abtötung phagozytierter Bakterien. Die Folge ist eine erhöhte Infektanfälligkeit gegenüber Keimen mit niedriger Virulenz, z. B. Staphylococcus epidermidis. Die Granulozyteninfiltration und Phagozytose ist unauffällig, jedoch bleibt die intrazelluläre Abtötung der Bakterien aus. Eine Folge ist, daß sich die Bakterien-beladenen Granulozyten zusammenlagern und sog. Granulome in inneren Organen (Lunge, Leber, Knochen, Lymphknoten) und an der Haut bilden (**Chronic Granulomatous Disease**, CGD). Defekte Granulozyten-spezifischer Enzyme, z. B. der Myeloperoxidase, sind ebenfalls beschrieben. Diese Defekte werden jedoch meist nur zufällig festgestellt, sie sind in der Regel nicht mit einer erhöhten Infektanfälligkeit verbunden.

Obwohl Monozyten/Makrophagen ähnlich wie Granulozyten zur Phagozytose befähigt sind, spielen sie bei der **akuten** Infektabwehr eine geringere Rolle. Man vermutet, daß die Monozyten/Makrophagen zur Beendigung einer akuten Infektabwehr beitragen, indem sie Granulozyten, die ihre Aufgabe bereits erfüllt haben, phagozytieren.

Monozyten verfügen ebenfalls über ein Spektrum proteolytischer und lipolytischer Enzyme und sind in geringerem Umfang als neutrophile Granulozyten zur Produktion von Sauerstoffradikalen befähigt. An der Infektabwehr sind ortsständige Makrophagen beteiligt. Sie dienen zum einen als antigenpräsentierende Zellen und zum anderen als Phagozyten, die über ihre entsprechenden Rezeptoren bestimmte Faktoren des Komplementsystems und Immunkomplexe ins Zellinnere aufnehmen. Sie sind damit wesentlich bei der sog. **„Immun-Clearance"** (= Entfernung von Immunkomplexen) beteiligt.

Der **Morbus Whipple** (synonym: intestinale Lipodystrophie) ist eine seltene Erkrankung, die in erster Linie Menschen mittleren Alters befällt. Ursächlich scheint ein Defekt bei der Abwehr bestimmter gramnegativer Bakterien vorzuliegen, alternativ wird ein Phagozytendefekt diskutiert. Die Erkrankung ist durch eine Infektion des Dünndarms mit gramnegativen Bakterien (Trypheryma whippelii) und in der Folge einem Malabsorptions- und

Malnutritions-Syndrom charakterisiert. In der Dünndarmschleimhaut finden sich typische morphologische Veränderungen: zahlreiche freiliegende gramnegative Bakterien und viele Makrophagen mit schaumigem Zytoplasma. Die Infektion beschränkt sich nicht auf den Gastrointestinaltrakt, sondern kann Herz, Gelenke oder ZNS betreffen. Die Erkrankung wird antibiotisch mit Tetrazyklin oder Ampicillin behandelt. Die antibiotische Therapie führt zur Dauerremission, unbehandelt ist der Verlauf letal.

4.2 Immunologisch-spezifische Abwehr

4.2.1 Abwehr von Infektionserregern

Die bisher beschriebenen Abwehrmaßnahmen, einschließlich der durch Komplement vermittelten Abtötung und der Phagozytose sind im immunologischen Sinne unspezifisch, d.h. die Keime werden nicht selektiv erkannt bzw. wiedererkannt.
Die immunologisch spezifischen Abwehrmechanismen, d.h. die Mechanismen, die zur Elimination eines bestimmten Antigens führen, umfassen demgegenüber:

1. Aktivierung antigenspezifischer T-Zellen und Induktion von deren Effektorfunktionen (T-Helferzellen oder zytotoxische T-Zellen),
2. Produktion spezifischer Antikörper und
3. Bildung von B- und T-Gedächtniszellen.

Direkte Antikörperwirkung bei der Infektabwehr. Viele Bakterien üben ihre pathogene Wirkung über die Freisetzung von Toxinen aus (Beispiele sind Diphtherie- oder Tetanus-Toxine); Antikörper gegen solche Toxine können deren Wirkung neutralisieren. Auf dieser Toxin-Neutralisation beruht die sog. **passive Impfung** (z.B. Gabe von Anti-Toxin-Immunglobulin als Sofortmaßnahmen bei Verdacht auf Tetanus-Infektionen).
Viele Bakterien benötigen für ihre Vermehrung im Wirt die Bindung an Wirtszellen, z.B. an Epithelzellen. Diese Bindung erfolgt im allgemeinen über bakterielle Fimbrien oder Villi, die an bestimmte Zelloberflächenstrukturen der Epithelien binden können. Antikörper gegen Antigene der Fimbrien/Villi können die Absiedelung der Bakterien und damit ihre Vermehrung verhindern. Lokale Antikörperbildung, z.B. Bildung von Antikörpern der Klasse IgA in den Schleimhäuten, ist eine wesentliche Maßnahme gegen die Vermehrung von Bakterien auf Schleimhäuten.
Auch Viren mit extrazellulären Vermehrungsphasen besitzen bestimmte Oberflächenstrukturen, über die sie an definierte Proteine der Zielzelle, den sog. „Virusrezeptoren", binden. Antikörper, die gegen die viralen Bindungsstrukturen gerichtet sind, können einen Zellbefall und damit eine Virusvermehrung verhindern. Schutzimpfungen gegen Viruserkrankungen (z.B. Polio oder Masern) beruhen im wesentlichen auf der Induktion solcher Antikörper.

Antikörper-vermittelte Reaktionen. Außer den direkten Wirkungen können Antikörper auch die immunologisch unspezifischen Effektorsysteme über den Einfluß auf phagozytische Zellen, das Komplementsystem oder die Lymphozyten verstärken. Die Antikörper-vermittelten Abwehrreaktionen umfassen: 1. die direkte Komplementaktivierung (klassischer Aktivierungsweg des Komplementsystems), 2. die durch Opsonisierung gesteigerte Phagozytose und 3. die Antikörper-abhängige zelluläre Zytotoxizität (ADCC) durch phagozytische Zellen und NK-Zellen.

1. Aktivierung des Komplementsystems. Fc-Teile des IgMs bzw. IgGs interagieren mit C1q, das dann zur Aktivierung des Komplementsystems über den klassischen Weg führt. Für die Abwehr von Bakterien ist aber vor allen Dingen die Bildung des C5a wesentlich, das als Chemotaxin die Infiltration der Entzündungszellen, z.B. der neutrophilen Granulozyten, in den Infektionsherd ermöglicht. Ein weiteres wesentliches Ereignis ist die Bildung des C3b. C3b bindet kovalent an Oberflächen (siehe auch Kapitel 2.4), z.B. von Bakterien, und dient als Erkennungssignal für phagozytische Zellen aber auch als „Trigger" für die Aktivierung des Komplementsystems über den alternativen Weg. Die Bildung des C5b-9 Komplexes an Bakterien oder auch an Viren kann zu deren Abtötung führen.

2. Phagozytose. Die Phagozytose ist ein wesentlicher Mechanismus der Infektabwehr. Durch das Zusammenspiel von Antikörpern und Komplementfaktoren und den entsprechenden Rezeptoren auf der Zelloberfläche der Phagozyten wird die Phagozytose effektiver. Die Komplement- sowie die Fc-Rezeptoren vermitteln nicht nur Bindung, sondern aktivieren die phagozytierende Zelle zusätzlich mit Beschleunigung der Partikelaufnahme und Aktivierung der intrazellulären Abtötungsmechanismen wie z.B. der Sauerstoffradikalproduktion. Die Phagozytose ist am effektivsten, wenn das Partikel sowohl mit Immunglobulinen als auch mit C3b beladen ist.
Eine Reihe von Bakterien kann in phagozytischen Zellen persistieren und sich damit einer Immunat-

tacke entziehen. Beispiele hierfür sind Mykobakterien (wie Mycobacterium leprae) oder Listeria monocytogenes. Durch eine zusätzliche Aktivierung der Monozyten/Makrophagen kann eine intrazelluläre Abtötung erreicht werden. T-Zell-Zytokine, „Makrophagen aktivierende Faktoren", z. B. Interferon-γ, sind als solche zusätzlichen Stimuli bekannt.

3. Antikörper-abhängige zelluläre Zytotoxizität (Antibody-Dependent Cellular Cytotoxicity, ADCC). Rezeptoren für den konstanten Abschnitt der Antikörper (Fc-Rezeptoren) finden sich auf phagozytischen Zellen und NK-Zellen. Bindung dieser NK-Zellen an Antikörper-beladene Zielzellen bewirkt die Lyse der Zielzelle. Vor allem bei der Abwehr mehrzelliger Parasiten scheint die ADCC, vermittelt durch IgE und basophile bzw. eosinophile Granulozyten, eine Rolle zu spielen.

Bildung zytotoxischer T-Zellen. Zytotoxische T-Zellen bewirken die Lyse MHC-Klasse I-positiver Zellen, die virale Antigene präsentieren. Dabei kann eine zytotoxische Zelle mehrere Zielzellen nacheinander abtöten. Durch die Abtötung virusinfizierter Zellen kommt es in der Regel zu einem größeren Gewebeschaden, als die eigentliche Infektion verursachen würde (Beispiel: Virus-Hepatitis).

Interferone als antivirale Zytokine. Virusinfizierte Gewebezellen produzieren und sezernieren Interferone. Solche Interferone können andere Gewebezellen in einen „antiviralen" Zustand überführen (siehe Kapitel 2.3).

4.2.2 Impfung

Schutzimpfung. Eine Maßnahme zum Schutz gegen Infektionen ist die gezielte Exposition mit definierten Krankheitserregern oder deren pathogenen Teilstrukturen durch die **Schutzimpfung**. Die Schutzimpfung mit dem abgeschwächten (= attenuierten) oder abgetöteten Krankheitserreger selbst bzw. einem mit dem Erreger verwandten, nicht pathogenen Keim oder auch besonders immunogenen Oberflächenproteinen führt zur Aktivierung der humoralen und/oder zellulären Immunreaktion. Art des Impfstoffs, Art der Applikation, Zusätze, z. B. Adjuvantien (Adjuvantien sind dem Antigen zugesetzte Partikel, die die Immunogenität eines Antigens durch eine langsame Abgabe („Depoteffekt") und durch Aktivierung der mononukleären Phagozyten erhöhen), aber auch die individuell vorliegenden Lymphozyten entscheiden über das Maß und die Dauer des Impfschutzes.

Nach Kontakt mit einem Impfstoff sind – wie auch nach einer bakteriellen Infektion – Antikörper nach 3–5 Tagen im peripheren Blut nachweisbar. Dabei handelt es sich in der Regel um Antikörper der Klasse M, etwas verzögert treten auch Antikörper der Klasse G oder A auf. Die Bildung von Gedächtnis-B- und Gedächtnis-T-Zellen wird induziert. Bei Zweitkontakt mit demselben Antigen (Auffrischimpfung) kommt es zu einer schnell ansteigenden Antikörperbildung, hier vor allem mit Antikörpern der Klasse G bzw. bei Lokalisation auf Schleimhäuten der Klasse A. Diese Antikörper persistieren je nach Art des Antigens/Impfstoffes für längere Zeit.

Das beschriebene Vorgehen ist die **aktive Impfung**, eine Impfung, bei der der Körper selbst für die Produktion der Immunglobuline und Effektorzellen sorgt. Von der aktiven Impfung wird die **passive Impfung** unterschieden, bei der Immunglobuline appliziert werden. Diese Antikörper werden aus dem Serum geimpfter Personen oder aus Serum von Personen, die die betreffende Infektion überstanden haben (Rekonvaleszenten), isoliert. Die passive Impfung wird dann durchgeführt, wenn die betreffende Person Kontakt mit dem Pathogen hatte und keine Zeit für Schutzimpfungen bleibt, z. B. bei der Tetanusschutzimpfung. Unter **Simultanimpfung** versteht man die gleichzeitige Durchführung einer aktiven und passiven Impfung.

5 Pathologie der Immunantwort

5.1 Reaktionstyp der chronischen unspezifischen Entzündung

Unter chronischen, unspezifischen Entzündungen werden definitionsgemäß Entzündungen verstanden, die nicht durch immunologische Mechanismen ausgelöst werden. Ein Beispiel ist die chronische Gastritis vom Typ C, bei der verschiedene nicht-immunologische Faktoren, z.B. der Gallereflux, zusammenwirken.

5.2 Pathogene Immunreaktionen („Überempfindlichkeitsreaktionen")

Die Persistenz eines Antigens oder Störung der Regelmechanismen der Immunantwort können zu **zeitlich und räumlich inadäquaten („überschießenden") Immunreaktionen mit pathologischen Folgereaktionen (pathogene Immunreaktion)** führen. Die den pathogenen Immunreaktionen zugrundeliegenden Mechanismen sind die gleichen, die den protektiven Immunantworten, z.B. bei der Abwehr von Infektionen, zugrunde liegen. Eine pathogene Immunreaktion, die sich gegen eine körperfremde Substanz richtet, welche per se kein Schädigungspotential besitzt, wird als **Allergie** bezeichnet. Beispiele für Antigene, die eine Allergie auslösen („**Allergene**"), sind Gräserpollen, Proteine aus dem Kot der Hausstaubmilbe oder Nickelsalze. Richtet sich die Immunreaktion gegen Selbstantigene (bei Verlust der Selbsttoleranz), spricht man von **Autoimmunreaktionen**, die zu **Autoimmunerkrankungen** führen können. Autoimmunerkrankungen sind, wenn das auslösende Selbstantigen nur in bestimmten Organen vorliegt, auf dieses Organ begrenzt: **organspezifische Autoimmunerkrankungen** (Beispiel: Thyroiditis Hashimoto). Autoimmunerkrankungen können aber auch bei einem ubiquitär vorliegenden Autoantigen jedes andere Organ miteinbeziehen: **nicht-organspezifische Autoimmunerkrankungen**, z.B. die Kollagenosen.

Vier Reaktionstypen werden nach der ursprünglichen Definition pathogener Immunreaktionen (= **„Überempfindlichkeitsreaktionen"**) nach **Coombs und Gell** berücksichtigt. Die Überempfindlichkeitsreaktionen Typ I–III gehören zu den Antikörpervermittelten Immunreaktionen: Typ I sind IgE-vermittelte Immunreaktionen, Typ II und III sind IgG- und IgM-vermittelte Immunreaktionen. Die Überempfindlichkeitsreaktion Typ IV ist eine T-zellvermittelte Immunreaktion.

5.2.1 Typ I-Reaktion: Überempfindlichkeitsreaktion vom Sofort-Typ; IgE-vermittelte Reaktion

Unter physiologischen Bedingungen sind IgE-vermittelte Immunreaktionen bei der Abwehr parasitärer Infektionen beteiligt. Das pathologische Pendant ist die IgE-vermittelte Überempfindlichkeitsreaktion, sie ist die Grundlage der **„Soforttyp-Allergie"** und ist durch das Überwiegen eines spezifischen IgE-Typs charakterisiert. Beispiele sind das allergische Asthma oder der Heuschnupfen. Ein relativ hoher Prozentsatz der Bevölkerung (ca. 10%) neigt zu Allergien, die auf Typ I-Immunreaktionen beruhen, und weist eine genetische Disposition für Allergien auf. Diese Menschen werden auch als **Atopiker** bezeichnet.

Die IgE-vermittelte Immunreaktion läuft in verschiedenen Phasen ab. In der Sensibilisierungsphase kommt das Allergen erstmalig mit dem Immunsystem in Kontakt. B-Zellen erkennen über membranständiges IgM ihr spezifisches Antigen und differenzieren unter dem Einfluß von T-Helferzellen zu **IgE-sezernierenden Plasmazellen**. Zunächst werden also **antigen-(allergen)-spezifische IgE-Moleküle** produziert. Danach binden **die IgE-Moleküle an spezifische hochaffine Fc-Rezeptoren** auf der Oberfläche von **Mastzellen** und **basophilen Granulozyten**. Diese Zellen erwerben dadurch einen membranständigen Antigenrezeptor. An das membrangebundene IgE bindet das **Allergen beim nächsten Kontakt** und verursacht eine Kreuzvernetzung der Rezeptoren; dies hat eine **Aktivierung der Zellen** und die **unverzügliche, lokale Bereitstellung** hochaktiver **biologischer Mediatoren** (Histamin, Zytokine, Lipidmediatoren) zur Folge. Die Mediatoren lösen die eigentliche Symptomatik der allergischen Reaktion aus, die Sekunden nach Kontakt mit dem Allergen eintritt. Die klinische Symptomatik an der Haut und an Schleimhäuten besteht im wesentlichen in einer Rötung und einem Ödem. Im Anschluß an die Sofortreaktion wird 2–4 Stunden nach Antigenkontakt eine „Spätphasenreaktion" eingeleitet. Typisches histologisches Merkmal der Spätphasenreaktion ist ein eosinophilenreiches Infiltrat.

Mastzellen, **basophile** und **eosinophile Granulozyten** sind an den IgE-vermittelten Immunreaktionen beteiligt. Mastzellen stammen von Vorläuferzellen aus dem Knochenmark ab, werden in die peripheren Gewebe (v. a. in der Nähe von Blutgefäßen, Nerven und unterhalb von Epithelien) umverteilt und reifen dort in situ. Typischerweise besitzen sie viele intrazytoplasmatische Granula, die sich mit basischen Farbstoffen anfärben lassen.

Basophile Granulozyten stammen von Vorläuferzellen im Knochenmark ab und enthalten basophile intrazytoplasmatische Granula. Sie werden in bereits differenzierter Form in das Blut abgegeben. In Geweben finden sich basophile Granulozyten meist nur bei entzündlichen Veränderungen.

Biogene Amine sind niedermolekulare vasoaktive Mediatoren, wie z. B. das **Histamin**. Histamin wirkt über die sog. **H-Rezeptoren** auf Zielzellen.

Zytokine. Mastzellen können eine Reihe von Zytokinen produzieren: TNF, IL-1, IL-4, IL-5, IL-6 und verschiedene koloniestimulierende Faktoren, wie IL-3 und GM-CSF. Wahrscheinlich induzieren Mastzellen, neben den Helfer-T-Zellen, über IL-4 die Bildung eines eosinophilenreichen Infiltrats und über IL-5 die Aktivierung dieser Entzündungszellen. Zytokine spielen also bei der Spätphasenreaktion eine wesentliche Rolle.

Lipidmediatoren. Zu den Lipidmediatoren werden die **Prostaglandine**, die **Leukotriene** und der sog. **„Platelet Activating Factor (PAF)"** gerechnet. Leukotriene wurden früher auch als „slow reacting substances of anaphylaxis (SRS-A)" zusammengefaßt.

In der **Spätphasenreaktion** kommt es zur Ansammlung von Entzündungszellen (neutrophile, basophile und eosinophile Granulozyten, T-Helfer-Zellen). Eosinophile Granulozyten werden im Knochenmark gebildet und enthalten eosinophile intrazytoplasmatische Granula. Ein Teil der Granulakomponenten („major basic protein", „eosinophil cationic protein)" sind toxisch für bestimmte Parasiten, insbesondere Helminthen. Die Aktivität der eosinophilen Granulozyten wird durch Zytokine reguliert, z. B. durch **Interleukin-5** (IL-5), ein stark eosinophilenaktivierender und proliferationsinduzierender Faktor. Eosinophile Granulozyten besitzen Fc-Rezeptoren für IgE und IgG sowie Komplement (Komplementrezeptor 1 (CR1)). Nach Bindung von Immunkomplexen und Komplement über diese Rezeptoren werden eosinophile Granulozyten aktiviert und setzen zytotoxische Substanzen aus ihren Granula frei (Antikörper-abhängige zelluläre Zytotoxizität, ADCC). Wahrscheinlich sind eosinophile Granulozyten bei der Ausbildung der Spätphasenreaktion beteiligt, die Veränderungen bei Typ I-Reaktionen können deshalb nicht ausschließlich auf Mastzellen zurückgeführt werden.

Klinische Symptomatik der Überempfindlichkeitsreaktionen vom Typ I

Ort der Reaktion und Art des Allergens bestimmen die klinische Symptomatik der Typ I-Reaktionen. Nur bestimmte Allergene, wie z. B. Pflanzenpollen, Hausstaubmilben, manche Medikamente oder Nahrungsmittel, lösen eine Typ I-Überempfindlichkeitsreaktion aus. Ortsabhängige Faktoren sind z. B. die Konzentration der Mastzellen im Gewebe und die Empfindlichkeit des Zielgewebes gegenüber Mastzellmediatoren.

Beispiele für Überempfindlichkeitsreaktionen vom Sofort-Typ sind die IgE-vermittelte **Urtikaria**, einige **Lebensmittelallergien**, das **allergische Bronchialasthma**, die **allergische Rhinitis** und der **anaphylaktische Schock** als systemische Manifestation. Ausgelöst werden Typ I-Reaktionen durch Kontakt des Allergens mit der Haut, mit den Schleimhäuten oder direkt durch eine Injektion (Medikamente!).

Die Wirkung des **Histamins** auf die Gefäße spielt bei der Symptomatik der Überempfindlichkeitsreaktion vom Sofort-Typ eine wesentliche Rolle. Rezeptorgebundenes Histamin induziert die Produktion von Mediatoren durch die Endothelzellen, die zur **Vasodilatation** und damit zur **Rötung (Erythem)** der Haut sowie zur **Exsudation** von Plasmabestandteilen ins umgebende Gewebe und damit zum **Ödem** führt. Die Gesamtheit der klinischen Symptome einer Typ I-Überempfindlichkeitsreaktion wird als **Urtikaria** bezeichnet. Urtikarielle Reaktionen können für mehrere Stunden persistieren. Die beschriebenen Reaktionen können durch Antihistaminika blockiert werden. Die Spätphasenreaktion mit der Bildung eines entzündlichen Infiltrats wird durch Zytokine induziert. Die Spätphasenreaktion wird deshalb nicht mit Antihistaminika, sondern mit Kortikosteroiden behandelt, die die Bildung der Zytokine unterdrücken.

Im Gastrointestinaltrakt bewirkt Histamin eine Kontraktion der glatten Muskelzellen. Folge ist eine vermehrte Darmperistaltik, z. B. bei einer Lebensmittelallergie. Gleichzeitig kommt es zu einer vermehrten Sekretbildung.

Bei Typ I-Reaktionen in der Lunge wirken die Mastzell-Mediatoren sowohl auf die Endothelzellen der Blutgefäße als auch auf die glatten Muskulaturzellen der Bronchiolen. Die glatten Muskelzellen kontrahieren sich, der Atemwegswiderstand erhöht sich (**Obstruktion**), und es kommt u. U. zum Vollbild des allergischen Bronchialasthmas. Da Allergen-aktivierte Mastzellen zur Bildung eines Infiltrats im Lungenparenchym führen, ist das allergische Bronchialasthma wohl eher eine Spätphasenreaktion bei Typ I-Reaktionen der Lunge. Die Therapie erfolgt deshalb nicht mit Antihistaminika, sondern mit Glukokortikoiden.

Sehr schwer verlaufende Typ I-Reaktionen können zur systemischen Vasodilatation und Exsudation von Plasmabestandteilen führen: **anaphylaktischer Schock** mit generalisiertem Blutdruckabfall, Konstriktion der Atemwege, Hyperperistaltik und Exsudation im Magen-Darm-Trakt und urtikarieller Hautreaktion. Typischerweise kommt es zum anaphylaktischen Schock nach systemischer Applikation von Antigen, sei es durch Injektion eines Medikamentes, durch einen Insektenstich oder durch großflächige Absorption des Allergens über die Haut. Haupttherapeutikum ist Adrenalin, welches den Gefäßtonus erhöht und die Bronchokonstriktion antagonisiert. Antihistaminika werden ebenfalls eingesetzt, sind jedoch weniger effektiv. Darüber hinaus kommen Kortikoide zur Anwendung.

5.2.2 Typ II-Reaktion: Antikörper-abhängige Überempfindlichkeitsreaktion vom zytotoxischen Typ

Die pathogenen Immunreaktionen vom Typ II beruhen auf der Bindung von Antikörpern an **fixierte Antigene**: Die Zielantigene können auf Zelloberflächen oder im Gewebe lokalisiert sein. Wie bei einer physiologischen Abwehrreaktion kann der Effekt der Antikörper auf der **Neutralisation** des Antigens, der Aktivierung des **Komplementsystems** und der **Rekrutierung und Aktivierung von Entzündungszellen** beruhen. Ist das Antigen ein Autoantigen, dann richten sich die IgM- bzw. IgG-abhängigen Effektormechanismen gegen körpereigene Zielstrukturen. Der Schweregrad, der Charakter und die klinische Symptomatik der pathogenen Immunreaktion vom Typ II hängen vom Isotyp des Antikörpers und der Art und Lokalisation des Antigens ab.

Die verschiedenen Mechanismen der Gewebeschädigungen umfassen die komplementvermittelte Lyse antikörperbeladener Zielzellen, die Rekrutierung und Aktivierung von Entzündungszellen unter Beteiligung chemotaktischer und zellaktivierender Spaltprodukte (der „Anaphylatoxine"), die Phagozytose antikörperbeladener Zellen und die Antikörper-abhängige zelluläre Zytotoxizität (ADCC). Die Aktivierung der Leukozyten erfolgt durch die Bindung der Antikörper an die Fc-Rezeptoren der Entzündungszellen. Die aktivierten Entzündungszellen setzen proinflammatorische und gewebeschädigende Faktoren frei.

Erkrankungen, die durch Typ II-Reaktionen hervorgerufen werden, werden in zwei Gruppen unterteilt:

1. die Gruppe von Erkrankungen, die auf Antikörpern beruht, die **nicht** gegen körpereigene Strukturen gerichtet sind und
2. die große Gruppe **Autoantikörper-bedingter** Krankheiten.

Eine Zwischenstellung nehmen medikamentenbedingte Reaktionen ein.

In die erste Gruppe gehört die sog. „**Transfusionsreaktion**", die durch Antikörper gegen die Blutgruppen A und B auf Erythrozyten ausgelöst werden. Wird AB0-blutgruppen**in**kompatibel transfundiert, so binden die Alloantikörper an die transfundierten Erythrozyten und führen zu deren Lyse. Die Aktivierung der Mediatorsysteme löst die Transfusionsreaktion aus (siehe Kapitel 7.6).

Typ II-Reaktionen sind bei der Abstoßung von Organtransplantaten beteiligt, v. a. bei der **hyperakuten Abstoßung**. Die hyperakute Abstoßung beruht auf dem Vorliegen sog. „präformierter Antikörper" im Empfängerserum. Diese Antikörper binden direkt nach der Transplantation an Strukturen des Transplantats und führen zu dessen Verlust (siehe Kapitel 7.3).

Wie bereits erwähnt, nehmen die medikamentenbedingten Typ II-Reaktionen eine Zwischenstellung ein. Eine **medikamenteninduzierte Typ II-Reaktion** liegt vor, wenn das Medikament sich an Oberflächenstrukturen, z. B. von Blutzellen bindet, einen antigenen Komplex bildet (Hapten/Träger-Prinzip) und die Bildung von Antikörpern auslöst. Diese Antikörper erkennen den Komplex aus Zelle und Medikament und wirken zytotoxisch. Eine solche Reaktion wird durch Absetzen des Medikaments beendet. Beispiele dieser Typ II-Reaktionen sind die durch Chlorpromazin oder Phenazetin ausgelösten **hämolytischen Anämien**, die durch Aminophenazon oder Chinidin ausgelösten **Agranulozytosen** oder die **thrombozytopenische Purpura** nach Einnahme bestimmter Medikamente. Beachte aber: Medikamente können Reaktionen aller vier Reaktionstypen (I–IV) auslösen.

Im Gegensatz zu der medikamenteninduzierten Anämie und der thrombozytopenischen Purpura sind die **autoimmune hämolytische Anämie** oder die **autoimmune thrombozytopenische Purpura** durch Autoantikörper (anti-erythrozytär bzw. anti-thrombozytär) ausgelöste Typ II-Reaktionen.

Autoantikörper gegen Autoantigene in der extrazellulären Matrix können ebenfalls zu Typ II-Reaktionen führen. Beispiel ist das **Goodpasture-Syndrom**, bei dem Antikörper gegen Bestandteile des Kollagen Typ IV in den Basalmembranen der Glomeruli und Alveolen vorliegen. Die durch die Bindung der Antikörper ausgelösten Effektormechanismen zerstören die Glomeruli und Alveolen. Eine Reihe von Hauterkrankungen gehört ebenfalls in diese Gruppe: **„Pemphigus vulgaris"** (Autoantikörper gegen Bestandteile der Desmosomen in der Epidermis), **„bullöses Pemphigoid"** (Autoantikörper gegen Bestandteile der Hemidesmosomen in der Epidermis).

Auch ohne die Aktivierung der Effektormechanismen kann die Bindung eines Antikörpers an seine Zielstruktur pathologische Folgereaktionen auslösen. Solche Autoantikörper liegen z. B. beim **Morbus Basedow** (engl. Graves Disease), der **Myasthenia gravis** und bei einigen Fällen des **insulinresistenten Diabetes mellitus** vor. Beim M. Basedow führen Autoantikörper gegen den TSH-Rezeptor zu einer dauerhaften Stimulierung der Schilddrüse mit nachfolgender Hyperthyreose; bei der Myasthenia gravis hemmen Autoantikörper gegen den Azetylcholinrezeptor die Reizübertragung im Bereich der motorischen Endplatte. Bei einigen Fällen von **insulinresistentem Diabetes mellitus** liegen Autoantikörper gegen Insulinrezeptoren vor, die die Wirkung exogen zugeführten Insulins aufheben.

Autoantikörper können nicht nur gegen Rezeptoren, sondern auch gegen andere funktionell wichtige Strukturen gerichtet sein. Ein Beispiel hierfür ist die **„perniziöse Anämie"**, die mit Autoantikörpern gegen den sog. Intrinsic-Faktor (Kofaktor bei der intestinalen Aufnahme von Vitamin B_{12}) assoziiert sein kann. In Kombination mit einer perniziösen Anämie findet sich regelmäßig eine chronisch atrophische Gastritis.

5.2.3 Typ III-Reaktion: Immunkomplex-vermittelte Reaktionen

Die pathogenen Immunreaktionen vom Typ III beruhen auf **frei** zirkulierenden **Immunkomplexen** im Blut (Unterschied zur Typ II-Reaktion, bei der die Zielantigene primär fixiert sind). Diese Immunkomplexe werden sekundär **in den Gefäßwänden verschiedener Gewebe abgelagert** und aktivieren die Effektormechanismen, die zu entzündlichen Gefäßveränderungen führen. Immunkomplexe können grundsätzlich in Gefäßen aller Organe abgelagert werden, bevorzugt werden sie jedoch in der Haut (Arteriolen der Haut, **allergische Vaskulitis**), in der Niere (renale Glomerula, **Glomerulonephritis**) und im Synovialgewebe (**Arthritis**) abgelagert. Die Typ III-Reaktion zeigt im Gegensatz zu der Typ II-Reaktion primär einen systemischen Verlauf. Histopathologische Merkmale immunkomplexbedingter Gewebeschädigungen sind ein neutrophilenreiches Infiltrat und eine mit Fibrin durchsetzte Nekrose (**„fibrinoide Nekrose"**). **Sowohl Typ II- als auch Typ III-Reaktionen basieren auf der Bindung des Antikörpers an das spezifische Antigen und aktivieren die gleichen Folgemechanismen.**

Der klinische Prototyp der Typ III-Reaktionen ist die **„Serumkrankheit"** und die sog. **Arthus-Reaktion**, eine lokale Vaskulitis. Ursächlich liegt der Serumkrankheit die Bildung von Immunkomplexen zugrunde, die in den Gefäßwänden abgelagert werden und eine Vaskulitis mit Nephritis und Arthritis induzieren.

Die **Arthus-Reaktion** ist die lokalisierte Form der immunkomplex-vermittelten Reaktion. Sie wird experimentell durch subkutane Injektion eines Antigens in einen – mit demselben Antigen – vorimmunisierten Organismus ausgelöst. Die Vorimmunisierung kann dabei aktiv oder passiv erfolgen. An der Injektionsstelle bilden sich Immunkomplexe aus den Antikörpern und dem subkutan injizierten Antigen, die sich lokal in den Gefäßwänden ablagern: es entwickelt sich eine lokalisierte, kutane Vaskulitis mit Nekrosen.

Immunkomplexe werden nur unter bestimmten Umständen im Gewebe abgelagert: **Menge** und **Qualität** der Immunkomplexe und die Mechanismen, die die physiologische Elimination der Immunkomplexe bewirken, spielen dabei eine Rolle. Faktoren, die die Ablagerung von Immunkomplexen im Gewebe beeinflussen, sind:

1. die **Größe** der zirkulierenden Komplexe (zu kleine Komplexe bleiben in Lösung, zu große werden phagozytiert, i. d. R. werden nur kleine und intermediäre Immunkomplexe bevorzugt abgelagert);
2. die **physikochemischen Eigenschaften der Antigene und Antikörper** wie Ladung, Stärke der Interaktion, Isotyp des Immunglobulins;
3. die **hämodynamischen Faktoren** (Immunkomplexe werden insbesondere in den Bereichen abgelagert, wo eine Ultrafiltration stattfindet (Glomerula, Synovia));
4. die **Zytokine** und **vasoaktive Mediatoren** (diese unterstützen z. B. durch eine erhöhte Gefäßpermeabilität die Immunkomplexablagerung) und
5. die **„Immune-Clearance"**-Funktion des Körpers (mononukleäre Zellen phagozytieren Immunkomplexe; ist ihre Funktion gestört, können Immunkomplexe nicht mehr in ausreichendem Maße eliminiert werden).

Beim Menschen gibt es im wesentlichen zwei Situationen, die die Typ III-Reaktionen begünstigen:

1. Einschwemmung von **Antigenen infektiöser Mikroorganismen** (postinfektiös oder bei persistierenden Infekten) in die Blutbahn und
2. Erkrankungen durch **Autoantikörper**, deren Antigene ubiquitär und damit auch in der Blutbahn vorliegen.

ad (1):
Reaktionen gegen Antigene bei chronischen Infektionen (ähnlich einer Serumkrankheit) sind die **Periarteriitis nodosa**, z. B. als eine Spätfolge bei Hepatitis B-Virusinfektionen: Immunkomplexe aus Hepatitis-Virusoberflächenantigen und spezifischen Antikörpern werden in Gefäßen abgelagert.

Eine weitere Situation, bei der es zur Bildung von Immunkomplexen und Ablagerung in den Gefäßen kommt, kann zu Beginn einer antibiotischen Therapie vorliegen. Bei einem massiven Erregerzerfall und einer Einschwemmung von Zerfallsprodukten (= Antigen) in die Blutbahn kommt es zu den Immunkomplex-induzierten Sekundärfolgen, wenn bereits Antikörper gegen den Erreger vorliegen.

Ein Beispiel für die Typ III-Reaktion ist die **Poststreptokokken-Glomerulonephritis**. 1–3 Wochen nach Infektionen mit Streptokokken (z. B. bei Erysipel oder Streptokokken-Angina) tritt eine Glomerulonephritis auf. Es ist nicht ganz klar, ob die Poststreptokokken-Glomerulonephritis einer klassischen Immunkomplex-vermittelten Erkrankung entspricht; möglicherweise ist sie eine Typ II-Reaktion, wobei das Antigen vor der Reaktion in den Basalmembranen der Niere abgelagert wurde.

ad (2):
Paradebeispiel für eine Immunkomplex-vermittelte Autoimmunerkrankung ist der **systemische Lupus erythematodes**. Bei einem systemischen Lupus erythematodes liegen Autoantikörper gegen zahlreiche körpereigene Strukturen, insbesondere gegen praktisch ubiquitär vorliegende doppelsträngige DNS (dsDNS) und Nukleoproteine (z. B. Histone) vor. Die Autoantikörper reagieren mit diesen Antigenen, es kommt zu Immunkomplex-vermittelten Reaktionen in zahlreichen Organen: Glomerulonephritis, Arthritis. Möglicherweise ist auch die Beteiligung des zentralen Nervensystems auf die Ablagerung von Immunkomplexen im Plexus choroideus zurückzuführen.

Anmerkung: Antikörper gegen nukleäre Bestandteile werden zusammenfassend als anti-nukleäre Faktoren (ANF) bezeichnet. Ihre Bestimmung gehört zu den routinemäßig durchgeführten Untersuchungen bei klinischem Verdacht auf einen systemischen Lupus erythematodes. Bei Patienten mit systemischem Lupus erythematodes kann darüber hinaus eine Vielzahl anderer Autoantikörper, z. B. anti-erythrozytäre- oder anti-thrombozytäre-Antikörper, nachgewiesen werden.

5.2.4 Typ IV: T-zellvermittelte pathogene Reaktionen („Überempfindlichkeitsreaktion vom verzögerten Typ")

Typ IV-Reaktionen (engl.: Delayed Type of Hypersensitivity, DTH-Reaktion) sind T-zellabhängig. Die typische Typ IV-Reaktion wird von T-Helferzellen getragen, aber auch die zytotoxischen T-Zellen sind auf bis jetzt noch nicht näher definierte Weise daran beteiligt. Die T-Helferzellen rekrutieren und aktivieren Makrophagen, es kommt zu einem mononukleären Infiltrat. Auch bei den T-zellabhängigen pathogenen Immunreaktionen können die Effektormechanismen gegen körpereigene oder körperfremde Strukturen gerichtet sein.
Verschiedene Krankheiten werden auf **Typ IV-Reaktionen** zurückgeführt: „Kontaktdermatitis", „Jones-Mote-Reaktion" (synonym: „kutane basophile Überempfindlichkeit"), Reaktionen gegen bestimmte Infektionserreger, insbesondere Mykobakterien, die mit der Bildung von **Granulomen** einhergehen können.
Eine Reihe von Erkrankungen wird durch den Antigenkontakt über die Haut ausgelöst: „**Kontaktdermatitis**". Hautreaktionen vom verzögerten Typ werden oft durch Fremdmaterial (Medikamente, Kosmetika und deren Inhaltsstoffe, Umweltantigene) verursacht. Es kommt zu einem mononukleären Zellinfiltrat (Höhepunkt 12–15 Stunden nach Antigenapplikation) und zu einem Ödem der Epidermis mit Bläschenbildung. Nickelsalze (Modeschmuck, Jeansknöpfe) sind das klinisch wichtigste Allergen für Typ IV-Reaktionen.

Bei der **Jones-Mote-Reaktion** (der sog. kutanen basophilen Überempfindlichkeit) werden zwei Phasen unterschieden. 1. Phase: Bei der Immunisierung über die Haut wird primär eine T-zellabhängige Reaktion unter dem Bild einer klassischen Typ IV-Reaktion beobachtet. Parallel wird die Bildung antigenspezifischer IgE-Moleküle induziert. 2. Phase: Bei erneutem Kontakt mit dem Antigen über die Haut kommt es zum Bild einer antikörpervermittelten Reaktion vom Sofort-Typ (Urtikaria). An der Antigen-Kontaktstelle findet sich ein Infiltrat aus basophilen Granulozyten, die mit antigenspezifischem IgE beladen wurden. Beim Zweitkontakt mit dem Antigen werden die basophilen Granulozyten über ihr membranständiges IgE aktiviert und lösen eine

Typ I-Reaktion aus. Die Jones-Mote-Reaktion wird durch Proteinantigene ausgelöst und unterscheidet sich von der klassischen Typ IV-Reaktion durch den Infiltratcharakter (überwiegend basophile Granulozyten, keine Granulome) und das Fehlen weiterer Charakteristika einer Typ IV-Reaktion.

Eine weitere große Gruppe von Typ IV-Reaktionen sind infektiös bedingt, insbesondere durch Mykobakterien. Kommt es nicht zur vollständigen Elimination der Erreger, führen die persistierenden Erregerantigene zu einer chronischen Stimulation antigenspezifischer T-Zellen. Die aktivierten T-Lymphozyten setzen Lymphokine frei, besonders wichtig scheint das IFN-γ zu sein, die die Anreicherung und Aktivierung von Makrophagen um das Antigen herum („palisadenartig") induzieren. Die palisadenartig angeordneten Makrophagen werden als **Epitheloidzellen** bezeichnet und verschmelzen zum Teil zu **Riesenzellen**. Gleichzeitig werden ortsständige Fibroblasten zur vermehrten Synthese extrazellulärer Matrixproteine stimuliert: Ausbildung einer „**Fibrose**". Die spezifische Anordnung der Lymphozyten, Makrophagen und Fibroblasten zusammen mit fibrotischen und nekrotischen Arealen wird als **chronisches Granulom** bezeichnet. Es stellt wohl den Versuch des Körpers dar, den Ort einer persistierenden Infektion abzuriegeln. Die Granulombildung mit der Fibrose bedingt einen Gewebeabbau und -umbau, es resultiert eine Narbe mit entsprechender Funktionseinschränkung des betroffenen Organs. Beispiel ist die Lungenfibrose oder die Zerstörung der Niere bei einer Tuberkulose.

Anmerkung: Granulome können auch nach Typ III-Reaktionen oder bei Kontakt mit anorganischen Materialien (z.B. Steinstaub) entstehen, letzteres ist ursächlich nicht auf immunologische Mechanismen zurückzuführen.

Der Nachweis einer Immunisierung gegen Tuberkelbakterien erfolgt mit Hilfe des **Mendel-Mantoux-Intrakutantests**. Der Testperson wird intrakutan Tuberkulin (= aus Kulturen mit Mykobakterien gewonnene Flüssigkeit) appliziert. Im positiven Fall entwickelt sich an der Injektionsstelle ein Erythem und eine Induration, die erst nach mehreren Stunden auftritt und nach 24–48 Stunden ihr Maximum erreicht. Diese Reaktion (Tuberkulinreaktion) stellt eine Typ IV-Reaktion dar.

Die **Sarkoidose** ist eine granulomatöse Systemkrankung unbekannter Ätiologie. Sie ist charakterisiert durch Granulombildung in der Lunge, in den lymphatischen Geweben, in der Leber und Milz. Möglicherweise handelt es sich bei der Sarkoidose um eine T-zellvermittelte Immunreaktion gegen ein bislang noch nicht identifiziertes Antigen. Sarkoidosepatienten zeigen eine positive Reaktion im heute nicht mehr durchgeführten „**Kveim-Hauttest**". Bei diesem Test wurde eine sterile Aufschwemmung zermahlenen menschlichen Sarkoidosegewebes intrakutan appliziert. Im positiven Fall wurde nach frühestens 8 Tagen eine Impfpapel beobachtet.

5.3 Infektion als Ursache einer pathologischen Immunantwort

Auch die (erwünschte!) Immunantwort gegen Infektionserreger kann zu einer Schädigung des betroffenen Organismus führen. Verschiedene Mechanismen sind dabei denkbar:

1. langdauernde Stimulation der Abwehrmechanismen durch persistierende Infektionserreger;
2. Kreuzreaktion der gegen die Infektionserreger gerichteten Immunreaktion mit Selbstantigenen;
3. Ablagerung des fremden Antigens in körpereigenen Strukturen;
4. Störungen der Regulationsmechanismen der Immunantwort.

6 Erkrankungen des Immunsystems

Fehlleistungen des Immunsystems umfassen den Ausfall einzelner Funktionen (**Immundefekte**), die maligne Entartung (**Lymphome**, **Leukämien**), überschießende Immunreaktionen (Allergien, chronisch immunologisch bedingte Entzündungen siehe oben) und den gezielten Angriff auf körpereigene Strukturen (Autoimmunkrankungen siehe oben).

Immundefizienzen können verschiedene Ebenen des Immunsystems betreffen:

1. die humorale Immunität,
2. die zelluläre Immunität,
3. die Phagozytose und
4. das Komplementsystem.

Je nachdem, welche Funktion des Immunsystems eingeschränkt ist, kommt es zum Verlust bestimmter Teilfunktionen der Immunabwehr und zur entsprechenden klinischen Symptomatik. Immundefizienzen können erworben (z. B. AIDS, maligne Erkrankungen des Immunsystems, Tumoren anderen Ursprungs, Schadstoffeinflüsse) oder angeboren (z. B. DiGeorge Syndrom) sein.

6.1 Maligne Erkrankungen des Immunsystems

Den malignen Erkrankungen des Immunsystems (Leukämien und Lymphomen) liegt eine **klonale Expansion von „Vorläuferzellen"** (Ausnahme: Myelome) der Immunzellen zugrunde. Im Verlauf der Bildung und Reifung zur immunkompetenten Zelle bleibt die Zelle auf einem bestimmten Differenzierungsstadium stehen und beginnt, sich unkontrolliert zu teilen. Die malignen Zellen entsprechen damit einem physiologisch auftretenden Vorläuferstadium der betreffenden Zellinie und weisen deren typische Charakteristika (Marker) auf. Die Funktion der malignen Zellen kann entsprechend der „normalen" Funktion der Vorläuferzellen erhalten bleiben oder verlorengehen. Daneben sind Fehlfunktionen möglich. Sowohl Leukämien als auch Lymphome stammen zum überwiegenden Teil von der B-Zellreihe ab. Die klinische Symptomatik der Leukämien und Lymphome resultiert aus dem verdrängenden und infiltrativen Wachstum der malignen Zellen, z. B. im Knochenmark, in den Lymphknoten, im Gehirn etc.. Die Verdrängung der normalen Myelopoiese führt zur Anämie, Thrombozytopenie (Blutungsneigung und/oder Blutungen) und zu Immundefekten (Infektionen aufgrund mangelnder Produktion funktionstüchtiger Granulozyten etc.). Weitere Symptome sind Fieber, Müdigkeit, Abgeschlagenheit und Knochenschmerzen.

Zu den malignen Erkrankungen des Immunsystems werden die meist auf das lymphatische Gewebe begrenzten **„Lymphome"** und die meist auf das Blut beschränkten **„Leukämien"** gerechnet. Die Unterscheidung in Lymphom und Leukämie beruht im wesentlichen auf klinischen Symptomen: beim Lymphom die dauerhafte Schwellung der Lymphgewebe, bei der Leukämie das Auftreten der malignen Zellen im Blut („Weißblütigkeit"). Sie ist nicht absolut zu sehen, denn Lymphome können eine leukämische Komponente haben und manche Lymphome werden heute eher zu den Leukämien als zu den Lymphomen gerechnet. Eine Einteilung der Lymphome und Leukämien kann anhand rein histologischer Merkmale, der Zell- und Differenzierungsmarker (Oberflächenmoleküle, Enzyme, DNS-Rekombination) sowie dem klinischen Verlauf erfolgen. Zu erwähnen sind hier die **Kieler Klassifikation nach Lennert** und die **Lukes-Collin Klassifikation**. Die Immunphänotypisierung mittels der Fluoreszenzdurchflußzytometrie (siehe Kapitel 8.1.1) ist neben der Morphologie ein unverzichtbarer Bestandteil der hämatologischen Diagnostik von Leukämien und Lymphomen geworden.

Die Leukämien sind eine heterogene Gruppe von Malignomen, die im blutbildenden Knochenmark entstehen. Die leukämischen Zellen proliferieren im Knochenmark und in anderen lymphatischen Geweben; sie entstehen durch eine maligne Transformation und Proliferation einer lymphoiden oder myeloiden Vorläuferzelle.

Die Leukämien werden nach dem klinischen Verlauf in akute und chronische Leukämien sowie nach dem Zelltyp in lymphoide und myeloische Leukämien eingeteilt:

1. **akute lymphatische Leukämie (ALL)**,
2. **akute myeloische Leukämie (AML)**,
3. **chronische lymphatische Leukämie (CLL)** und
4. **chronische myeloische Leukämie (CML)**.

Eine weitere Einteilung der Leukämien erfolgt anhand der Differenzierungsmarker (Enzyme und Oberflächenmoleküle) der entarteten Zellen.

Akute lymphatische Leukämie (ALL)

Akute lymphatische Leukämien (ALLs) umfassen die sog. common ALLs oder Prä-B-Zell-ALLs (60 %), die T-Zell- (20 %), die B-Zell- (< 5 %) und die sog. Null-Zell akuten lymphatischen Leukämien (15 %). Common-ALL-Zellen exprimieren das **CALLA-Antigen** zusammen mit den Oberflächenmarkern unreifer B-Zellen. Die Immunglobulingene sind rearrangiert. Die common ALLs sind Abkömmlinge aus den Differenzierungsstadien vor der ruhenden B-Zelle und sind die häufigsten Malignome im Kindesalter.

Akute myeloische Leukämie (AML)

Die leukämischen Zellen der akuten myeloischen Leukämien (AMLs) leiten sich aus der myeloiden Entwicklungsreihe (Monozyten/Makrophagen bzw. Granulozyten) ab. Die Leukämiezellen können den Myeloblasten, den Promyelozyten, Myelozyten, Monoblasten oder Promonozyten ähneln.

Chronisch lymphatische Leukämie (CLL)

Die Gruppe der chronisch lymphatischen Leukämien (CLLs) besteht zum überwiegenden Teil aus B-Zell-CLLs, sie werden in der Kieler Klassifikation zur Gruppe der niedrig-malignen Non-Hodgkin-

Lymphome gerechnet. T-Zell-CLLs sind selten. Bei der CLL sind die Produktion von Lymphozyten und deren Überlebenszeit gesteigert.

Eine Sonderform der CLLs ist die **Haarzell-Leukämie**. Die Zellen der Haarzell-Leukämie zeigen viele kleine Zytoplasma-Fortsätze. Haarzelleukämien werden mit α-Interferon behandelt; α-Interferon führt zur Ausdifferenzierung der Haarzellen und zum Verlust des malignen Phänotyps. Nach Absetzen der α-Interferon-Therapie kommt es allerdings häufig zu Rückfällen. Alternativ wird die Gabe von Desoxycoformycin (Pentostatin®) empfohlen. Neben der Haarzell-Leukämie nimmt die **adulte T-Zell-Leukämie** eine Sonderstellung in der Gruppe der CLLs vom T-Zelltyp ein: Diese wird durch das HTLV–1-Virus verursacht.

Chronisch myeloische Leukämie (CML)

Die **chronisch myeloische Leukämie** (**CML**) ist eine Stammzellneoplasie; die malignen Zellen können daher in unterschiedliche Zelltypen wie neutro-, eosino- und basophile Granulozyten oder Monozyten differenzieren. Die CML zeichnet sich in > 95% der Fälle durch typische chromosomale Veränderungen aus: **Philadelphia Chromosom** (Translokation zwischen dem langen Arm von Chromosom 9 und Chromosom 22).

Die Zellen sind zunächst relativ hoch differenziert; im Verlauf der Erkrankung entdifferenzieren die Zellen zunehmend, bis es zum sog. **Blastenschub** kommt: Myeloblasten-, Erythroblasten-, Megakaryoblasten und Lymphoblastenschübe (i. d. R. vom B-Zelltyp) werden beobachtet. Der Blastenschub zeigt das Ende des chronischen Krankheitsverlaufs an und führt rasch zum Tode.

Lymphome werden in zwei Gruppen eingeteilt: die **non-Hodgkin-Lymphome** und das **Hodgkin-Lymphom**. Bei den non-Hodgkin-Lymphomen stammen über 90% der Tumoren von B-Zellen ab: sog. **maligne B-Zell-Lymphome**.

Maligne B-Zell-Lymphome

B-Zell-Lymphome, die Immunglobuline sezernieren können (Neoplasma der Plasmazelle), werden als **Myelome** bezeichnet. Die malignen Plasmazellen verursachen eine **monoklonale Gammopathie**, d.h. im Serum werden erhöhte Immunglobulin-Spiegel nachgewiesen (sog. **M-Komponente** in der Serum-Protein-Elektrophorese, **Paraproteinämie**), die auf die übermäßige Produktion eines **Immunglobulins einer Spezifität** durch den malignen B-Zellklon zurückgeht. Es können Immunglobuline aller Klassen inklusive Kryoglobuline gebildet werden, teilweise werden nur leichte oder nur schwere Immunglobulinketten produziert. Die freien leichten Ketten sind nierengängig und können, wenn die Kapazität der Niere zur Proteinrückresorption überschritten ist, im Urin nachgewiesen werden (**„Bence-Jones-Paraproteinurie"**). **Plasmozytome** (Synonyme: Morbus Kahler, multiples Myelom) produzieren IgG (60%), seltener wird IgA (10–20%) oder IgD bzw. IgE produziert. Die Erkrankung, die durch ein IgM produzierendes Myelom ausgelöst wird, wird als **Morbus Waldenström** bezeichnet. Werden nur α-, γ- oder μ-Ketten produziert, spricht man von der **Schwerkettenkrankheit**. In einigen Fällen werden nur Leichtketten produziert. Abzugrenzen von den malignen monoklonalen Gammopathien sind die benignen monoklonalen Gammopathien. Sie treten im Alter gehäuft auf und besitzen oft keinen Krankheitswert.

Anmerkung: Eine **Gammopathie** ist die Vermehrung einzelner oder sämtlicher Immunglobulinklassen im Serum. Sind alle Immunglobulinklassen vermehrt, spricht man von einer **polyklonalen Gammopathie**.

Maligne T-Zell-Lymphome

Die meisten T-Zell-Lymphome exprimieren CD2 sowie weitere spezifische T-Zellmarker und die DNS des T-Zell-Rezeptors ist rearrangiert. Einige der T-Zell-Lymphome zeigen den Phänotyp einer reifen T-Zelle, meist sind sie jedoch **nicht** funktionsfähig.

Hodgkin-Lymphom (Morbus Hodgkin)

Der **M. Hodgkin** ist ein malignes Lymphom, das im Frühstadium auf Lymphknoten beschränkt ist, im Spätstadium manifestiert es sich an extralymphatischen Organen. Voraussetzung für die Diagnose eines M. Hodgkin (Synonym: **maligne Lymphogranulomatose**) ist der histologische Nachweis mehrkerniger **Sternberg-Reed-Zellen**, welche aus den einkernigen **Hodgkinzellen** hervorgehen. Der Ursprung der Hodgkin-Zelle ist nicht sicher bekannt. Es wird allerdings vermutet, daß es sich dabei um antigenpräsentierende Zellen handelt. Der M. Hodgkin wird anhand histologischer Kriterien in vier Typen eingeteilt:

1. die **lymphohistiozytäre (diffus oder knotig)**,
2. die **nodulär-sklerosierende**,
3. die **gemischtzellige** und
4. die **lymphozytenarme Form**.

Der M. Hodgkin geht mit Defekten der zellulären Immunreaktionen einher. Die humorale Immunantwort ist nicht beeinträchtigt.

6.2 Angeborene (primäre) Immundefizienzen

Aus klinischer und pathologischer Sicht sind die Immundefizienzen heterogene Krankheitsbilder, da verschiedene Komponenten des Immunsystems defekt sein können. Gemeinsames Merkmal der Immundefizienzen ist die gesteigerte Infektanfälligkeit. Das Spektrum der Infektionen hängt von der Art des Immundefektes ab. Defekte der humoralen Immunität führen zu einer vermehrten Anfälligkeit gegenüber pyogenen Bakterien, Defekte der zellulären Immunität zu einer gesteigerten Anfälligkeit gegenüber Viren und intrazellulären Keimen. Immundefekte vorzugsweise der zellulären Immunität prädisponieren für bestimmte maligne Erkrankungen, insbesondere für solche, die durch onkogene Viren ausgelöst werden. Manche Immundefekte sind mit einer erhöhten Inzidenz von Autoimmunerkrankungen assoziiert.

6.2.1 Defizienzen des B-Lymphozytensystems

Defizienzen der B-Lymphozyten führen zu einer reduzierten Immunglobulinbildung (Hypogammaglobulinämie). Die Ausprägung der Hypogammaglobulinämie ist unterschiedlich: Immunglobuline können völlig fehlen (Agammaglobulinämie); es können nur spezifische Immunglobulinklassen fehlen oder es fehlen Immunglobuline, die eine bestimmte Gruppe von Antigen, z. B. Polysaccharide, erkennen. Klinisch fallen solche Patienten durch rekurrierende bakterielle, pyogene Infektionen auf.

X-gebundene Agammaglobulinämie (Bruton Agammaglobulinämie)

Die X-gebundene Agammaglobulinämie ist einer der häufigsten kongenitalen Immundefekte. Die Erkrankung wird X-chromosomal rezessiv vererbt. Molekularbiologisch liegt der Erkrankung ein Mangel der **Bruton Tyrosinkinase** zugrunde, ein Enzym, das bei Wachstum und der Differenzierung der Prä-B-Zellen, möglicherweise bei der DNS-Rekombination der leichten Ketten, eine Rolle spielt. Patienten mit diesem Defekt sind nicht in der Lage, reife B-Zellen sowie Plasmazellen und damit Immunglobuline zu bilden. Die Erkrankung manifestiert sich meist erst im 5.–6. Lebensmonat (Nestschutz durch mütterliche Immunglobuline in den ersten Lebensmonaten!). Typische Erkrankungen der Kinder sind bakterielle Mittelohrentzündungen, Pneumonien, Bronchitiden, Meningitiden und Dermatitiden. Zu den am häufigsten nachgewiesenen Erregern zählen **Streptococcus pneumoniae** und **Hämophilus influenzae**. Ein Hinweis auf den B-Zelldefekt liefert die Tatsache, daß es trotz der gehäuften Infekte nicht zu einer Lymphadenopathie oder einer Splenomegalie kommt.
Immunglobuline sind im Plasma der Patienten nicht nachweisbar oder stark erniedrigt. Alloantikörper gegen die Blutgruppenantigene sind nur in geringen Mengen zu finden. Nach Impfungen findet keine spezifische Immunglobulinbildung statt. Therapeutisch werden in regelmäßigen Abständen Immunglobuline verabreicht, und bei Infektionen wird gezielt mit Antibiotika behandelt.

Patienten mit einer Agammaglobulinämie dürfen nicht mit einem Lebendimpfstoff geimpft werden!

Selektive IgA-Defizienz

Die selektive IgA-Defizienz ist die häufigste Form der selektiven Immundefizienzen, bei denen lediglich ein Isotyp fehlt. Der IgA-Mangel beruht auf einer Störung der B-Zelldifferenzierung in IgA-sezernierende Plasmazellen. Die Prävalenz der Erkrankung ist 1:600–1:800. Sie ist gekennzeichnet durch einen Serum-IgA-Spiegel < 0,5 mg/ml bei normalen oder überhöhten IgM-, IgG-, IgD- und IgE-Serumspiegeln. Der reduzierte IgA-Spiegel kann mit einem Mangel an IgG einhergehen. IgA fehlt bei den meisten Patienten in den exokrinen Sekreten und in den Sekreten der Schleimhäute. Viele Menschen mit IgA-Mangel sind asymptomatisch, da sie IgG und IgM in normalem Umfang synthetisieren. Patienten, bei denen sich der IgA-Mangel klinisch manifestiert, neigen zu sinu-pulmonalen Infektionen, Erkrankungen des Gastrointestinaltrakts (Zöliakie, Colitis ulcerosa, M. Crohn), Allergien und Autoimmunerkrankungen (systemischer Lupus erythematodes, rheumatoide Arthritis, Dermatomyositis, perniziöse Anämie, Sjögren-Syndrom, chronisch aktive Hepatitis und hämolytische Anämie). Therapeutisch werden bei Bedarf Antibiotika gezielt eingesetzt.

Transiente Hypogammaglobulinämie des Säuglings

Über die ersten 5–6 Lebensmonate kommt es beim Säugling zu einem stetigen Abbau der über die Plazenta übertragenen mütterlichen Immunglobuline (IgG). In dieser Zeit kann bei fast allen Kindern eine Hypogammaglobulinämie nachgewiesen werden. Setzt die normale Immunglobulinproduktion beim Kind **nicht** ein, bleibt der relative IgG-Mangel über längere Zeit bestehen: Man spricht von einer **transienten Hypogammaglobulinämie**. In der Regel sind diese Kinder in der Lage, IgM und IgA zu bilden, so daß im Unterschied zur X-gebundenen Agammaglobulinämie normale IgM- und IgA-Titer vorliegen. Es gibt allerdings Fälle, in denen auch die Produktion von IgA und IgM eingeschränkt ist. Im Unterschied zur X-gebundenen Agammaglobulinämie können jedoch B-Zellen im peripheren Blut und im Gewebe nachgewiesen werden. Die Ursachen für die transiente Hypogammaglobulinämie sind nicht bekannt. Die Therapie besteht bei Bedarf in der Gabe von Immunglobulin.

6.2.2 Defizienzen des T-Lymphozytensystems

Reine T-Zelldefizienzen sind selten. In der Regel ist mit einem T-Zelldefekt auch eine Einschränkung der humoralen Immunität verbunden, da die B-Zellen für ihre antigeninduzierte Aktivierung und Reifung auf die „Hilfe" der Helfer-T-Zellen angewiesen sind. Patienten mit einem T-Zelldefekt sind besonders anfällig gegen Infektionen mit Viren, Pilzen, intrazellulären Bakterien und Protozoen. Diagnostiziert werden T-Zelldefekte durch eine erniedrigte Zahl von T-Zellen im Blut, einer mangelnden Proliferation der T-Zellen nach Stimulierung durch polyklonale T-Zellaktivatoren (Mitogentest) und fehlende Typ IV-Reaktionen.

DiGeorge-Syndrom (kongenitale Thymusaplasie)
Ursache des DiGeorge-Syndroms sind Fehlentwicklungen des dritten und vierten Kiemenbogens. Es kann in seltenen Fällen autosomal dominant vererbt werden. Meist scheint es auf eine Translokation am Chromosom 22 zurückzuführen zu sein.
Das DiGeorge-Syndrom ist ein Symptomenkomplex aus:

1. Hypoplasie oder Agenesie des Thymus mit nachfolgender Defizienz der zellulären Immunantwort,
2. Hypoparathyreoidismus mit nachfolgender Störung des Kalziumhaushalts,
3. Mißbildungen des Aortenbogens und
4. Mißbildungen des Gesichts.

Erstes Zeichen eines DiGeorge-Syndroms nach der Geburt ist eine therapierefraktäre Hypokalzämie. Überleben die Patienten die Neugeborenenperiode, werden rekurrierende Infektionen mit Viren, Pilzen, Protozoen, aber auch Mykobakterien beobachtet. Die Kinder fallen durch eine Lymphopenie (< 1200/ml) und eine reduzierte Stimulierbarkeit der T-Zellen auf. Die NK-Zell-Aktivität ist normal. Manche Patienten zeigen normale Immunglobulinspiegel, andere erniedrigte mit einer fehlenden Antikörperbildung nach Immunisierung.
Kinder mit DiGeorge-Syndrom dürfen nicht mit Lebendimpfstoffen geimpft werden!
Eine mögliche Therapie besteht heute in der Transplantation von fetalem Thymus bzw. Thymuszellen oder in der Transplantation HLA-identischen Knochenmarks. Meist ist die Transplantation nicht notwendig, da sich die T-Zellfunktion mit der Zeit bessert; mit fünf Jahren haben die meisten Kinder eine normale T-Zellfunktion. Es ist möglich, daß Reste des Thymus oder ektopisches Thymusgewebe die Reifung der T-Zellen übernehmen. In Analogie führt wahrscheinlich die Bildung ektopischer Epithelkörperchen zu einer Besserung des Parathormonmangels.

6.2.3 Defizienzen des B- und T-Zell-Systems (Schwere kombinierte Immundefizienz (SCID))

Die **schwere kombinierte Immundefizienz** (englisch: „**Severe Combined Immunodeficiency Disease = SCID**") ist durch Defekte der humoralen **und** zellulären Immunität charakterisiert. Es kommt zu Infektionen durch alle Erregerarten: Viren, Bakterien, Pilze, Protozoen. SCID beruht meist auf einer Entwicklungsstörung der lymphoiden Stammzellen. Die Erkrankung kann autosomal rezessiv oder X-chromosomal rezessiv vererbt werden. Den autosomal rezessiven Formen liegt meist ein Enzymdefekt zugrunde, z.B. der Adenosin-Desaminase (ADA) oder der Purin-Nukleosid-Phosphorylase (PNP). Beide Enzyme sind bei der DNS-Synthese beteiligt; sind sie defekt, akkumulieren toxische Produkte in der Zelle. Insbesondere sich entwickelnde T-Zellen reagieren außerordentlich empfindlich auf diese toxischen Produkte und sterben ab. Andere Formen des SCID konnten auf eine fehlende Expression der MHC Klasse II-Moleküle („bare lymphocyte syndrom"), auf einen Defekt von Zytokinrezeptoren, z.B. des IL-2-, IL-4-, IL-7-, IL-13- oder IL-15-Rezeptors, oder auf einen Mangel an Zytokinen z.B. an IL-2 zurückgeführt werden. Die schwere kombinierte Immundefizienz manifestiert sich im Alter von ca. 6 Monaten und führt ohne Behandlung meist vor Ende des ersten Lebensjahrs zum Tod durch rekurrierende Infekte mit opportunistischen Keimen wie Candida albicans, Zytomegalie-Virus und Pneumocystis carinii.
Kinder mit einem SCID-Syndrom dürfen nicht mit Lebendimpfstoffen geimpft werden!

Die Kinder fallen durch eine Lymphopenie (B- und T-Zellen fehlen) und eine deutliche Hypogammaglobulinämie auf. Im Thymus und in den Lymphknoten findet sich nur eine geringe Anzahl an Lymphozyten. Eine Splenomegalie tritt trotz schwerer Infektionen nicht auf. Die Kinder sind neben den Infektionen besonders anfällig für Graft-versus-host-Reaktionen nach Transfusionen, aber auch durch mütterliche Zellen, die während der Geburt in den kindlichen Kreislauf übertreten. **Kinder mit einer SCID dürfen nur mit bestrahlten Blutkonserven oder Blutprodukten transfundiert werden.**

Therapie der Wahl ist die Knochenmarktransplantation (HLA-kompatibel!) oder die Transplantation fetalen Thymus und fetaler Leber. Bei Bedarf muß gezielt anti-bakteriell, anti-fungizid oder anti-viral therapiert werden. Prophylaktisch können Immunglobuline gegeben werden.

6.2.4 Komplementdefizienzen

Bei den Komplementdefizienzen unterscheidet man Defekte des klassischen und alternativen Aktivierungswegs, des C5b-9-Komplexes und Defekte der löslichen und membranständigen Regulatorproteine. Defekte des Komplementsystems können zu einer zu starken oder zu einer zu geringen Aktivierung des Komplementsystems führen. Letzteres schränkt die Komplement-vermittelten Effektorfunktionen, wie z. B. Opsonisierung, ein und erschwert die Abwehr von Infektionen. Überdurchschnittlich viele Menschen mit einem Komplementdefekt entwickeln Immunkomplex-abhängige Autoimmunerkrankungen, wie z. B. einen systemischen Lupus erythematodes oder Glomerulonephritiden, da das komplementabhängige Abräumen der Immunkomplexe („Immune-Clearance") gestört ist.

Defekte des klassischen und alternativen Aktivierungswegs

Genetisch bedingte Defekte des klassischen und alternativen Aktivierungswegs sind bekannt. C1q, C1r, C1s, C4, C2, C3, Properdin und Faktor D können betroffen sein. Der häufigste Defekt des Komplementsystems betrifft das C2. Defekte der frühen Komponenten des klassischen Weges sind mit Autoimmunerkrankungen assoziiert, mehr als 50% der Patienten mit einem C2- oder C4-Mangel erkranken an einem systemischen Lupus erythematodes; Ursache ist wahrscheinlich die verminderte komplementvermittelte Elimination („Immune-Clearance") der Immunkomplexe. C2- oder C4-defekte Menschen zeigen meist eine normale Infektabwehr. Dies weist darauf hin, daß der alternative Weg bei diesen Menschen unter „normalen" Bedingungen zur Elimination der Keime ausreichend ist. Die Mortalität einer Sepsis allerdings ist bei Menschen mit Defekten des klassischen Aktivierungsweges erhöht. C3-Defekte führen zu einer gesteigerten Anfälligkeit für Infektionen mit pyogenen Bakterien wie Pneumokokken, Hämophilus influenzae, Staphylokokken und Neisserien.

Defekte des terminalen Komplement-Komplexes

Bei Menschen mit Defekten der terminalen Komplementkomponenten ist die Bildung des Membranangriffskomplexes gestört. Die Abwehrreaktionen gegen Neisserien (Meningokokken und Gonokokken) sind bei diesen Menschen beeinträchtigt, nicht jedoch die Abwehrreaktionen gegen andere Keime. Menschen mit einem C9-Defekt sind klinisch asymptomatisch. Dies weist darauf hin, daß die Aktivität des C5b–8-Komplexes eine ausreichende Infektabwehr ermöglicht.

Defekte der Regulatorproteine des Komplementsystems

In die Gruppe der Defekte der Regulatorproteine gehört der C1-Esterase-Inhibitor-Mangel (hereditäres Angioödem), die paroxysmale nächtliche Hämoglobinurie (= Marchiafava Syndrom) und Defekte der Faktoren I und H.

C1-Esterase-Inhibitor-Mangel. Ein C1-Esterase-Inhibitor (= C1-Inhibitor) inaktiviert die Komplementkomponente C1 und den Hageman Faktor. Der C1-Esterase-Inhibitor-Mangel führt zu dem Krankheitsbild des **hereditären Angioödems**, welches durch anfallsweise Schwellungen des subkutanen und submukösen Bindegewebes charakterisiert ist. Gefürchtet ist dabei ein Glottisödem, das zur Asphyxie und zum Tod führen kann. Im Magen-Darm-Trakt führen die Schwellungen zu Koliken. Die Erkrankung wird autosomal dominant vererbt. Therapiert werden die Anfälle durch Substitution mit isoliertem C1-Esterase-Inhibitor. Eine Dauertherapie erfolgt mit Plasmininhibitoren oder Androgenen, z. B. dem Danazol, das die Bildung von C1-Esterase-Inhibitoren steigert.

Ein **erworbener C1-Esterase-Inhibitor-Mangel** kann nach Bildung eines Autoantikörpers gegen C1-Esterase-Inhibitor, bei überschießendem Verbrauch des C1-Esterase-Inhibitors oder ungenügender Synthese auftreten. Ein erhöhter Verbrauch des C1-Esterase-Inhibitors wird z. B. beim systemischen

Lupus erythematodes oder bei Malignomen beobachtet.

Ein Mangel der C3-Regulatorproteine Faktor H und I führt zu einer gesteigerten Aktivität der C3-Konvertase. Es kommt zu einer überschießenden C3-Aktivierung und damit nachfolgend zu einem partiellen C3-Mangel, der sich durch erhöhte Infektanfälligkeit äußert.

Ein Teil der klinischen Symptomatik der **paroxysmalen nächtlichen Hämoglobinurie** (PNH) (Klinik: nächtliche Hämolysen und Hämoglobinurie) beruht auf einem Mangel membranständiger Komplementregulatoren. PNH ist auf einen Defekt des sog. „Phosphatidyl-Inositol-Ankers" (= GPI-Anker) zurückzuführen. Fehlt der GPI-Anker, so fehlen auch die GPI-verankerten Komplementregulatoren: DAF (Decay Accelerating Factor, CD55), HRF (Homologous Restriction Factor) und CD59. Es kommt zur überschießenden Bildung von C3 (DAF-reguliert) und des terminalen Komplement-Komplexes (durch HRF und CD59 reguliert). Da die Erythrozyten **nur** GPI-verankertes CD59 und HRF exprimieren (andere Zellen exprimieren zusätzlich die transmembranale Form des CD59 und HRF), sind sie besonders empfindlich gegenüber komplementvermittelter Lyse.

6.3 Erworbene Immundefizienzen

6.3.1 Erworbenes Immundefizienzsyndrom (AIDS)

Die Infektion eines Menschen mit dem **Humanen Immundefizienz-Virus** (**HI-Virus, HIV**) führt nach einer Latenzphase von mehreren Jahren zu einer Immunsuppression, die sich durch opportunistische Infektionen, Tumoren und nicht zuletzt Erkrankungen des ZNS manifestiert. Die HIV-Erkrankung wird in Abhängigkeit von der klinischen Symptomatik in vier Stadien eingeteilt:

1. akute Infektion;
2. asymptomatische Infektion;
3. persistierende generalisierte Lymphadenopathie;
4. manifeste Erkrankung, u. a. mit neurologischen Symptomen, opportunistischen Infektionen und Tumoren (Vollbild des AIDS).

Die meisten Patienten zeigen ca. 2–6 Wochen nach der Infektion **ein akutes HIV-Syndrom** mit Fieber, Kopfschmerzen, Pharyngitis, generalisierter Lymphadenopathie und Hautrötungen. Die genannten Symptome sind unspezifisch und liefern **keine** diagnostischen Hinweise auf eine HIV-Infektion. In der initialen Phase der Erkrankung vermehrt sich das Virus und kann in Blut und Zerebrospinalflüssigkeit nachgewiesen werden. Die Initialphase geht in die Latenzphase über; meist ist das Virus im Blut in dieser Phase nicht mehr nachweisbar. Dennoch kommt es im lymphatischen Gewebe zu einer ständigen Zunahme infizierter Zellen (CD4$^+$-T-Zellen, Monozyten/Makrophagen, dendritische Zellen). Es kann zu einer generalisierten Lymphadenopathie kommen, es besteht jedoch noch kein Immundefekt. Manche Patienten entwickeln einen Symptomenkomplex mit Fieber, Nachtschweiß, Gewichtsverlust, Durchfällen, entzündlichen Hautrötungen und einer generalisierten Lymphadenopathie.

Diese Symptome werden als **AIDS-Related Complex (ARC)** bezeichnet. Ein ARC kann Monate bis Jahre bestehen, bis es in das Vollbild der HIV-Erkrankung – das erworbene Immundefizienzsyndrom (AIDS) – übergeht. AIDS liegt beim Nachweis opportunistischer Infektionen, Neoplasien, Kachexie mit Durchfällen (HIV wasting syndrome) oder ZNS-Degenerationen (AIDS encephalopathy) sowie einem entsprechenden Laborbefund (Abfall der CD4$^+$-T-Zellen im Blut von 1000/mm^3 auf < 100/mm^3) vor. Die wichtigsten opportunistischen Keime bei AIDS sind:

1. Protozoen: Pneumocystis carinii (75% der HIV-Patienten); Cryptosporidium; Toxoplasma;
2. Bakterien: Mykobakterien (M. avium, M. kansasi); Nocardia; Salmonellen;
3. Pilze: Candida, Cryptococcus neoformans; Coccidioides immitis; Histoplasma capsulatum; Aspergillus fumigatus und
4. Viren: Zytomegalievirus; Herpes simplex; Varizella-Zoster.

Neben den opportunistischen Infektionen treten gehäuft bestimmte Tumoren auf: 30% der Patienten entwickeln ein Kaposi-Sarkom. Daneben findet man maligne Lymphome wie das Burkitt-Lymphom, B-Zell-Lymphome und Lymphome im ZNS. Das Gehirn ist bei HIV-Infektionen häufig betroffen: Bis zu 60% der HIV-Patienten leiden unter einer AIDS Enzephalopathie (neuropsychiatrische Störungen, Gedächtnisstörungen).

Das Humane Immundefizienz Virus (HI-Virus)

Das HI-Virus gehört zur Gruppe der Retroviren. Retroviren sind RNS-Viren; bei ihrer Replikation in der Wirtszelle muß die RNS zunächst in DNS umgeschrieben werden. Die meisten Infektionen in Nordamerika und Westeuropa gehen auf zwei Typen von HI-Viren zurück, den HI-1- und HI-2-Virus. HIV-1 und HIV-2 sind jedoch nicht die einzigen HI-Virus-Formen.

Bei einer HIV-Infektion binden virale Partikel im Blut, Samen oder anderen Körperflüssigkeiten an CD4$^+$-Zellen. Die Bindung des HI-Virus wird durch zwei Moleküle an der Virusoberfläche vermittelt: gp120 und gp41. Nach Bindung des gp120 an das CD4-Oberflächenmolekül initiiert wahrscheinlich das gp41 die Fusion von Zelle und Virus.

Ist das Virus in die Zielzelle eingedrungen, wird seine RNS in DNS umgeschrieben (**reverse Transkription**) und diese in die Zielzell-DNS eingebaut: Es entsteht das Provirus. In dieser Form kann das HI-Virus lange Zeit verbleiben: **latente Infektion**. Die Manifestation der Virusinfektion, d.h. zunächst die HIV-Gentranskription, ist an die Antigen- und/oder Zytokin-vermittelte Aktivierung der infizierten T-Zelle gekoppelt. Das bedeutet, daß die physiologische Aktivierung der CD4$^+$-T-Zellen durch ein Antigen und die Zytokin-vermittelten Effektormechanismen zur Aktivierung des Virus führen.

Die HIV-Infektion führt zu **einer eingeschränkten Funktion des gesamten Immunsystems.** Betroffen sind die natürlichen Resistenzmechanismen – z.B. sind infizierte CD4$^+$-Makrophagen in ihrer Funktion eingeschränkt – **und** die spezifische humorale und zelluläre Immunität, da die Schlüsselzelle des Immunsystems, die CD4$^+$-Helfer-T-Zelle betroffen ist.

Nach einer HIV-Infektion werden sowohl **zelluläre als auch humorale Immunreaktionen** gegen das Virus in Gang gesetzt. Es gelingt dem Immunsystem jedoch nicht, die Infektion zu kontrollieren. Ein wesentlicher Aspekt ist sicher die Zerstörung und Inaktivierung der CD4$^+$-T-Zellen, ohne die eine effektive Einleitung einer spezifischen Immunreaktion nicht gelingt. Ein weiterer Aspekt ist die genetische Variabilität des Virus, die durch die hohe Fehlerrate bei der reversen Transkription verursacht wird. Die Folge ist eine große Variabilität der Virusantigene; die neu gebildeten Viren werden von den eingeleiteten spezifischen Abwehrmechanismen nicht erfaßt.

Bestimmte Oberflächenmoleküle des Virus sind stark immunogen. Antikörper gegen diese Strukturen sind bei den meisten HIV-Patienten nachweisbar. Zu den stark immunogenen Oberflächenmolekülen gehören das gp120 und das gp41; es werden aber auch Antikörper gegen die reverse Transkriptase und andere Virus-Antigene nachgewiesen. Diese Antikörper haben einen nur geringen inhibitorischen Effekt auf die Infektiosität und die zytopathischen Effekte des Virus. Zudem sind sie oft „stammspezifisch", d.h. Antikörper aus einem Individuum erkennen das Virus aus einem anderen Individuum i. d. R. nicht.

Labor-Diagnostik der HIV-Infektion

Nachweis spezifischer Antikörper: Antikörper gegen HIV-Proteine treten in der Regel 2–12 Wochen nach der Primärinfektion auf. Die Antikörper werden mit dem ELISA bestimmt, bei positivem Befund schließt sich ein Westernblot oder ein RIA an.

Nachweis viraler DNS oder viraler Proteine:
1. In den ersten drei Monaten nach Infektion sind virale Proteine im Serum des Patienten nachweisbar. Diese Antigene kann man mittels ELISA bestimmen.
2. Besonders effizient können molekularbiologische Methoden bei der Diagnostik der HIV-Infektion eingesetzt werden: Mit der Polymerase-Ketten-Reaktion gelingt der Nachweis viraler DNS in Zellen und Körperflüssigkeiten.
3. Eine Anzucht des Virus ist möglich.

Die Bestimmung der CD4$^+$-T-Zellen im peripheren Blut (FAC-Scan-Analyse siehe Kapitel 8) ist ein **Verlaufsparameter** der HIV-Infektion. In der Initialphase kommt es zu einem reversiblen Abfall der CD4$^+$-T-Zellen. In der Latenzphase nimmt die Anzahl der CD4$^+$-T-Zellen kontinuierlich und irreversibel ab, und das Verhältnis zwischen CD4$^+$- zu CD8$^+$-T-Zellen verschiebt sich zugunsten der CD8$^+$-Zellen. Unter einem Wert von 250 CD4$^+$-T-Zellen/mm^3 ist das Risiko, an opportunistischen Infektionen zu erkranken, hoch. Die Abnahme der CD4/CD8-Ratio korreliert in erster Näherung mit den klinischen Symptomen der Immunsuppression.

6.3.2 Immundefizienzen durch andere Erkrankungen

Immundefizienzen durch andere Erkrankungen können in zwei Gruppen unterteilt werden: (1.) die Immundefizienz als Begleitsymptom einer Erkrankung und (2.) die Immundefizienz als Nebeneffekt einer medikamentösen Therapie (iatrogene Immundefizienz). Zustände, die zu einer Immundefizienz führen, sind Infektionen, Neoplasien und nicht zuletzt Unterernährung. Alle drei Situationen führen zu Störungen der zellulären und humoralen Immunität. Neoplasien, die ins Knochenmark metastasieren oder im Knochenmark entstehen (Leukämien), verdrängen die hämatopoietischen Zellen bzw. beeinträchtigen die Reifung der Lymphozyten, der Makrophagen etc.. Des weiteren können Tumoren Faktoren bilden, z.B. das TGF-β, die die Reifung und Differenzierung der Immunzellen beeinträchtigen. Verschiedene Infektionen neben der HIV-Infektion können zu einer transienten Immundefizienz führen, so z. B. Masern. Das Masernvirus kann CD4⁺-T-Zellen befallen, wahrscheinlich ist dies die Ursache für seinen immunsuppressiven Effekt. Im Gegensatz zum HI-Virus wird dies durch das Immunsystem kontrolliert.

6.3.3 Iatrogene Immundefizienz

Die iatrogene Immundefizienz wird durch Medikamente ausgelöst, die zu einer Funktionshemmung der Lymphozyten oder zu deren Absterben führen. Entzündliche Erkrankungen, Krebserkrankungen, Autoimmunerkrankungen oder eine Organ-Transplantation sind Indikationen für die Therapie mit immunsuppressiv wirkenden Medikamenten. Je nach Indikation werden Kortikoide, Ciclosporin A oder Zytostatika verwendet.

7 Transplantationsimmunologie und Bluttransfusionen

7.1 Begriffsdefinition

Unter **Transplantation** versteht man die Übertragung von Zellen, Geweben oder Organen (den **Transplantaten**) von einem Spender (**Donor**) auf einen Empfänger (**Rezipienten**).
Bei der sog. **Autotransplantation** sind **Spender und Empfänger identisch** (z. B. Hauttransplantation, Eigenblutspende). **Syngene Transplantationen** (= isogene Transplantationen) sind Transplantationen zwischen **genetisch identischen Individuen** (eineiige Zwillinge). **Allotransplantationen** sind Transplantationen zwischen genetisch unterschiedlichen Individuen einer Spezies. Die Allotransplantation ist die häufigste Form der Organtransplantation. **Xenotransplantationen** (= Heterotransplantation) sind Transplantationen zwischen verschiedenen Spezies, z. B. die Verpflanzung eines Tierherzens in einen Menschen.
Bei einer **orthotopen Transplantation** werden die Spenderorgane in ihre ursprüngliche anatomische Lage verpflanzt (z. B. Herz). Bei einer **heterotopen Transplantation** wird das Organ nicht in seine ursprüngliche anatomische Lage verpflanzt (z. B. Niere).
Ein **Implantat** ist eine künstliche (z. B. Hüftprothese, Gefäßprothese) oder „natürliche" (z. B. biologische Herzklappen) Ersatzstruktur, die in den menschlichen Körper als plastischer Ersatz (z. B. Hüftkopf) oder als Verstärkung (z. B. der Bauchwand bei Hernien) eingebracht wird. Ein Implantat besteht im Gegensatz zum Transplantat aus totem Material.

7.2 Transplantations-(Histokompatibilitäts-)Antigene

Alle Körperzellen weisen Oberflächenstrukturen auf, die sich je nach Individuum und Spezies unterscheiden. Keine Spezies gleicht in ihrer gesamten zellulären Oberflächenstruktur einer anderen, und innerhalb einer Spezies gleicht kein Individuum einem anderen (Ausnahme eineiige Zwillinge). Bei der Übertragung eines Allo- oder Xenotransplantats kommt es aufgrund bestimmter unterschiedlicher Oberflächenmoleküle, sog. **Transplantationsantigene**, zu einer Immunreaktion, die das fremde Gewebe zerstört (**Abstoßung**). Die für die Transplantatabstoßung bedeutsamsten Antigene sind die **Gewebeantigene** (MHC-Antigene, (Haupt)histokompatibilitätsantigene; HLA-Antigene) und die **AB0-Blutgruppen**.

7.2.1 MHC-Antigene

Die Mehrzahl der Transplantationsantigene löst nur eine schwache Immunreaktion aus („**minor histocompatibility antigens**"). Bestimmte Antigene jedoch führen zu einer besonders starken Abstoßungsreaktion. Dies sind die sog. **Haupthistokompatibilitätsantigene** (= MHC-Antigene = HLA-Antigene beim Menschen). Die MHC-Antigene sind durch einen starken **Polymorphismus** (beruhend auf dem Vorkommen vieler Allele in der Bevölkerung) charakterisiert.

Stärke und Verlauf einer Abstoßungsreaktion werden durch die Unterschiede in den MHC-Antigenen zwischen Spender und Empfänger bestimmt. Je besser Spender und Empfänger in ihrem MHC-Antigenmuster übereinstimmen, desto seltener treten Abstoßungsreaktionen auf. Um ein möglichst langes Überleben eines Allotransplantats zu gewährleisten, wird deshalb für eine Organtransplantation derjenige Empfänger ausgesucht, dessen HLA-Antigene am besten mit denen des Spenders übereinstimmen. In diesem Zusammenhang spricht man vom „**Matching**" von Spender und Empfänger. Antigenunterschiede zwischen Spender und Empfänger werden als „**Mismatch**" bezeichnet.

Anmerkung: Viele humane Autoimmunerkrankungen sind assoziiert mit bestimmten HLA-Genotypen. So haben HLA-B27-positive Menschen ein relatives Risiko von ca. 87%, eine Spondylitis ankylosans zu entwickeln. Andere Erkrankungen, bei denen eine HLA-Assoziation festgestellt wurde, sind z.B. das Goodpasture Syndrom, die multiple Sklerose oder der systemische Lupus erythematodes.

7.2.2 Nicht-MHC-Antigene

Auch Nicht-MHC-Antigene können eine starke Abstoßung hervorrufen. Von diesen Nicht-MHC-Antigenen sind beim Menschen v.a. die AB0-Blutgruppen von Bedeutung. Blutgruppen-spezifische Alloantikörper können ähnlich wie die zytotoxischen HLA-Antikörper zu einer hyperakuten Abstoßung des Transplantats führen. Deshalb wird i.d.R. Blutgruppen-kompatibel transplantiert.

Anmerkung: Das Lewis-Blutgruppensystem wird bei der Transplantation nicht berücksichtigt.

7.3 Transplantatabstoßungsreaktion

Prinzipiell lassen sich eine **zellulär** und eine **humoral vermittelte Transplantatabstoßung** unterscheiden. Die Transplantatabstoßung wird auch als **Host-versus-Graft-Reaktion** (HvGR) bezeichnet. Vom klinischen Verlauf her unterscheidet man drei Formen der Abstoßung:

1. die hyperakute Abstoßung,
2. die akute Abstoßung und
3. die chronische Abstoßung.

Bei der **hyperakuten Abstoßung** kommt es zur Nekrose des Organs innerhalb von Minuten bis Stunden nach Transplantation. Ursache einer hyperakuten Abstoßung sind bereits vor Transplantation im Empfänger vorliegende Antikörper (präformierte Antikörper) gegen Spenderantigene, insbesondere gegen dessen HLA-Klasse I-Antigene, verursacht durch einen vorangegangenen Kontakt mit fremden MHC-Molekülen als Folge einer Bluttransfusion, Schwangerschaft oder früheren Transplantation. Zum Ausschluß präformierter Antikörper wird deshalb vor einer Transplantation eine **Kreuzprobe** zwischen Empfängerserum und Spenderlymphozyten durchgeführt. Bei positiver Kreuzprobe ist die Transplantation kontraindiziert.

Anmerkung: Hyperakute Abstoßungen werden auch durch Antikörper gegen die AB0-Blutgruppen ausgelöst. Sie werden heute so gut wie nicht mehr beobachtet, da eine Transplantation i.d.R. AB0-kompatibel erfolgt. Bei der **Xenotransplantation** führen sog. „natürliche" Antikörper des Empfängers meist innerhalb von Minuten bis Stunden zu einer hyperakuten Abstoßung. Natürliche Antikörper sind Immunglobuline (meist IgM), die ohne spezifische Immunisierung im Serum eines jeden Individuums vorkommen können.

Im Gegensatz zur hyperakuten Abstoßung sind **akute Abstoßungskrisen** relativ häufig. Sie treten i.d.R. in der 2. oder 3. Woche nach Transplantation auf, können aber auch noch nach Monaten oder Jahren, bevorzugt nach Absetzen der immunsuppressiven Therapie, auftreten. Bei einer akuten Abstoßung kommt es zu einer raschen Verschlechterung der Transplantatfunktion mit Allgemeinsymptomen wie Fieber und Krankheitsgefühl. Ursache sind überwiegend **zelluläre Abstoßungsreaktionen**. Akute Abstoßungsreaktionen sind i.d.R. bei sofort einsetzender immunsuppressiver Therapie gut zu beherrschen. Dies gilt nur, solange es nur zu funktionellen und nicht zu strukturellen Schäden am transplantierten Organ gekommen ist.

Mit Ausnahme der vollidentischen Transplantation (isogene Transplantation) können die immunologischen Abstoßungsreaktionen nicht vollständig zum Stillstand gebracht werden. Man spricht von einer **chronischen Abstoßung**. Die chronische Abstoßung verläuft i.d.R. über Monate bis Jahre und ist durch **obstruktive Gefäßveränderungen** charakterisiert. Ursachen sind wahrscheinlich sowohl zellulär- als auch Antikörper-vermittelte Immunreaktionen. Die chronische Abstoßung ist therapeutisch nur schwer zu kontrollieren und ist die häufigste Ursache für den Verlust eines Transplantats.

Prinzipiell ist es auch möglich, daß **Lymphozyten des Spenders** Antigene des Empfängers als fremd erkennen und immunologisch angreifen (**Graft-versus-Host-Reaktion = GvHR**). Eine GvHR kann insbesondere bei Patienten mit Knochenmarktransplantationen beobachtet werden. Bei der **akuten GvHR** greifen vermutlich transplantierte Spender-T-Zellen körpereigene Zellen der Haut, der Leber und des Gastrointestinaltrakts an. Dies kann sekundär zu Infektionen führen, an denen die Patienten versterben können. Eine **chronische GvHR** manifestiert sich in klinischen Symptomen, die den systemischen Kollagen- und Gefäßerkrankungen ähneln.

7.4 Beeinflussung der Transplantat-Empfänger-Interaktion

Der wichtigste Punkt bei der Beeinflussung der Transplantat-Empfänger-Interaktion ist die Auswahl des hinsichtlich der AB0- und HLA-Antigene optimal kompatiblen Spenders. Zu diesem Zweck wird während der Wartezeit auf ein Spenderorgan beim Empfänger eine **Blutgruppenbestimmung** und eine **Gewebetypisierung** durchgeführt. Zudem wird in einem sog. „**Serumscreening**" in regelmäßigen Abständen getestet, ob im Empfängerserum präformierte Antikörper gegen fremde MHC-Antigene vorliegen. Bei der Vorbereitung einer **Lebendtransplantation** wird zusätzlich die Verträglichkeit von Spender- und Empfängerzellen in einer sog. „**gemischten Lymphozytenkultur**" getestet. Alle Testergebnisse werden in Eurotransplant-Warte-listen gespeichert. Dieses System ermöglicht es, bei Verfügbarkeit eines Spenderorgans, denjenigen Empfänger auszuwählen, der die beste Übereinstimmung im HLA- und AB0-System mit dem Spender zeigt. Unmittelbar vor der eigentlichen Transplantation muß eine **Kreuzprobe** zwischen Spenderlymphozyten und Empfängerserum durchgeführt werden, um präformierte zytotoxische Antikörper auszuschließen.

7.4.1 Beeinflussung der Transplantat-Immunogenität

Versuche, die Transplantat-Immunogenität zu beeinflussen, sind bis dato nicht bis zur klinischen Anwendung gekommen.

7.4.2 Beeinflussung des Empfängers

Ziel einer „immunsuppressiven Therapie" ist die Vermeidung einer Abstoßungsreaktion nach Transplantation eines Organs. Zur Prophylaxe einer Abstoßungsreaktion wird die medikamentöse Immunsuppression häufig bereits intraoperativ, in Einzelfällen, z.B. im Rahmen von Lebendtransplantationen, sogar bereits präoperativ begonnen. In der postoperativen Phase unterscheidet man die **Induktions-** und **Erhaltungstherapie**. Bei der Induktionstherapie werden hohe Dosen immunsuppressiv wirkender Medikamente verabreicht. Während des postoperativen stationären Aufenthalts wird die Dosis der Induktionstherapie reduziert auf die sog. Erhaltungstherapie. Beim Auftreten manifester Abstoßungsreaktionen ist zusätzlich eine **Abstoßungstherapie** notwendig. Die wichtigsten immunsuppressiven Medikamente sind: **Ciclosporin A**, **Azathioprin**, **Glukokortikoide**, polyklonale Antikörper (**Anti-Lymphozyten-Globulin (ALG)**, **Anti-Thymozyten-Globulin (ATG)**) und monoklonale **Antikörper gegen T-Zellen (z.B. OKT3 = Anti-CD3)**. Neuere Medikamente, die in ihrer Wirkungsweise dem Ciclosporin ähneln, sind **FK-506** und **Rapamycin**.

Die immunsuppressive Therapie wird i.d.R. als **Kombinationstherapie** mit mehreren Medikamenten durchgeführt. Dabei addieren sich die immunsuppressiven Wirkungen der verschiedenen Medikamente, das Risiko für Nebenwirkungen wird durch geringere Dosen reduziert. Ciclosporin A in der Kombination mit Glukokortikoiden und/oder Azathioprin gilt heute in den meisten Transplantationszentren als Mittel der ersten Wahl. Alternativ kann in der Langzeitbehandlung bei Auftreten nephrotoxischer Nebenwirkungen ein Therapiewechsel von Ciclosporin A zu Azathioprin erwogen werden.

Bis heute ist es nicht möglich, selektiv den Abstoßungsprozeß zu supprimieren, sondern die immunsuppressive Therapie beeinträchtigt auch andere

Funktionen des Immunsystems. So sind z.B. immunsupprimierte Patienten besonders anfällig für Infektionen und haben ein erhöhtes Risiko, Malignome zu entwickeln.

7.5 Klinische Transplantationen

Die Indikation für eine **Nierentransplantation** ist die dialysepflichtige chronische Niereninsuffizienz. Neben der häufigeren Leichennierentransplantation werden auch Lebendnierentransplantationen durchgeführt. Die immunologische Vorbereitung einer Nierentransplantation umfaßt neben der AB0-Typisierung die Gewebetypisierung und die Kreuzprobe. Im Fall einer Lebendspende wird zusätzlich eine gemischte Lymphozytenkultur durchgeführt.
Herztransplantationen werden bei schwerster, therapierefraktärer Herzinsuffizienz durchgeführt. Die irreversible Leberinsuffizienz mit drohendem Organversagen ist die Indikation der **Lebertransplantation**. Die Wertigkeit einer Lebertransplantation bei einem Malignom der Leber wird kontrovers diskutiert. Im Gegensatz zur Nierentransplantation wird die Transplantation von Leber und Herz aufgrund der nur kurzen Überlebenszeit außerhalb des Körpers (Leber ca. 16–20 Stunden; Herz ca. 8–12 Stunden) nur AB0-kompatibel durchgeführt, da eine HLA-Typisierung und die Kreuzprobe aufgrund des Zeitmangels nicht durchgeführt werden können. Aufgrund der deshalb meist vorliegenden HLA-Inkompatibilität wird die immunsuppressive Therapie i.d.R. höher dosiert als bei der Nierentransplantation. Zusätzlich wird die Transplantation von Herz und Leber dadurch erschwert, daß Spenderherz und -leber in etwa die gleiche anatomische Größe haben müssen wie die Organe des Empfängers.
Im Gegensatz zu der Transplantation vaskularisierter Organe ist eine immunsuppressive Therapie bei der Transplantation **nicht vaskularisierter Organe** wie **Kornea** und **Gehörknöchelchen** nicht notwendig. Liegt jedoch vor Transplantation beim Empfänger eine Vaskularisation der Hornhaut vor, kann es auch im Rahmen von einer Hornhauttransplantation zu Abstoßungsreaktionen kommen. Patienten mit vaskularisierter Hornhaut werden deshalb HLA-kompatibel transplantiert.
Knochenmarktransplantationen werden therapeutisch bei verschiedenen hämatologischen Erkrankungen durchgeführt: aplastische Anämie, maligne hämatologische Erkrankungen wie akute Leukämien, Lymphome und Myelome. Knochenmarktransplantationen können entweder **allogen** oder **autolog** durchgeführt werden.
Für die **autologe Knochenmarktransplantation** wird dem Patienten in der Remission Knochenmark entnommen. Dieses Knochenmark wird von evtl. vorliegenden malignen Zellen gereinigt („purging"), die gesunden Zellen werden in der Kultur expandiert und dem Patienten nach Konditionierung (= Chemotherapie mit Ganzkörperbestrahlung zur Zerstörung der im Körper verbliebenen malignen Zellen) infundiert. Bei der autologen Transplantation treten **keine** immunologischen Probleme auf.
Bei der **allogenen Knochenmarktransplantation** werden dem Spender ca. 1000 ml Knochenmark an verschiedenen Stellen entnommen. Die aufbereitete Zellsuspension wird dem konditionierten Empfänger infundiert. Immunologisch unterscheidet sich die allogene Knochenmarktransplantation von allen anderen Organtransplantationen dadurch, daß neben der Abstoßungsreaktion des Empfängers (Host-versus-Graft-Reaktion, HvGR) auch eine Graft-versus-Host-Reaktion (GvHR), d.h. eine Reaktion der Spenderzellen gegen Empfängergewebe, kontrolliert werden muß. Ziel bei der Auswahl von Spender und Empfänger ist es deshalb, völlige HLA-Kompatibilität zu erreichen. Dies wird nur bei HLA-identischen Geschwistern erreicht, bei nicht-verwandten Spendern müssen i.d.R. gewisse HLA-Inkompatibilitäten in Kauf genommen werden. Um das Risiko für eine GvHR möglichst gering zu halten, wird bei der Vorbereitung der Knochenmarktransplantation zusätzlich die Reaktivität der Spenderzellen gegen Empfängerzellen getestet. Erkennen die Spenderzellen die Empfängerzellen als „fremd", besteht die Gefahr einer GvHR.
Nach einer Knochenmarktransplantation sind i.d.R. Transfusionen von Erythrozyten- und Thrombozytenkonzentraten notwendig. Durch die Transfusionen besteht die Gefahr der Übertragung immunkompetenter Zellen und damit die Gefahr der GvHR. **Alle Blutpräparate müssen deshalb vor Applikation bestrahlt werden.**

7.6 Bluttransfusion

Blutgruppenserologische Grundbegriffe

„**Blutgruppe**" ist ein Sammelbegriff für alle Strukturen auf Blutzellen und Plasmaproteinen, die von Allelen eines Genorts produziert werden (**Alloantigene**). Mit anderen Worten, Blutgruppen sind jene molekularen Strukturen eines Organismus, die einen genetischen Polymorphismus zeigen. Dies sind z.B. Serumbestandteile, Oberflächenmoleküle von Erythrozyten, Leukozyten und Thrombozyten oder intrazelluläre Komponenten, wie z.B. Enzyme. Blutgruppen können mit Hilfe serologischer Tests nachgewiesen werden (**Blutgruppenbestimmung**). Einige der Blutgruppen müssen bei der Übertragung von Blutbestandteilen (**der Transfusion**) oder von Organen (**der Transplantation**) zwischen zwei Individuen berücksichtigt werden, da sie als Alloantigene eine Immunantwort mit der Bildung von **Alloantikörpern** auslösen können. Blutgruppen werden in der Schwangerenvorsorge routinemäßig bestimmt, da Inkompatibilitäten bestimmter Blutgruppen (z.B. im AB0-System und im Rhesus-System) zwischen Mutter und Kind zu schwerwiegenden Komplikationen (M. haemolyticus neonatorum) führen können. Darüber hinaus werden Blutgruppen bei bestimmten forensischen Fragestellungen, z.B. bei der Vaterschaftsdiagnostik, bestimmt. Blutgruppen **im engeren Sinn** sind genetisch determinierte Strukturunterschiede von Blutzellen, insbesondere von Erythrozyten. Sie können in Systeme zusammengefaßt werden, so z.B. in das „AB0-System" und in das „Rhesus-System". Nur einige der Blutgruppen sind transfusionsmedizinisch relevant, da sie nach einer Transfusion, z.B. von Erythrozyten, als Antigen fungieren und eine Immunisierung auslösen können. Die **transfusionsmedizinisch wichtigsten Blutgruppen** sind die Antigene des **AB0-Systems** und des **Rhesus-Systems**. Im AB0-System sind die Alloantikörper präformiert: Jeder Mensch hat Antikörper gegen die AB-Blutgruppe(n), die er selbst nicht hat. Gegen andere Alloantigene, insbesondere gegen den **Rhesusfaktor Rh(D)**, können Alloantikörper gebildet werden, die bei erneutem Kontakt mit dem Antigen zur Hämolyse und zu sog. Transfusionsreaktionen führen. Um Transfusionsreaktionen zu vermeiden, werden die transfusionsmedizinisch relevanten Blutgruppen von Blutspendern und Empfängern bestimmt (**Blutgruppenbestimmung**). Spender und Empfänger werden so ausgewählt, daß sie in bestimmten Blutgruppen „blutgruppenkompatibel" sind.

AB0-System

Die AB0-Substanzen sind Glykolipide und Glykoproteine, die auf der Zellmembran von Erythrozyten, Thrombozyten, Lymphozyten, aber auch auf Endothel- oder Epithelzellen (Niere, Knochenmark) vorliegen. Grundstruktur der AB0-Blutgruppen ist die sog. **H-Substanz**.
Die Vorläufer der H-Substanz sind Zuckerketten, die als **Präkursor**- oder **Grundsubstanz** bezeichnet werden. Die H-Substanz entsteht durch die $\alpha 2{,}1$-Fucosyltransferase vermittelte Bindung von Fucose an den endständigen Zucker (Galaktose) der Präkursorsubstanz. $\alpha 2{,}1$-Fucosyltransferase wird vom Gen H auf Chromosom 19 kodiert. Das Allel zu Gen H ist das Gen h. Es ist ein stummes oder amorphes Gen. Das Gen H ist dominant gegenüber dem Gen h. Menschen mit dem Genotyp HH und Hh bilden also H-Substanz, Menschen mit dem sehr seltenen Genotyp hh nicht. Letzteren Phänotyp nennt man den Bombay-(0_h)-Phänotyp. 0_h-Menschen können weder H- noch AB-Blutgruppen bilden, da die H-Substanz Voraussetzung für die Bildung von A und B ist.
Die **Blutgruppe A** entsteht durch $\alpha 1{-}3$ glykosidische Bindung eines N-Azetyl-D-Galaktosamin an die endständige Galaktose der H-Substanz. Dies geschieht durch eine N-Azetyl-D-Galaktosaminyl-Transferase, deren Produktion durch das Gen A auf Chromosom 9 induziert wird. Bei der Blutgruppe A sind **zwei Untergruppen**, A_1 und A_2, bekannt. Die Untergruppen werden durch die Allele A_1 und A_2 kodiert. Beide Gene führen zur Bildung einer N-Azetyl-D-Galaktosaminyl-Transferase. Die Enzymaktivität der A_2-Transferase ist geringer als die der A_1-Transferase. Das führt dazu, daß Träger der Blutgruppe A_1 ca. viermal mehr A-Antigen an der Zelloberfläche exprimieren als Träger der Blutgruppe A_2.
Anstelle von Allel A kann das Allel B auf dem Genlocus vorliegen. Dies führt zur Bildung einer Glykosyltransferase, die Galaktose $\alpha 1{-}3$-glykosidisch an die endständige Galaktose der H-Substanz hängt (= **Blutgruppe B**). Ein weiteres Allel zu dem AB0-Genlocus ist das Gen 0. Gen 0 ist ein stummes Gen. Menschen mit der **Blutgruppe 0** haben demnach auf der Zelloberfläche lediglich die H-Substanz.
Die Vererbung der Blutgruppen folgt den Mendel-Regeln: A_1 ist dominant über A_2; A_1 und A_2 sind kodominant zu B, alle drei (A_1, A_2 und B) sind dominant gegenüber H. Aus klinischer Sicht gibt es nur vier relevante Blutgruppen: A, B, AB und 0. Es gibt eine Reihe von seltenen Allelen des AB0-Genlocus, diese haben jedoch keine klinische Bedeutung.

Im Blut eines Menschen treten die zur Blutgruppe „konträren" Alloantikörper auf: Blutgruppe A tritt zusammen mit den Alloantikörpern Anti-B, Blutgruppe B zusammen mit den Alloantikörpern Anti-A, Blutgruppe 0 mit den Alloantikörpern Anti-A und Anti-B auf. Bei Menschen mit dem Bombay-(0_h)-Phänotyp werden sowohl Anti-A-, Anti-B- als auch Anti-H-Alloantikörper nachgewiesen. Im AB0-Blutgruppensystem treten **obligat** Alloantikörper auf. Sie werden auch als „Isoagglutinine" bezeichnet und liegen ohne erkennbare vorausgegangene spezifische Immunisierung im Serum der Menschen vor: „reguläre" Antikörper oder „Normalantikörper". Die Bildung dieser Antikörper wird wahrscheinlich durch die physiologische bakterielle Darmflora, die A- und B-ähnliche Substanzen aufweist, induziert. Ein Neugeborenes hat also keine Alloantikörper im Serum. Anti-A und Anti-B gehören zumeist der Immunglobulinklasse M an. Insbesondere bei Menschen mit der Blutgruppe 0 können sie jedoch auch der Immunglobulinklasse G und A angehören. Die meisten Anti-A- und Anti-B-Antikörper sind sog. **„komplette Antikörper"**. Komplette Antikörper sind dadurch ausgezeichnet, daß sie Erythrozyten agglutinieren. Sie sind meistens Immunglobuline der Klasse M, können aber auch Klasse A oder G sein und werden durch den Agglutinationstest nachgewiesen. Antikörper, die zwar an die Erythrozytenantigene binden, jedoch **nicht zur Agglutination** führen, werden als **„inkomplette Antikörper"** bezeichnet. Solche Antikörper werden durch die **Antiglobulintechnik** (**Coombs-Test**) nachgewiesen. Die inkompletten Alloantikörper sind überwiegend Immunglobuline der Klasse G.

Das Rhesus-System

Die Rhesus-Blutgruppen sind Proteine der Erythrozytenmembran, die mit Membranlipiden interagieren. Rhesusantigene werden nur auf Erythrozyten, nicht auf anderen Körperzellen exprimiert. Man unterscheidet sechs verschiedene Rhesus-Blutgruppen, die mit den Buchstaben D, d, C, c, E und e bezeichnet werden. Es gibt noch weitere Rhesus-Blutgruppen, diese sind jedoch klinisch weniger wichtig.
Die Gene für die Rhesusantigene liegen eng gekoppelt auf Chromosom 1. Es gibt drei gekoppelte Genorte mit einfacher Allelie: C/c, D/d, E/e. Die Rhesus-Gene werden gemeinsam als Triplett vererbt: Es liegt eine genetische Kopplung vor. Man spricht von sog. **„Haplotypen"**: von mütterlicher oder väterlicher Seite geerbte Komplexe gekoppelter Allele. Die Vererbung der Rhesusgene als Triplett hat zur Folge, daß ein Phänotyp durch mehrere Genotypen gebildet werden kann. Mit Ausnahme von Gen *d* führt jedes Rhesus-Gen zur Bildung einer Rhesus-Blutgruppe auf der Erythrozytenmembran, die als Antigen fungieren kann. Die Gene *D*, *C*, *c*, *E* und *e* sind kodominant. Das Gen *d* ist ein stummes Gen; Gen *D* ist damit dominant zu Gen *d*.
Träger der Blutgruppe D werden als Rhesus-positiv bezeichnet. Ca. 85% der europäischen Einwohner sind Rhesus-positiv. Bei ca. 1–2% der Rhesus-positiven Patienten ist D nur unvollständig ausgeprägt, die entstehende Blutgruppe wird mit D^{weak} (früher D^u) bezeichnet. **Fehlt die Blutgruppe D auf der Erythrozytenoberfläche (dd), wird das Individuum als Rhesus-negativ bezeichnet.**
Auch Rhesus-Blutgruppen sind Alloantigene, und damit besteht bei der Transfusion von Erythrozyten die Gefahr, daß Alloantikörper gegen die Rhesus-Blutgruppen gebildet werden. Die Rhesus-Blutgruppe D ist stark immunogen. 50–70% der Rhesus-negativen Menschen bilden nach Transfusion von Erythrozyten der Blutgruppe D Anti-D-Alloantikörper. Deutlich weniger immunogen wirken die Blutgruppen C, c, E und e. Von allen Patienten, die nicht kompatibel in den Blutgruppen C, c, E oder e transfundiert werden, bilden weniger als 1% Alloantikörper gegen die ihnen fehlende Blutgruppe. Aufgrund der niedrigen Immunisierungsrate wird bei der Transfusion in der Regel lediglich D-Blutgruppen-kompatibel transfundiert.
Antikörper gegen die Rhesus-Blutgruppen gehören nicht zu den natürlichen Antikörpern, ihre Bildung bedarf der spezifischen Immunisierung. Sie entstehen meist nach Transfusionen oder bei Rhesus-negativen Müttern nach der Schwangerschaft oder Geburt eines Rhesus-positiven Kindes. Die Antikörper gehören überwiegend der Immunglobulinklasse G an und können die Plazenta passieren. Interessanterweise sind sie nicht in der Lage, Komplement zu aktivieren, obwohl sie zu den Subklassen IgG_1 und IgG_3 gehören. Damit kann eine komplementvermittelte Lyse über diese Antikörper nicht stattfinden: Es kommt zu einem Abbau der Antikörper-beladenen Zellen in Milz und Leber.
Weitere Blutgruppen von transfusionsmedizinischer Relevanz sind die **Lewis-Blutgruppen**, die **MNSs-Blutgruppen**, die **Kell-Blutgruppen**, die **Kidd-Blutgruppen** und die **Duffy-Blutgruppen**.

Bedeutung und Immunogenität der verschiedenen Blutkomponenten

Erythrozyten. Die meisten schweren Transfusionszwischenfälle gehen auf Unverträglichkeiten im AB0-System zurück. Sie werden durch a priori im Serum vorliegende Alloantikörper (sog. „reguläre" Antikörper) gegen A- oder B-Blutgruppen ausgelöst. Inkompatibilitäten im AB0-System während der Schwangerschaft können zur mütterlichen Produktion von IgG Anti-A/B und zu einem M. haemolyticus neonatorum führen. Das Erkrankungsbild ist jedoch schwach ausgeprägt und klinisch leicht zu beherrschen.

Eine Reihe anderer Blutgruppen kann nach Transfusion immunogen sein. Nicht alle Blutgruppen sind aber gleichermaßen immunogen. Die Wahrscheinlichkeit einer Immunisierung durch eine Transfusion liegt bei der Rhesus-D-Blutgruppe bei 50–70 %, während sie bei anderen Blutgruppen wie z. B. Kell ca. 5 % und bei Duffy nur ca. 0,23 % beträgt. Antikörper gegen die Rhesusblutgruppen sind damit die Antikörper gegen Blutgruppenantigene, die am häufigsten nachgewiesen werden: „irreguläre Antikörper" im Gegensatz zu den „regulären Antikörpern" im AB0-System. Sie führen zu schweren Transfusionsreaktionen.

In der Schwangerschaft führen Inkompatibilitäten in der Rhesus-D-Blutgruppe zwischen Mutter und Kind zum Rhesus-bedingten Morbus haemolyticus neonatorum. Ein Rhesus-bedingter Morbus haemolyticus neonatorum tritt i. d. R. erst in der zweiten Schwangerschaft einer Rhesus-negativen Mutter mit einem Rhesus-positiven Kind auf. Ursache ist eine Immunisierung der Mutter durch kindliche Rhesus-positive Erythrozyten in der Erstschwangerschaft. Besonders während der Geburt, aber auch in der Schwangerschaft selbst gelangen kindliche Rhesus-positive Erythrozyten in den mütterlichen Kreislauf. In der Folge kommt es zur Bildung von Alloantikörpern, die gegen die Rhesusblutgruppe D gerichtet sind. Bei einer zweiten Schwangerschaft mit einem Rhesus-positiven Kind treten die Anti-D-Antikörper in den kindlichen Kreislauf über und führen zur Zerstörung der kindlichen Erythrozyten. Durch Gabe von IgG Anti-D während und unmittelbar nach der Schwangerschaft kann eine Immunisierung gegen D und damit der Rh(D)-bedingte M. haemolyticus neonatorum weitgehend vermieden werden.

Alloantikörper gegen andere Rhesus-Blutgruppen oder gegen die Blutgruppen Kell, Duffy oder Kidd sind wesentlich seltener. Sie spielen deshalb in der Neonatologie und in den Transfusionsreaktionen eine geringere Rolle.

Thrombozyten. Die Antigene der Thrombozyten werden in 2 Gruppen eingeteilt: (1.) Antigene, die auf Thrombozyten und anderen Zellen vorkommen, und (2.) Antigene, die ausschließlich auf Thrombozyten nachgewiesen werden können. Zur ersten Gruppe gehören die AB-Blutgruppen und die HLA-Antigene. Man nimmt an, daß ca. die Hälfte der AB-Blutgruppen an die Thrombozyten passiv adsorbiert, die andere Hälfte membrangebunden vorliegt. **Die Transfusion von Thrombozyten erfolgt deshalb wie bei den Erythrozyten AB0-kompatibel.** Die meisten anderen Erythrozytenantigene liegen bei Thrombozyten nicht vor oder spielen keine Rolle. Thrombozyten exprimieren auch MHC-Klasse I-Moleküle (HLA-A, -B und -C). Liegen Antikörper gegen HLA-Klasse I-Moleküle im Empfänger-Serum vor, verkürzen sie die Überlebenszeit transfundierter Thrombozyten.

Bisher konnten sechs **Thrombozyten-spezifische Oberflächenantigene** nachgewiesen werden. Antikörper gegen Thrombozyten-Antigene sind für die meisten neonatalen Immunthrombozytopenien und die seltene posttransfusionelle hämorrhagische Diathese (Purpura) verantwortlich. Sie sind wahrscheinlich auch an den febrilen, nicht hämolytischen Transfusionsreaktionen beteiligt.

Leukozyten. Bei der Transfusion von Blutbestandteilen werden weiße Blutzellen des Spenders in den Körperkreislauf des Empfängers übertragen. Die Kontamination der Blutbestandteile mit Leukozyten bei der Aufarbeitung von Vollblutspenden ist technisch bedingt nicht vollständig auszuschließen. Die Antigene der Leukozyten, insbesondere die MHC-Antigene, können eine Immunisierung bewirken. Antikörper gegen HLA-Antigene treten deshalb relativ häufig auf, seltener finden sich Antikörper gegen andere zellspezifische Antigene der Granulozyten, Monozyten oder Lymphozyten. Antikörper gegen Leukozytenantigene sind für die febrile, nicht hämolytische Reaktion verantwortlich.

Die einzige Indikation für Granulozytentransfusionen ist die nicht beherrschbare Sepsis. Granulozytentransfusionen sind mit schweren Risiken behaftet (GvHD, Lungeninfiltrate, Infekte).

Serum. Plasmaproteine können zur Immunisierung führen (z. B. IgA bei IgA-defizienten Empfängern). In diesem Zusammenhang kommen auch Medikamente als mögliches Antigen in Frage, da sie bei einer Transfusion mit übertragen werden können.

Prinzipien der praktischen Durchführung von Transfusionen

Bluttransfusion

Die Identität des Patienten und der für ihn bestimmten Blutkonserve muß sichergestellt werden: Die meisten Transfusionszwischenfälle können so verhindert werden. Vom Gesetzgeber ist vor Transfusion einer Blutkonserve der **Major-Test** zwingend vorgeschrieben. Im Major-Test wird die **Reaktivität des Empfängerplasmas gegen die Spendererythrozyten** geprüft. Im **Minor-Test** wird die **Reaktivität des Spenderplasmas gegen die Empfängererythrozyten** getestet. Man kann auf den Minor-Test verzichten, da jeder Spender bei jeder Blutspende auf das Vorkommen von Erythrozyten-Alloantikörpern getestet wird.

Das Blut wird während der Transfusion gefiltert, um Zellreste und lagerungsbedingte kleinste Gerinnsel zu beseitigen. Spezialfilter zum Abfangen von Mikroaggregaten sind nur bei Operationen mit kardiopulmonalem Bypass nötig.

In den ersten 10–15 Minuten sollte das Blut langsam transfundiert werden. Transfusionsreaktionen können auf diese Weise sofort erkannt werden, und der Schaden wird durch die relativ kleine Menge verabreichten Bluts gering gehalten. Verträgt der Patient das transfundierte Blut, sollte der Rest innerhalb von 4 Stunden gegeben werden. Eine Erwärmung des Bluts vor der Transfusion ist bei Patienten mit Kälteagglutininen, bei der Austauschtransfusion oder sehr schnellen Transfusionen nötig, um die Gefahr der Hypothermie gering zu halten. Die Erwärmung sollte durch Blutwärmer, nicht im Wasserbad oder der Mikrowelle erfolgen. In Kombination mit der Blutkonserve darf nur isotonische Kochsalzlösung appliziert werden. Die Gabe von Medikamenten in den Blutkonserven ist strikt kontraindiziert.

Transfusionsschäden

Nach ihrer Ursache werden **nicht-immunologisch** und **immunologisch bedingte Transfusionsreaktionen** unterschieden.

Zu den nicht-immunologisch bedingten Transfusionsreaktionen rechnet man die **Volumenüberlastung** (Hypervolämie), die **Embolie** z. B. durch Lufteintritt ins Kreislaufsystem bei der Transfusion oder die sog. Detritus-Mikroembolie durch Mikroaggregate in den transfundierten Blutprodukten, die **Hämosiderose** (vermehrte Eisenablagerung in Form von Hämosiderin durch wiederholte Transfusionen und nachfolgendem Abbau der transfundierten Erythrozyten), die **Hämolyse** durch physikalische oder chemische Prozesse (gleichzeitige Infusion von hypo- oder hypertonen Lösungen sowie Medikamenten, fehlerhafte Behandlung der Konserven wie Erhitzen oder Einfrieren), **Zitrat- und Natriumintoxikation** (führt zu Hypokalzämie bzw. Hyperosmolarität z. B. bei Austauschtransfusion von Neugeborenen, Massivtransfusion bei Patienten mit Leberinsuffizienz) und die Abgabe von Weichmachern aus den PVC-Beuteln (evtl. toxische Nebenwirkungen). Besonders gefürchtet ist die Kontamination der Blutprodukte mit (gramnegativen) Bakterien. Eine Kontamination kann bei der Blutentnahme, bei der Prozessierung der Blutprodukte und durch Haarrisse oder Nadelstiche in den Plastikbeutel entstehen. Nach Transfusion kontaminierter Erythrozyten kommt es durch die Endotoxine der Keime zu einem schweren Schock mit hoher Mortalität.

Die immunologisch bedingten Transfusionsreaktionen sind:

1. die **hämolytische Reaktion** durch Alloantikörper, die unter Komplementbeteiligung eine Hämolyse bewirken,
2. die **febrile, nicht-hämolytische Reaktion** durch Alloantikörper gegen Lymphozyten, Granulozyten oder Thrombozyten, bei der 30 Minuten bis 2 Stunden nach Transfusion klinisch ein Temperaturanstieg um 1 °C beobachtet wird,
3. die **Posttransfusions-Purpura** durch Antikörper gegen Thrombozyten, bei der eine Woche nach Transfusion plättchenhaltiger Blutprodukte eine hämorrhagische Diathese mit z. T. lebensbedrohlichem Ausmaß beobachtet wird,
4. die **allergische Reaktion** durch Alloantikörper gegen Plasmaproteine oder andere Komponenten (wie z. B. Medikamente),
5. die **Graft-versus-Host-Reaktion** (GvHR), bei der immunkompetente Spender-Lymphozyten gegen Empfängergewebe reagieren, und
6. die **Lungeninfiltrate** durch Alloantikörper gegen Granulozyten im Spenderplasma, die zu einem sog. nichtkardiogenen Lungenödem durch Agglutination und Aktivierung von Granulozyten im Lungenstrombett führen.

8 Immunologische Methoden

8.1 Nachweismethoden, die auf Antigen-Antikörper-Reaktionen basieren

8.1.1 Nachweis von Antigenen und Antikörpern im Plasma/Serum und in anderen Körperflüssigkeiten sowie auf Zellen und im Gewebe

Der Nachweis der spezifischen Interaktion zwischen Antigen und Antikörper kann durch verschiedene Verfahren erfolgen. Viele der dazu geeigneten Verfahren beruhen auf der Quervernetzung der Antigene durch Antikörper. Die Quervernetzung beruht auf der Tatsache, daß ein Antikörpermolekül über mindestens zwei identische Antigenbindungsregionen verfügt und somit eine Brücke zwischen Antigenstrukturen herstellen kann. Die Fähigkeit zur Quervernetzung ist Grundlage für die **Agglutinations- und Präzipitationsmethoden**. Bei einigen Verfahren erfolgt eine Trennung der Antigene im

8.1 Nachweismethoden, die auf Antigen-Antikörper-Reaktionen basieren

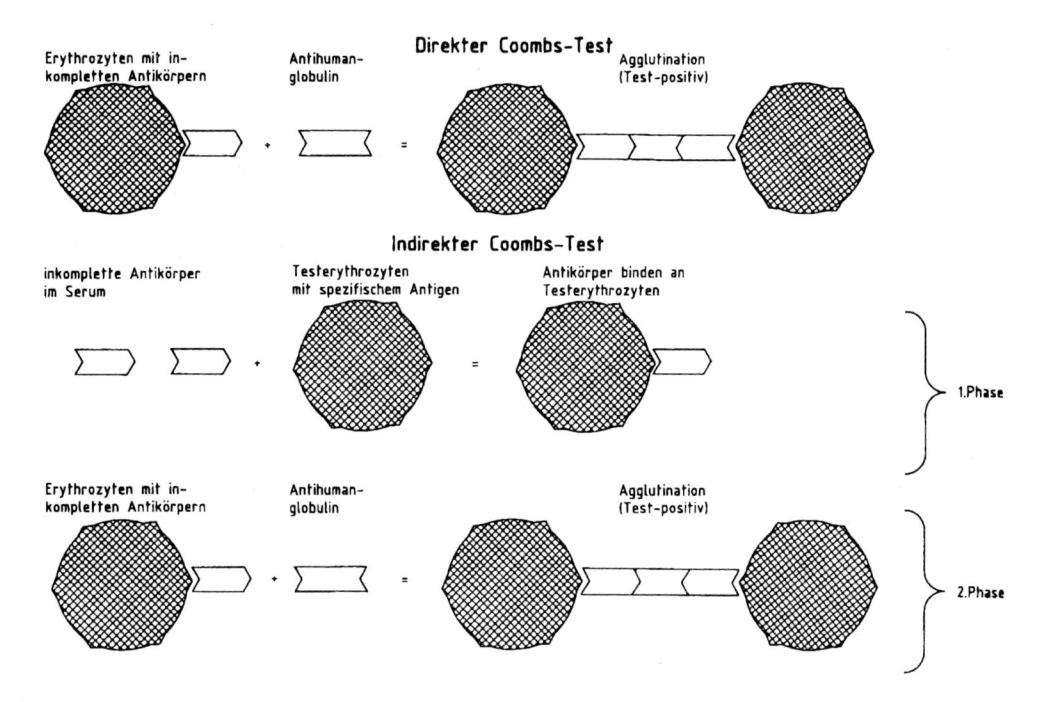

Abb. 8.1 Direkter und indirekter Coombs-Test

elektrischen Feld (Elektrophorese), bevor die Reaktion mit dem Antikörper stattfindet. Dies umfaßt die **Immunelektrophorese**, die **Immunfixation** und das sog. „**Immuno-Blot**"-Verfahren.

Sowohl die **Agglutination** als auch die **Präzipitation** beruhen auf der Bildung von Komplexen aus Antigen und Antikörpern: Zwischen Präzipitation und Agglutination besteht prinzipiell kein Unterschied, jedoch werden bei der Präzipitation primär **lösliche Moleküle** vernetzt, während bei der Agglutination **nicht lösliche, kleine Partikel**, wie z.B. Bakterien, Erythrozyten oder Latexpartikel, reagieren. Die beiden Methoden unterscheiden sich somit lediglich durch die Größe des Antigens.

Man unterscheidet eine sog. **aktive und passive Agglutination**. Befindet sich das Antigen bereits a priori auf den zur Agglutination verwendeten Partikeln, so spricht man von **aktiver Agglutination**. Ist erst eine Kopplung des Antigens an die Partikeloberfläche erforderlich, spricht man von **passiver Agglutination**. Die Kopplung des Antigens kann kovalent und nicht-kovalent erfolgen.

Darüber hinaus unterscheidet man die sog. **direkte und die indirekte Agglutination**. Bei der direkten Agglutination führt der zugesetzte Antikörper ohne weitere Maßnahmen (direkt) zu einer Verklumpung der Partikel. Bei der indirekten Agglutination bindet der Antikörper zwar, führt aber nicht zur Vernetzung und Verklumpung; dies wird erst durch den Zusatz eines weiteren Antikörpers gegen Immunglobuline erreicht. Die Verwendung des „**anti-Globulin**"-Serums führte zu der synonymen Bezeichnung „**Antiglobulin-Test**" (= „**Coombs-Test**"). Agglutinationsmethoden werden klassischerweise in der Blutgruppenserologie eingesetzt. Man unterscheidet einen **direkten** und einen **indirekten Coombs-Test** (Abb. 8.1). Mit dem indirekten Coombs-Test werden inkomplette Antikörper in der Probe, z.B. im Patientenserum, nachgewiesen. Das Patientenserum wird mit antigentragenden Partikeln (z.B. Erythrozyten) in Ansatz gebracht. Die Antikörper im Serum reagieren mit dem partikelgebundenen Antigen, können diese jedoch nicht zur Agglutination bringen. Durch Zusatz des Coombs-Serums (= anti-Globulin-Serum) werden die antikörperbeladenen Partikel dann in einem zweiten Schritt zur Agglutination gebracht. Die Agglutination zeigt das Vorliegen der Antikörper im Untersuchungsgut an. Beim direkten Coombs-Test werden Antikörper nachgewiesen, die bereits *in vivo* mit den Erythrozyten reagiert haben; dies kann z.B. bei Patienten mit einer autoimmunen hämolytischen Anämie der Fall sein. Die von solchen Patienten gewonnenen Erythrozyten werden in physiologischer Kochsalzlösung gewaschen und direkt danach mit dem Coombs-Serum inkubiert. Da diese

Erythrozyten bereits *in vivo* Antikörper gebunden haben, werden sie agglutiniert.

Bei den Präzipitationsmethoden werden a priori **lösliche Moleküle** (= Antigene) durch Reaktion mit einem Antikörper quervernetzt und in ein **unlösliches Präzipitat** überführt. Die Menge des Präzipitats kann unter geeigneten Bedingungen zur Quantifizierung der löslichen Moleküle (Antigene) dienen. Zur Messung des Präzipitats ist die **Nephelometrie** besonders geeignet, bei der die Lichtstreuung an den gebildeten Präzipitaten vermessen wird.

Die **Heidelberger-Kurve beschreibt den Verlauf einer spezifischen Präzipitatbildung**: Werden konstante Antikörper-Konzentrationen mit steigenden Antigenmengen versetzt, so ergibt sich für die Präzipitation ein typischer Kurvenverlauf. Der Konzentrationsbereich, in dem alle Antigene und Antikörper präzipitiert vorliegen, wird als **Äquivalenzzone** bezeichnet.

Bei der **Immunelektrophorese** handelt es sich um ein Verfahren, bei dem elektrophoretisch aufgetrennte Proteine anschließend durch ein Präzipitationsverfahren (z. B. eine Immundiffusion) nachgewiesen werden. Die Antigene werden elektrophoretisch in einem Trägermedium aufgetrennt. Nach der Trennung wird parallel zu den aufgetrennten Antigenen ein Kanal in das Trägermedium gestanzt, der mit Antiserum beladen wird. Antigene und Antiserum diffundieren gegeneinander und präzipitieren in der Äquivalenzzone.

Bei der **Immunfixationselektrophorese** werden die Antigene ebenfalls in einem ersten Schritt elektrophoretisch aufgetrennt. Nach der Trennung wird die Geloberfläche mit spezifischem Antiserum überschichtet und inkubiert. Die Proteinfraktionen werden im Gel präzipitiert.

Bei dem sog. **Immuno-Blot** (synonym „**Western-Blot**") wird das Antigengemisch mittels SDS-Polyacrylamid-Gel-Elektrophorese in Abhängigkeit vom Molekulargewicht aufgetrennt. Anschließend werden die aufgetrennten Antigene elektrophoretisch auf eine Trägermatrix, im allgemeinen eine Nitrozellulose-Membran, übertragen („geblottet"). Die Nitrozellulose-Membran mit den übertragenen Antigenen wird mit den Antikörpern inkubiert. Die Stelle einer spezifischen Bindung der Antikörper an das Antigen werden durch radioaktive oder Enzymmarkierte anti-Immunglobulin-Antikörper sichtbar gemacht.

Bei dem **Radio-Immuno-Assay (RIA)** und dem **Enzyme-Linked Immunosorbent Assay (ELISA)** wird einer der Reaktanden, entweder der Antikörper oder das Antigen radioaktiv (RIA) markiert oder mit einem Enzym (ELISA) gekoppelt. Der Nachweis der Radioaktivität bzw. der Enzymaktivität, letzteres im allgemeinen durch Zusatz eines farbgebenden Enzymsubstrats, wird ausgenutzt, um die Antigen-Antikörper-Reaktion nachzuweisen und zu quantifizieren.

Klassischerweise wird der **RIA** als **Kompetitions-Test** durchgeführt. Dabei wird radioaktiv markiertes Antigen mit den Antikörpern in einem Ansatz zusammenpipettiert. Die zu messende Probe, die unbekannte Mengen des nicht radioaktiv markierten Antigens enthält, wird dem Ansatz zugegeben. In Abhängigkeit von der Konzentration des nicht-markierten Antigens in der Probe kommt es zur Kompetition zwischen der Bindung radioaktiven Antigens und nichtradioaktiven Antigens um die Bindungsstelle an den Antikörpern. Die Verdrängung des radioaktiven Antigens aus der Bindung mit dem Antikörper ist ein Maß für die Menge nichtradioaktiven Antigens in der Probe.

Der Enzyme-Linked Immunosorbent Assay (ELISA) wird im allgemeinen als „**Festphasen-ELISA**" oder als sog. „**Sandwich-ELISA**" durchgeführt. Bei diesem Verfahren wird ein nicht-markierter spezifischer Antikörper an eine feste Phase, im allgemeinen den Boden sog. Mikrotiterplatten gebunden („immobilisiert"). Dem Ansatz wird eine Probe, die unbekannte Mengen des Antigens enthält, zugesetzt: In der Probe vorhandenes Antigen wird an den festphasengebundenen Antikörper gebunden. Anschließend erfolgt die Inkubation mit einem spezifischen Antikörper, der gegen das gebundene Antigen gerichtet ist und der mit einem Enzym (Peroxidase, alkalische Phosphatase) markiert ist. Falls im ersten Schritt Antigen an die Platte gebunden wurde, kann der enzymmarkierte Antikörper ebenfalls binden. Dessen Bindung wird durch Zusatz eines – meist farbgebenden – Enzymsubstrats nachgewiesen: Die Substrate selbst sind farblos, ihre Produkte sind farbig. Die Stärke der Färbung korreliert mit der unbekannten Menge des Antigens in der Probe. Der ELISA ist gut geeignet zum **Nachweis von Antikörpern**, z. B. in der **serologischen Diagnostik** von Infektionskrankheiten.

Bei den **Fluoreszenzmethoden** beruht der Nachweis darauf, daß einer der beiden Reaktanden, im allgemeinen der Antikörper, mit einem Fluoreszenzfarbstoff markiert wird. Fluoreszenzverfahren werden meist für die histologische Lokalisation von Antigenen (**Immunhistologie**, **Immunzytologie**) und für die Charakterisierung einzelner Zellen in Suspension (**fluoreszenzaktivierte Durchflußzytometrie**) herangezogen: Durch Betrachtung in einem Fluoreszenzmikroskop oder durch Analyse in einem fluoreszenzaktivierten Durchflußzytometer (Fluorescence-activated Cell Sorter = FACS) kann die Bindung des Antikörpers nachgewiesen werden.

Voraussetzung für die Fluoreszenzmethode ist die Markierung von Antikörpern mit sog. „**Fluorochromen**", Moleküle, die Licht im unsichtbaren, meist ultravioletten Spektralbereich absorbieren und längerwelliges Licht im sichtbaren Spektralbereich emittieren. Bei der **direkten Immunfluoreszenztechnik** ist der antigenspezifische Antikörper mit Fluorochrom „direkt" markiert. Bei der **indirekten Immunfluoreszenztechnik** wird der spezifisch an ein Antigen gebundene „Erstantikörper" mit einem fluoreszenzmarkierten anti-Immunglobulin-Antikörper nachgewiesen.

Mit der **fluoreszenzaktivierten Durchflußzytometrie** können Antigene sowohl auf der Zelloberfläche als auch im Zellinneren nachgewiesen werden. Durch die Markierung der Oberflächenantigene wird die Bestimmung und Phänotypisierung von Leukozyten mittels immunzytochemischer Techniken möglich. Ein mittlerweile klassisches Beispiel ist die Bestimmung der sog. „CD4/CD8-Ratio" im Blut HIV-Infizierter.

Die Funktion des Komplementsystems kann mit einem Globaltest, dem sog. **„CH50-Test"** oder **„Gesamthämolytischen Test"**, erfaßt werden. Darüber hinaus stehen Tests zur Verfügung, um Menge und Funktion der Einzelkomponenten nachzuweisen. Bei der Bestimmung des CH50-Wertes werden Testerythrozyten (meistens Schafserythrozyten) mit dem zu testenden Serum (als Komplementquelle) und Antikörpern gegen Schafserythrozyten (meistens durch Immunisierung von Kaninchen gewonnen) in Ansatz gebracht. Das komplementhaltige Serum wird titriert, und es wird diejenige Menge bestimmt, die zu einer 50%igen Lyse der Erythrozyten führt. Die Lyse der Erythrozyten wird durch spektrophotometrische Vermessung des freigesetzten Hämoglobins erfaßt und quantifiziert.

Bei der sog. **Komplementbindungsreaktion (KBR)** wird die Tatsache ausgenutzt, daß Antikörper nach Bindung des Antigens Komplement binden und aktivieren. Es kommt zu einem Verbrauch von Komplementkomponenten und zu einem Abfall der Komplementaktivität. Der Abfall der Komplementaktivität korreliert mit der Stärke der Antigen-Antikörper-Reaktion und kann deshalb zum Nachweis und zur Quantifizierung der Antigen-Antikörper-Reaktion eingesetzt werden. Die Komplementbindungsreaktion wird in zwei Schritten durchgeführt. Im ersten Schritt werden Antigen und Antikörper in Gegenwart einer standardisierten Menge Komplement zur Reaktion gebracht. In dieser Phase wird Komplement je nach Stärke der Antigen-Antikörper-Reaktion gebunden und damit verbraucht. In der zweiten Phase wird die im Ansatz verbliebene Menge des Komplements über die Bestimmung der hämolytischen Aktivität quantifiziert. Die Reduktion in der hämolytischen Aktivität ist proportional der Menge gebundenen Antigens bzw. Antikörpers im ersten Schritt.

Die Bestimmung der MHC-Klasse I- und -Klasse II-Antigene, der sog. HLA-Antigene beim Menschen, erfolgt in erster Linie mit serologischen Methoden. Diese Bestimmung hat vor allem für die Transplantationsmedizin Bedeutung und wird als **HLA-Typisierung** bezeichnet. Bei der HLA-Typisierung werden zunächst Zellen aus dem Blut des Probanden isoliert und danach mit Seren inkubiert, die Antikörper mit Spezifität für bestimmte HLA-Antigene enthalten. Diese Antikörper wirken nach Zusatz von Komplement (Kaninchenserum) zytotoxisch. Die so behandelten Zellen werden mit Formalin fixiert. Tote und lebende Zellen können durch die Färbung mit Eosin differenziert werden: Tote Zellen nehmen den Farbstoff auf, lebende Zellen nicht. Im allgemeinen wird eine Reaktion als positiv gewertet, wenn 25–50% der Zellen gefärbt sind. Für die HLA-Typisierung von **MHC-Klasse II-Antigenen** werden **B-Lymphozyten** eingesetzt. Die Anreicherung der MHC-Klasse II-exprimierenden B-Zellen ist notwendig, da diese nur ungefähr 20% der Gesamtlymphozyten im peripheren Blut ausmachen; 80% der Gesamtlymphozyten sind ruhende T-Zellen, die keine MHC-Klasse II-Antigene exprimieren.

Eine Modifikation der HLA-Typisierung erlaubt den Nachweis einer Reaktivität des Empfängerserums gegen Spenderlymphozyten (**Kreuzprobe**). Anstelle des Antiserums bekannter Spezifität wird das Empfängerserum mit den Spenderlymphozyten inkubiert. Werden die Spenderlymphozyten durch das Empfängerserum abgetötet, dann liegen präformierte zytotoxische Antikörper im Empfängerserum vor. Die Transplantation ist dann in dieser speziellen Konstellation wegen der Gefahr einer hyperakuten Abstoßung kontraindiziert.

8.2 Analysen zellulärer Funktionen

8.2.1 Lymphozytenfunktion

Bei der Funktionstestung der Lymphozyten werden die zellulären Funktionsparameter **Proliferation** und **Differenzierung** und ein Teil der **Effektorfunktionen** erfaßt, insbesondere wird bei zytolytischen T-Zellen die Fähigkeit zur Abtötung von Zielzellen getestet.

In der Vergangenheit wurde eine Reihe von Substanzen beschrieben, die die Proliferation von Lymphozyten in antigen**un**spezifischer Weise stimulieren; diese Substanzen werden als **Mitogene** bezeichnet.

Für die Stimulationsverfahren werden Lymphozyten aus peripherem Blut isoliert, in Mikrotiterplatten eingesät, und die Mitogene in absteigenden Konzentrationen zugesetzt. Die Zellen werden im allgemeinen für 72 Stunden inkubiert. Die Neusyntheserate der DNS als Maß für die Teilungsaktivität (Proliferation) der Zellen wird durch Einbau des radioaktiv markierten Basenvorläufers [^{3}H]-Thymidin erfaßt: Die Menge neugebildeter radioaktiver DNS ist ein Maß für die zelluläre Proliferation. Der Vergleich der [^{3}H]-Thymidin-Einbaurate in stimulierten und nichtstimulierten Kulturen erlaubt die Berechnung des sog. „Stimulationsindex". Dieser Index besagt, wievielfach die [^{3}H]-Thymidin-Einbaurate in stimulierten Kulturen über denen der in unstimulierten Kulturen liegt.

Die Mitogene stimulieren eine große Zahl von Lymphozyten unabhängig von deren Antigenspezifität. Eine **antigenspezifische** Proliferation von T-Lymphozyten kann im allgemeinen nur in der sog. „**gemischten Lymphozytenkultur**" (Mixed Lymphocyte Culture, **MLC**) erfaßt werden. Die MLC ist ein Spezialfall der antigenspezifischen Stimulation von T-Zellen, bei denen die Zellen gegen fremde MHC-Antigene reagieren. In den Zellkulturansatz werden Lymphozyten unterschiedlichen HLA-Typs („histo**in**kompatible" Zellen), z.B. von verschiedenen Spendern, eingebracht (sog. „Stimulatorzellen"). Die Stimulatorzellen sind durch Bestrahlung oder durch Behandlung mit einem Antimetaboliten so vorbereitet, daß sie selbst keine DNS mehr synthetisieren können. Die T-Lymphozyten („Responder") erkennen die fremden MHC-Antigene und reagieren mit Proliferation und Differenzierung; die Proliferation wird über die [^{3}H]-Thymidin-Einbaurate erfaßt.

Die Erfassung **zytotoxischer T-Lymphozyten (ZTL)** über den [^{51}Cr]-Freisetzungstest ist eine Erweiterung der gemischten Lymphozytenkultur (MLC). Im Rahmen einer MLC differenzieren die T-Zellen u.a. zu zytotoxischen T-Lymphozyten. Die Bestimmung der Zytotoxizität erfolgt in zwei Schritten. Im ersten Schritt wird eine MLC durchgeführt. Im zweiten Schritt werden die durch die MLC stimulierten ZTL mit radioaktiv markierten ([^{51}Cr]) Zielzellen in Ansatz gebracht. Diese Zielzellen weisen den gleichen HLA-Phänotyp auf wie die Stimulatorzellen in der MLC. Die zytotoxischen T-Lymphozyten zerstören die radioaktiv markierten Zellen, [^{51}Cr] wird aus den Zellen in den Kulturüberstand freigesetzt. Durch Abtrennung der Zelltrümmer und Quantifizierung der löslichen Radioaktivität im Überstand wird die zytotoxische Aktivität der Zellen erfaßt und quantifiziert.

8.2.2 Funktion phagozytierender Zellen

Grundaktivitäten phagozytierender Zellen sind
1. die gerichtete Wanderung in Richtung eines chemotaktischen Reizes (**Chemotaxis**),
2. die **Phagozytose** von Zelltrümmern oder Mikroorganismen und
3. die **Abtötung** aufgenommener Mikroorganismen (Bakterizidie); ein Vorgang, der wiederum auf ihrer Fähigkeit zur **Synthese mikrobizider Substanzen** beruht.

Die **Chemotaxis**, insbesondere die Chemotaxis neutrophiler Granulozyten, wird in einer Migrationskammer, der sog. „Boyden-Kammer" bestimmt. Bei dieser Methode wird die Wanderung der Zellen durch einen Filter definierter Porengröße (3 μm) auf einen chemotaktischen Reiz hin gemessen. Die Zellen werden in einer Kammer inkubiert, die durch den Filter von einer zweiten Kammer getrennt ist, die die chemotaktische Substanz enthält. Bei einer positiven chemotaktischen Reaktion wandern die Zellen in Richtung des chemotaktischen Reizes. Zu einem bestimmten Zeitpunkt wird gemessen, wie viele Zellen durch den Filter hindurchgewandert sind. Weitere Informationen erhält man, wenn die Zellen im Filter angefärbt und ihre genaue Verteilung im Filter elektronisch erfaßt wird. Trägt man die Wanderungsstrecke gegen die Zellzahl auf, so kann der sog. „**chemotaktische Index**" errechnet werden. Ein weiterer wichtiger Parameter ist die Wanderungsstrecke, die die am weitesten gewanderten Leukozyten zurückgelegt haben (Auswertungsmethode der „**leading front**"). Eine Störung der chemotaktischen Aktivität liegt vor, wenn sowohl der chemotaktische Index als auch die „leading front" außerhalb des Normbereichs liegen und gegenüber der mitgeführten Kontrolle vermindert sind.

Zur Erfassung der **Phagozytose** kann man die Zellen mit radioaktiv markierten Bakterien inkubieren; die Menge aufgenommener Radioaktivität ist proportional der Phagozytoseaktivität.

Zur Messung der Keimabtötung (der **Bakterizidie**) werden die Zellen mit lebensfähigen Keimen inkubiert; nach Inkubation mit den Zellen werden die Keime wieder angezüchtet, und die Zahl vermehrungsfähiger Keime bestimmt. Die Reduktion der Zahl vermehrungsfähiger Keime ist ein Maß für die Bakterizidie.

Ein weiterer Test ist der sog. **NBT-Test** (**N**itro-**B**lau-**T**etrazolium-Test), ein kombinierter Test zur Erfassung der **Phagozytose** und **Sauerstoffradikalproduktion**. Mit dem Farbstoff NBT markierte Hefepartikel werden zusammen mit Phagozyten inkubiert. Die Phagozytose-Aktivität kann mikroskopisch anhand der aufgenommenen Hefepartikel erfaßt werden. Durch die bei der Phagozytose freigesetzten Sauerstoffradikale wird NBT reduziert und fällt als unlöslicher Farbstoff aus; dies wird ebenfalls mikroskopisch beurteilt. Die **Sauerstoffradikal-Produktion** läßt sich mit Hilfe von Zytochrom C bestimmen. Granulozyten werden in Gegenwart von Zytochrom C inkubiert. Sauerstoffradikale reduzieren das Zytochrom C, wodurch dessen Extinktionskoeffizient geändert wird. Die Sauerstoffradikalproduktion ist ein sehr stabiler Parameter, der kaum durch Störfaktoren, wie Begleiterkrankungen und exogene Einflüsse, gestört wird. Der Test hat daher erhebliche Bedeutung für die Diagnostik einer chronischen Granulomatose, bei der die Sauerstoffradikal-Produktion in neutrophilen Granulozyten gestört ist.

Exkurs: Mit Hilfe der **Hybridomtechnik** gelingt es, Antikörper einer Spezifität in großen Mengen herzustellen, z. B. für die Etablierung eines ELISAs. Hierzu wird eine Maus mit dem fraglichen Antigen immunisiert und deren Milzzellen gewonnen. Diese werden mit Mausmyelomzellen fusioniert. Die entstehende Hybridomzelle produziert Antikörper einer Spezifität, eine Eigenschaft, die sie von der spezifisch antigenaktivierten Milzzelle übernommen hat. Die Myelomzellkomponente gewährleistet die **dauerhafte Proliferation** und die **kontinuierliche** Antikörperproduktion der Hybridomzelle in vitro.

Fragen

Anmerkung der Redaktion

Zur besseren Übersicht über die Schwerpunkte des umfangreichen Prüfungswissens wurden Fragen und Kommentare mit Ausrufezeichen gekennzeichnet. Diese gehören Stoffgebieten an, zu denen wiederholt in verschiedener Form Fragen gestellt werden.

! = wiederholt geprüfter Stoff

!! = sehr wichtiger, häufig geprüfter Stoff

1 Anatomie des lymphatischen Systems

1.1 T-Lymphozyten

(A) stammen von einer pluripotenten hämatopoietischen Zelle des Knochenmarks ab
(B) vermehren sich nur in der Thymusdrüse
(C) kommen in peripheren Lymphknoten nur vereinzelt vor
(D) besitzen zellmembranständige Immunglobuline als Rezeptoren für Antigene
(E) produzieren u. a. Interleukin-1

1.2 Keimzentren

(A) gehören zu den T-Zell-Arealen (Parakortex) im Lymphknoten
(B) finden sich typischerweise in der Thymusrinde
(C) sind Orte der B-Zell-Proliferation
(D) sind die Zentren der Abtötung von Bakterien und Parasiten
(E) fehlen im Mukosa-assoziierten lymphatischen Gewebe

2 Molekulare Grundlagen

2.1 Immunglobuline haben folgende Eigenschaften:

(1) Sie sind Glykoproteine.
(2) Die Monomere haben eine einheitliche Grundstruktur.
(3) Die durch Papainverdauung aus einem Monomer gewonnenen Fab-Stücke sind identisch.
(4) Sie werden nach dem Typ ihrer L-Ketten in Klassen eingeteilt.
(5) Ihre Halbwertszeit ist gleich lang (ca. 4 Wochen).

(A) nur 1, 2 und 3 sind richtig
(B) nur 1, 2 und 4 sind richtig
(C) nur 1, 2 und 5 sind richtig
(D) nur 2, 3 und 4 sind richtig
(E) nur 3, 4 und 5 sind richtig

2.2 Das antigenbindende Areal des IgG-Moleküls wird gebildet von

(A) den variablen Teilen der H- und der L-Kette
(B) der gesamten L-Kette
(C) der gesamten H-Kette
(D) den konstanten Teilen beider H-Ketten
(E) den Scharnierteilen der H-Ketten

2.3 Welche der folgenden Eigenschaften besitzen Antikörper der IgA-Klasse?

(1) Sie haben gemeinsame Bauelemente mit allen anderen Immunoglobulinen.
(2) Sie lassen sich in der Immunelektrophorese von IgG- und IgM-Immunglobulinen unterscheiden.
(3) Sie werden auf die Oberfläche der Schleimhäute sezerniert.
(4) Im Serum kommen monomere, dimere und trimere Modifikationen vor.
(5) Sie lassen sich aufgrund der Antigene der H-Ketten von anderen Immunglobulinen serologisch differenzieren.

(A) nur 1, 2 und 3 sind richtig
(B) nur 1, 3 und 5 sind richtig
(C) nur 2, 3 und 4 sind richtig
(D) nur 2, 4 und 5 sind richtig
(E) 1–5 = alle sind richtig

2.4 Immunglobuline der Klasse IgA

(1) liegen als sekretorisches IgA in dimerer Form vor
(2) bilden in Schleimhäuten Dimere mit zusätzlichen Peptiden (J und T)
(3) sind plazentagängig
(4) können Viren neutralisieren

(A) nur 1 und 2 sind richtig
(B) nur 2 und 4 sind richtig
(C) nur 1, 2 und 4 sind richtig
(D) nur 1, 3 und 4 sind richtig
(E) nur 2, 3 und 4 sind richtig

1.1 (A)   1.2 (C)   2.1 (A)   2.2 (A)   2.3 (E)   2.4 (C)

2 Molekulare Grundlagen

F95 **!!**

2.5 Das sekretorische Immunglobulin A (sIgA) ist im Vergleich zu Serum-IgA widerstandsfähiger gegen Proteolyse,

weil

sIgA von den Plasmazellen in der Mukosa als Komplex aus IgA-Dimer und einer sekretorischen Komponente sezerniert wird.

H97 **!!**

2.6 Die sekretorische Komponente für das Immunglobulin-A-Dimer der Körpersekrete

(A) ist ein Phospholipid
(B) wird von Plasmazellen gebildet
(C) wird von Mucosa-Mastzellen gebildet
(D) entsteht im Blutplasma durch Proteolyse eines in der Leber gebildeten Proteins
(E) wird von Mukosa-Epithelzellen gebildet

F98 **!!**

2.7 Welche Aussage trifft **nicht** zu?

Das sekretorische Immunglobulin-A-Molekül in Körpersekreten

(A) enthält ein IgA-Dimer
(B) wird von Epithelzellen freigesetzt
(C) bindet mit hoher Affinität an Desmosomen
(D) enthält eine J-Kette
(E) enthält einen Teil des auf Epithelzellen exprimierten Poly-Ig-Rezeptors

F99 **!!**

2.8 Der Poly-Ig-Rezeptor der Schleimhautepithelzellen

(A) dient der Aufnahme von Immunglobulinen aus dem Darmlumen
(B) ist am Transport von IgA durch die Epithelzelle beteiligt
(C) ist für die antikörper-abhängige zelluläre Zytotoxizität (ADCC) gegenüber Schleimhautepithelzellen verantwortlich
(D) bewirkt eine Degranulation
(E) wird von Plasmazellen auf der abluminalen Seite der Schleimhäute produziert

F86 **!!**

2.9 Durch Papainbehandlung entstehen aus Antikörpern der Klasse IgG

(1) freie Fc-Stücke
(2) F(ab)$_2$-Fragmente
(3) freie L-Ketten
(4) Fab-Fragmente
(5) freie H-Ketten

(A) nur 1 ist richtig
(B) nur 4 ist richtig
(C) nur 1 und 4 sind richtig
(D) nur 1, 2, 3 und 4 sind richtig
(E) nur 1, 3, 4 und 5 sind richtig

H97   H94   **!!**

2.10 IgG-Moleküle

(A) sind durch Papain in jeweils zwei Fab-Fragmente und ein Fc-Fragment spaltbar
(B) haben eine geringere Plasmahalbwertszeit als IgE-Moleküle
(C) sind nicht plazentagängig
(D) benötigen zur Stabilisierung ihrer Struktur eine J-Kette
(E) liegen im Serum in geringerer Konzentration als IgM-Moleküle vor

H89   H85   **!**

2.11 Der IgM-Antikörper kann maximal fünf Determinanten binden,

weil

der IgM-Antikörper ein Pentamer aus fünf funktionellen Untereinheiten ist.

F90

2.12 Die Zuständigkeitsvielfalt der Antikörper-bildenden B-Zellen entsteht während der Ontogenese durch Diversifizierung im Genom.

Der dabei entscheidende Vorgang wird mit einem der folgenden Stichwörter bezeichnet:

(A) Mutation und Selektion
(B) Exon-Rearrangement
(C) Transformation
(D) Einbau von Proviren
(E) Rezeptor-Adaptation

2.5 (C)   2.6 (E)   2.7 (C)   2.8 (B)   2.9 (C)   2.10 (A)   2.11 (D)   2.12 (B)

F93
2.13 Welche Aussage trifft **nicht** zu?

Die hohe Variabilität in der Bindungsspezifität von Antigenrezeptoren auf T-Lymphozyten wird typischerweise erreicht durch:

(A) Rekombination von V-, D- und J-Gensegmenten
(B) N-Diversifikation (Hinzufügen von Nukleotiden an den Verknüpfungsstellen)
(C) somatische Hypermutationen nach Antigenstimulation
(D) Benutzung der D-Gensegmente in unterschiedlichen Leserastern
(E) Kombination unterschiedlicher α-Ketten mit unterschiedlichen β-Ketten

F94 !
2.14 Welche Aussagen zum spezifisch der Antigenerkennung dienenden Molekül in der Zellmembran von T-Lymphozyten treffen zu?

(1) Es ist ein Heterodimer.
(2) In den für seine variablen Domänen kodierenden Exons erfolgen nach Stimulation der T-Lymphozyten stark vermehrt somatische Punktmutationen.
(3) Es liegt in der Zellmembran mit den Polypeptidketten des CD3-Komplexes assoziiert vor.

(A) nur 1 ist richtig
(B) nur 3 ist richtig
(C) nur 1 und 2 sind richtig
(D) nur 1 und 3 sind richtig
(E) 1–3 = alle sind richtig

F00 !
2.15 Welche Aussage zu den Antigenrezeptoren der T-Lymphozyten trifft zu?

(A) Sie bestehen jeweils aus einer einzelnen α-, β-, γ- oder δ-Kette, was vier verschiedene Rezeptorarten ergibt.
(B) Ihre Diversität kann bei der Rekombination ihrer Gene durch zusätzlich in ihre Gene eingebaute Nukleotide vergrößert werden.
(C) α- und β-Ketten werden von CD8-positiven T-Zellen verwendet, γ- und δ-Ketten dagegen von CD4-positiven.
(D) Bei ihnen erfolgt im Verlauf der Immunantworten im Gegensatz zu den Antikörpern eine Affinitätsreifung durch somatische Hypermutationen in den zugehörigen Genen.
(E) Ein dem Klassenwechsel bei den B-Lymphozyten analoger Mechanismus reguliert das Umschalten der Expression eines Rezeptors mit γ- und δ-Kette zu einem Rezeptor mit α- und β-Kette.

F98 !
2.16 Ein Oberflächenmarker für T-Lymphozyten ist:

(A) CD3
(B) CD14
(C) CD19
(D) CD34
(E) CD41

H95 !
2.17 Welche Aussage trifft **nicht** zu?

MHC-Moleküle der Klasse II

(A) bestehen aus zwei verschiedenen, nichtkovalent assoziierten Ketten
(B) binden (im Rahmen der Antigenprozessierung entstandene) Antigenpeptide
(C) kommen auf allen kernhaltigen Zellen des Organismus vor
(D) können mit Hilfe der gemischten Lymphozytenkultur in ihrem Polymorphismus typisiert werden
(E) interagieren mit den auf bestimmten T-Lymphozyten befindlichen CD4-Molekülen

---

2.13 (C)   2.14 (D)   2.15 (B)   2.16 (A)   2.17 (C)

3 Physiologie der Immunantwort

3.1 Folgende Proteine sind Effektormoleküle des nicht adaptiven (sog. angeborenen) Abwehrsystems:

(1) Lysozym
(2) Immunglobulin A
(3) C-reaktives Protein (CRP)
(4) Laktoferrin

(A) nur 3 ist richtig
(B) nur 1, 2 und 3 sind richtig
(C) nur 1, 2 und 4 sind richtig
(D) nur 1, 3 und 4 sind richtig
(E) nur 2, 3 und 4 sind richtig

3.2 Welche Aussage trifft **nicht** zu?

Antikörper

(A) können Toxine und Viren neutralisieren
(B) können – nach Reaktion mit dem Antigen – zusammen mit Komplement eine direkte bakterizide Wirkung besitzen
(C) können die Phagozytose begünstigen
(D) sind Lipoproteine
(E) sind in der Reaktionsspezifität durch die Aminosäuresequenz determiniert

3.3 Welche der folgenden Funktionen ist **nicht** auf dem Fc-Stück des IgG-Antikörpers lokalisiert?

(A) Plazentagängigkeit
(B) Opsonisierung
(C) Komplementaktivierung
(D) Affinität zur Mastzellmembran
(E) Bindung an das Antigen

3.4 Welche Aussage trifft **nicht** zu?

Die Fc-Region der IgG-Antikörper

(A) vermittelt durch Bindung an Mastzellen deren antigenabhängige Degranulation
(B) vermittelt bei IgG-Opsonisierung die Bindung an Phagozyten
(C) wird von Rheumafaktoren spezifisch gebunden
(D) ist bedeutsam für eine von IgG-Antigen-Komplexen ausgelöste Aktivierung des Komplementsystems über den klassischen Weg
(E) vermittelt den Transport von IgG-Antikörpern über die Plazentaschranke

3.5 Welche Aussage trifft **nicht** zu?

Immunglobuline der Klasse IgG

(A) bilden ca. 50% der menschlichen Gesamtimmunglobuline
(B) kommen in 4 Subklassen IgG$_1$-IgG$_4$ vor
(C) sind plazentagängig
(D) können nach Aktivierung durch das homologe Antigen C1q binden
(E) besitzen eine starke opsonierende Aktivität nach Bindung durch spezifische Antigene

3.6 Welche Immunglobulinklasse hat im allgemeinen die höchste Serumkonzentration?

(A) IgA
(B) IgD
(C) IgE
(D) IgG
(E) IgM

3.7 Was ist für Immunglobuline der Klasse G (IgG) typisch?

(A) erhöhte Serumkonzentration bei atopischen Erkrankungen
(B) Vorkommen im Serum als Dimer mit J-Kette
(C) zehn Antigenbindungsstellen pro Molekül (Dekavalenz)
(D) Hauptvorkommen in externen Sekreten
(E) gute Plazentagängigkeit

3 Physiologie der Immunantwort

[F87] !
3.8 Welche Aussage trifft **nicht** zu?

Der IgM-Antikörper

(A) kann Komplement aktivieren
(B) hat ein Molekulargewicht von ca. 900 000 Dalton
(C) kann die Plazenta passieren
(D) hat maximal 10 Antigenbindungsstellen
(E) erscheint in der Frühphase der Infektion

[H89] [F81] !
3.9 Welche Aussage trifft **nicht** zu?

Für die Bildung von Antikörpern gilt:

(A) Zweitkontakt mit einem Antigen führt zu einer raschen, höheren und länger persistierenden Antikörperproduktion
(B) Ein Antigen induziert die klonale Vermehrung von Zellen der B-Reihe, die an der Oberfläche spezifische Immunglobuline für das Antigen tragen
(C) Die Zellen eines Klons können entweder nur IgM- oder nur IgG-Antikörper bilden
(D) Antikörper werden in Plasmazellen synthetisiert
(E) Eine Plasmazelle produziert in der Regel Antikörper einer bestimmten, gegen ein Antigen gerichteten Spezifität

[H85]
3.10 Bei der Bildung von Antikörpern gegen ein Protein sind folgende Zellen direkt beteiligt:

(1) B-Lymphozyten
(2) Stammzellen
(3) Mastzellen
(4) T-Lymphozyten
(5) Makrophagen

(A) nur 3 und 5 sind richtig
(B) nur 1, 2 und 4 sind richtig
(C) nur 1, 2 und 5 sind richtig
(D) nur 1, 4 und 5 sind richtig
(E) nur 2, 3 und 5 sind richtig

[F95] !
3.11 Welche Aussage trifft **nicht** zu?

Die Antikörperantwort nach dem zweiten Kontakt mit einem (T-abhängigen) Antigen unterscheidet sich von der Primärantwort im typischen Fall dadurch, daß

(A) die Antikörperkonzentration höhere Werte erreicht
(B) vor allem IgM-Antikörper gebildet werden
(C) die Antikörperkonzentration nach dem Kontakt früher ansteigt
(D) die Affinität der gebildeten Antikörper für das Antigen höher ist
(E) die Antikörperbildung länger anhält

[F98] !
3.12 Welche Aussage trifft **nicht** zu?

Für die sekundäre Antikörperantwort gegen ein Proteinantigen gilt im typischen Fall:

(A) Die Produktion der spezifischen Antikörper steigt rascher bzw. steiler an als bei der primären Antikörperantwort.
(B) Der relative Anteil von spezifischem IgG an den spezifischen Antikörpern ist insgesamt höher als bei der Primärantwort.
(C) Die Produktion der IgM-Antikörper ist länger erhöht als die der IgG-Antikörper.
(D) Es erfolgt eine Kooperation von T- und B-Zellen.
(E) Die durchschnittliche Affinität der Antikörper zum Antigen ist höher als bei der primären Antikörperantwort.

[F88]
3.13 Bei der Antikörperbildung erfolgt die Signalübertragung von der antigenstimulierten Helferzelle auf die antigenstimulierte B-Zelle durch

(A) Histamin
(B) Prostaglandine der Gruppe E
(C) Immunglobulin D
(D) Rezeptormaterial aus der Membran
(E) Lymphokine

3.8 (C)   3.9 (C)   3.10 (D)   3.11 (B)   3.12 (C)   3.13 (E)

3.14 B-Lymphozyten

[H93]

(1) können CD4⁺-T-Lymphozyten Antigen präsentieren
(2) befinden sich im Lymphknoten vor allem in der parakortikalen Region
(3) exprimieren Komplementrezeptoren
(4) sind die Haupteffektorzellen bei der Überempfindlichkeitsreaktion vom verzögerten Typ (Typ IV)

(A) nur 4 ist richtig
(B) nur 1 und 2 sind richtig
(C) nur 1 und 3 sind richtig
(D) nur 1, 3 und 4 sind richtig
(E) 1 – 4 = alle sind richtig

[F97] !

3.15 Gegen niedermolekulare Moleküle (sog. Haptene) können gute Antikörper-Antworten im Versuchstier induziert werden, wenn sie an Proteine als Träger gebunden werden.

Hierfür gilt:

(A) Der Proteinträger dient hauptsächlich zur Multimerisierung des Haptens, so daß durch ein multivalentes Antigen T-zellunabhängige Antworten in B-Lymphozyten stimuliert werden.
(B) Der Träger enthält Epitope, die von T-Lymphozyten erkannt werden.
(C) Primäre Aufgabe des Trägers ist die Stimulation von Makrophagen zur Produktion von Interleukin-1.
(D) Nur körpereigene Proteine sind als Träger geeignet.
(E) Das Hapten muß von T-Zell- und B-Zell-Rezeptoren erkannt werden.

[H93] !

3.16 Im lebenden Organismus bewirken Antigene mit repetitivem Epitopmuster (Polysaccharid-Typ) eine Immunreaktion.

Diese Antigene

(A) reagieren in ihrer Nativ-Form direkt mit B-Zellen
(B) induzieren eine lang andauernde Humoral-Immunität durch ausgeprägten Klassentausch (switch) von IgM und IgA
(C) werden typischerweise von Makrophagen prozessiert und T-Helferzellen zur Aktivierung präsentiert
(D) bewirken eine besonders zahlreiche Bildung von Gedächtniszellen
(E) aktivieren in erster Linie zytolytische T-Zellen

[F96]

3.17 (Aktivierte) B-Lymphozyten tragen auf ihrer Oberfläche (in der Regel) folgende Moleküle

(1) MHC Klasse I
(2) MHC Klasse II
(3) CD2
(4) CD3

(A) nur 1 und 2 sind richtig
(B) nur 1 und 3 sind richtig
(C) nur 1 und 4 sind richtig
(D) nur 2 und 4 sind richtig
(E) nur 3 und 4 sind richtig

[F99]

3.18 Eine Zelle wird mit monoklonalen Antikörpern typisiert. Sie trägt sehr ausgeprägt die Marker CD2, CD3, CD4 und CD25 (Untereinheit des Interleukin-2-Rezeptors).

Es handelt sich am wahrscheinlichsten um eine(n)

(A) unreife Stammzelle
(B) unreifen Thymozyt
(C) ruhende T-Zelle
(D) aktivierte T-Zelle
(E) aktivierte B-Zelle

3.14 (C)   3.15 (B)   3.16 (A)   3.17 (A)   3.18 (D)

3 Physiologie der Immunantwort

[H86]

3.19 Das T-Lymphozytensystem hat die Fähigkeit zur

(1) Suppressorfunktion
(2) Helferfunktion bei der Antikörperbildung
(3) Bildung von Lymphokinen
(4) zellvermittelten, spezifischen Zytotoxizität
(5) Antigenpräsentation

(A) nur 1 und 2 sind richtig
(B) nur 2, 3 und 4 sind richtig
(C) nur 3, 4 und 5 sind richtig
(D) nur 1, 2, 3 und 4 sind richtig
(E) 1 – 5 = alle sind richtig

[H92] !!

3.20 T-Helferlymphozyten

(1) benötigen im allgemeinen zur Aktivierung die Bindung an Antigene, die in Assoziation mit MHC-Klasse II-Genprodukten präsentiert werden.
(2) sind durch CD8-Antigen auf ihrer Zelloberfläche charakterisiert
(3) sind Produzenten von Interleukin 2

(A) nur 1 ist richtig
(B) nur 1 und 2 sind richtig
(C) nur 1 und 3 sind richtig
(D) nur 2 und 3 sind richtig
(E) 1 – 3 = alle sind richtig

[H97] !!

3.21 Welches Immunglobulin bindet sich an Mastzellen und vermittelt die Degranulierung bei Antigenexposition?

(A) IgA
(B) IgD
(C) IgE
(D) IgG
(E) IgM

[F95] !

3.22 IgE-Antikörper

(1) sind nicht in der Lage, das Komplementsystem durch Bindung von C1q zu aktivieren
(2) benötigen Antigen, um an die Fc-Rezeptoren für IgE von Mastzellen zu binden
(3) können im Serum aufgrund einer parasitären Erkrankung vermehrt vorliegen
(4) werden ohne Einfluß der T-Lymphozyten von B-Lymphozyten gebildet

(A) nur 1 und 3 sind richtig
(B) nur 2 und 3 sind richtig
(C) nur 1, 2 und 4 sind richtig
(D) nur 1, 3 und 4 sind richtig
(E) nur 2, 3 und 4 sind richtig

[H95] !

3.23 Immunglobuline der Klasse A (IgA)

(1) wirken vor allem über klassische Komplementaktivierung
(2) sind gut plazentagängig
(3) besitzen im allgemeinen zehn Antigenbindungsstellen (Dekavalenz)
(4) sind für die Immunabwehr auf Schleimhäuten bedeutsam
(5) vermitteln die Anaphylaxie

(A) nur 2 ist richtig
(B) nur 4 ist richtig
(C) nur 1 und 4 sind richtig
(D) nur 3 und 4 sind richtig
(E) nur 4 und 5 sind richtig

[F86] !

3.24 Bei der Immunreaktion gegen ein Protein übt der Makrophage im Hinblick auf das Antigen folgende Funktion(en) aus:

(1) Aufnahme und intrazelluläre Modifikation
(2) Transposition an den Ribosomen
(3) Oxidation über H_2O_2
(4) Präsentation gegenüber der T-Zelle
(5) Transduktion

(A) nur 4 ist richtig
(B) nur 1 und 4 sind richtig
(C) nur 2 und 4 sind richtig
(D) nur 1, 2 und 4 sind richtig
(E) nur 1, 3 und 5 sind richtig

3.19 (D)   3.20 (C)   3.21 (C)   3.22 (A)   3.23 (B)   3.24 (B)

3 Physiologie der Immunantwort

[H90] **!**

3.25 Makrophagen

(1) können Antigen prozessieren
(2) haben Rezeptoren für Fc und C3b
(3) besitzen lysosomale Hydrolasen und oxidative Fähigkeiten
(4) können Interleukin-1 produzieren

(A) nur 1 und 4 sind richtig
(B) nur 1, 2 und 3 sind richtig
(C) nur 1, 3 und 4 sind richtig
(D) nur 2, 3 und 4 sind richtig
(E) 1–4 = alle sind richtig

[H91] **!!**

3.26 Makrophagen produzieren unter bestimmten Bedingungen

(A) Interleukin 1
(B) Interleukin 2
(C) Interferon
(D) Immunglobuline
(E) Migrations-Hemmfaktor

[F87]

3.27 Das Wort „Lymphokin" bezieht sich auf

(A) Thymushormone mit Wirkung auf T-Zellen
(B) signalgebende Produkte von stimulierten T-Zellen
(C) ein Leukämie-induzierendes Agens
(D) ein zytolytisches Prinzip bei Killerzellen
(E) die Gesamtheit aller Prostaglandine

[F92] **!!**

3.28 Welche Aussage trifft **nicht** zu?

γ-Interferon

(A) gehört zu den Lymphokinen
(B) wird von neutrophilen Granulozyten produziert
(C) wird von T-Lymphozyten produziert
(D) aktiviert Makrophagen
(E) verfügt über antivirale Eigenschaften

[F94] **!!**

3.29 Von welcher Zellart wird Interferon-γ vorwiegend gebildet?

(A) B-Lymphozyt
(B) T-Lymphozyt
(C) Endothelzelle
(D) Mastzelle
(E) Fibroblast

[F94] **!!**

3.30 Von welcher Zellart wird Interleukin-2 vorwiegend gebildet?

(A) B-Lymphozyt
(B) CD4$^+$-T-Lymphozyt
(C) Endothelzelle
(D) Mastzelle
(E) Monozyt/Makrophage

[H99] **!!**

3.31 Die Produktion welches der folgenden Zytokine ist besonders charakteristisch für CD4-positive T-Lymphozyten vom T_H1-Typ (inflammatorische T-Zellen) in Abgrenzung zu solchen vom T_H2-Typ?

(A) Interleukin-1
(B) Interleukin-4
(C) Interleukin-5
(D) Interferon-β
(E) Inferferon-γ

[H96] **!!**

3.32 Von welcher der Zellarten wird Interleukin-1 vorwiegend gebildet?

(A) Plasmazelle
(B) CD8$^+$-T-Lymphozyt
(C) eosinophiler Granulozyt
(D) Mastzelle
(E) Monozyt/Makrophage

[H95] **!!**

3.33 Eine typische Wirkung von Interleukin-1 ist:

(A) Umschaltung auf überwiegende Bildung von Ig der Klasse E statt G
(B) Mastzelldegranulation
(C) direkte Hemmung der Virusreplikation
(D) Induktion von Fieber
(E) Stimulation der Normoblastenreifung

3.25 (E)   3.26 (A)   3.27 (B)   3.28 (B)   3.29 (B)   3.30 (B)   3.31 (E)   3.32 (E)   3.33 (D)

3 Physiologie der Immunantwort

3.34 Welches der Interleukine ist für die Entstehung von Fieber bei einer akuten bakteriellen Infektion vor allem verantwortlich?

(A) Interleukin-1
(B) Interleukin-2
(C) Interleukin-3
(D) Interleukin-4
(E) Interleukin-5

3.35 Welcher der Mediatoren ist für den Wechsel zum Isotyp IgE der Immunglobuline in B-Lymphozyten hauptsächlich verantwortlich?

(A) Interferon-γ
(B) Interleukin-1
(C) Interleukin-3
(D) Interleukin-4
(E) Interleukin-8

3.36 Die Tumorkachexie beruht u.a. auf der Wirkung des sogenannten Tumornekrosefaktors (TNF-α, Kachektin),

weil

der sog. Tumornekrofaktor überschießend von Zellen zahlreicher maligner Tumorarten synthetisiert wird.

3.37 An welcher Fähigkeit von Monozyten/Makrophagen sind die HLA-Klasse-II-Moleküle in ihrer Zellmembran wesentlich beteiligt?

(A) Chemotaxis
(B) Antigenpräsentation
(C) Phagozytose
(D) Bindung an Tumorzellen
(E) Diapedese

3.38 Auf welcher der folgenden Zellarten sind typischerweise **keine** (oder nur sehr wenige) MHC-Klasse-I-Moleküle beim Menschen (HLA-A, -B, -C) nachweisbar?

(A) Makrophagen
(B) ruhende B-Lymphozyten
(C) Erythrozyten
(D) Fibroblasten
(E) Darmepithelzellen

3.39 Welche Aussage zu HLA-Molekülen der Klasse II trifft **nicht** zu?

(A) Die Gene für die α- und β-Kette liegen auf verschiedenen Chromosomen (Chromosom 6 und 15).
(B) Die Expression ihrer Gene in Makrophagen wird durch Interferon-γ induziert bzw. verstärkt.
(C) Sie besitzen Determinanten, die von Antikörpern in Seren von Multiparen und Multitransfundierten erkannt werden.
(D) Sie sind in der Lage, Peptid-Bruchstücke exogener Proteinantigene in der Zelle zu binden und an der Zelloberfläche zu präsentieren.
(E) Sie besitzen eine Bindungsstelle für das CD4-Molekül.

3.40 Die an der Zelloberfläche von MHC-Molekülen der Klasse II präsentierten Peptide

(A) werden typischerweise von CD8-positiven T-Lymphozyten erkannt
(B) entstehen im allgemeinen durch Einwirkung endo-/lysosomaler Proteasen aus Proteinen
(C) werden typischerweise im endoplasmatischen Retikulum an die MHC-Moleküle der Klasse II gebunden
(D) stammen im Gegensatz zu den von MHC-Molekülen der Klasse I präsentierten Peptiden typischerweise von zytosolischen Proteinen ab
(E) sind im allgemeinen kürzer als die von MHC-Molekülen der Klasse I gebundenen Peptide

---

3.34 (A)   3.35 (D)   3.36 (C)   3.37 (B)   3.38 (C)   3.39 (A)   3.40 (B)

F84 **!!**

3.41 Welche der folgenden Eigenschaften besitzt das Komplement?

(1) Komplement ist ein System zur unspezifischen Infektabwehr
(2) Komplement führt zusammen mit spezifischen Antikörpern zur Lyse von Bakterien
(3) In menschlichen Seren läßt sich im Gegensatz zu Meerschweinchenseren Komplement nicht nachweisen
(4) Die Aktivierung des Komplements kann über das Fc-Stück des gebundenen Antikörpers induziert werden

(A) nur 1 und 3 sind richtig
(B) nur 2 und 4 sind richtig
(C) nur 3 und 4 sind richtig
(D) nur 1, 2 und 4 sind richtig
(E) 1–4 = alle sind richtig

H90 **!!**

3.42 Welche Aussage trifft **nicht** zu?

Bei der Komplement-Aktivierung entstehen biologisch wirksame Stoffe, die zu folgenden Einzelvorgängen führen:

(A) Opsonisierung
(B) Leukotaxis
(C) Aktivierung von T-Suppressorzellen
(D) Histaminfreisetzung
(E) Zytolyse

H89 F88 **!!**

3.43 Welche Aussage trifft **nicht** zu?

Die folgenden Vorgänge können durch die Aktivierung von Komplement ausgelöst bzw. vermittelt werden

(A) Histamin-Freisetzung
(B) Toxin-Neutralisation
(C) Leukotaxis
(D) Bakteriolyse
(E) Phagozytose

H98 **!!**

3.44 Welche Aussage trifft **nicht** zu?

Die sogenannte alternative Aktivierung des Komplementsystems

(A) kann ohne Beteiligung eines Antikörpers ablaufen
(B) kann ohne Beteiligung der Komponente C3 ablaufen
(C) führt zur Freisetzung von Anaphylatoxinen
(D) führt zur Freisetzung von Opsoninen
(E) führt zur Bildung von membranangreifenden Komplexen

H96 **!!**

3.45 Welche Aussage trifft **nicht** zu?

Die Komplementkomponente C3b

(A) ist Teil des Membran-Angriffs-Komplexes
(B) wird bei Komplementaktivierung sowohl über den klassischen als auch über den alternativen Weg vermehrt gebildet
(C) kann von Rezeptoren auf Makrophagen und neutrophilen Granulozyten gebunden werden
(D) wirkt als Opsonin
(E) wird durch Faktor I (unter Mithilfe von u.a. Faktor H) gespalten

H94

3.46 C3b-Rezeptoren (CR1) in der Zellmembran von Monozyten/Makrophagen sind wesentlich beteiligt an der

(A) Chemotaxis
(B) Diapedese
(C) T-Zell-induzierten Abnahme der Migration
(D) Phagozytose
(E) Präsentation der prozessierten Antigene

H99 H95 **!!**

3.47 Eine typische Funktion der Komplementkomponente C5a ist:

(A) chemotaktische Wirkung
(B) Opsonisierung
(C) Porenbildung in der Zellmembran
(D) Bindung an den Fc-Teil von Antikörpern
(E) Serinprotease-Inhibition

3.41 (D)   3.42 (C)   3.43 (B)   3.44 (B)   3.45 (A)   3.46 (D)   3.47 (A)

3 Physiologie der Immunantwort

3.48 Welche Aussage trifft **nicht** zu?

Die Komplementkomponente C5a

(A) wird beim klassischen und alternativen Weg der Komplementaktivierung gebildet
(B) wirkt chemotaktisch auf neutrophile Granulozyten
(C) stimuliert die Mastzell-Degranulation
(D) führt zur vermehrten Gefäßpermeabilität
(E) agglutiniert Bakterien

3.49 Welches der folgenden Membranmoleküle wird auf den Endothelzellen (insbesondere der postkapillären Venolen) in einem Entzündungsgebiet induziert, um die Adhärenz von Leukozyten an der Gefäßwand und damit die Diapedese zu verstärken?

(A) CD4
(B) ICAM-1 (C54)
(C) CD2
(D) Fcγ-Rezeptor
(E) HLA-Klasse I-Molekül

3.50 Für den Austritt von neutrophilen Granulozyten aus Blutgefäßen (Diapedese) binden diese an die Oberfläche von Endothelzellen. Die Granulozyten werden durch niedrigaffine reversible Bindung abgebremst und dazu gebracht, an der Oberfläche der Endothelzellen entlangzurollen, sowie durch festere Bindung an die Oberfläche von Endothelzellen geheftet.

Zu den Molekülen bzw. Molekülstrukturen an der Oberfläche der neutrophilen Granulozyten bzw. Endothelzellen, über die diese Bindungen erfolgen, gehören/gehört (in den typischen Fällen) **nicht**:

(A) Selektine
(B) Integrine
(C) ICAM-1 (intercellular adhesion molecule 1, CD54)
(D) Fc-Rezeptoren
(E) Kohlenhydratanteile von Glykoproteinen bzw. Proteoglykanen

3.51 Welche Aussage trifft **nicht** zu?

Natürliche Killerzellen (NK-Zellen)

(A) können Virus-infizierte Zellen lysieren
(B) können Tumorzellen lysieren
(C) tragen Fc-Rezeptoren (CD16) auf ihrer Oberfläche
(D) werden durch Interferon stimuliert
(E) erkennen ihr Ziel vor allem über an HLA-Moleküle der Klasse II gebundene Antigenpeptide

3.52 Spezifische Immuntoleranz kann entstehen

(A) nach wiederholten Bluttransfusionen
(B) nach Ganzkörperbestrahlung
(C) durch pränatale Einwirkung des Antigens auf das Immunorgan
(D) als Folge einer Maserninfektion
(E) nach Desensibilisierung mit einem Allergen

Fragen aus Examen Herbst 2000

3.53 Welche der folgenden Membranmoleküle auf aktivierten T-Lymphozyten sind für die Bindung an Endothelzellen als Voraussetzung für den Austritt aus Blutgefäßen (Diapedese) besonders wichtig?

(A) MHC-Moleküle der Klasse II
(B) Interleukin-2-Rezeptoren
(C) CD4-Moleküle
(D) CD8-Moleküle
(E) Integrine

3.54 Welche der Zellen sind bei der primären Immunantwort am besten geeignet, ruhenden, naiven T-Lymphozyten Antigene zu präsentieren, sie zu aktivieren und zur Proliferation anzuregen?

(A) CD80⁻-CD86⁻-B-Lymphozyten
(B) Fibroblasten
(C) interdigitierende dendritische Zellen
(D) Lymphoblasten
(E) Zentroblasten

3.48 (E)   3.49 (B)   3.50 (D)   3.51 (E)   3.52 (C)   3.53 (E)   3.54 (C)

4 Abwehr von Infektionen

4.1 Eine Opsonisierung von Bakterien durch Komplement ist nur bei Anwesenheit von Antikörpern möglich,

weil

das Komplementsystem nur durch spezifisch gebundene Antikörper aktiviert werden kann.

4.2 Was können Antikörper, die bei der Immunabwehr einer bakteriellen Infektion gegen Bakterienantigene gebildet werden, **am wenigsten** wahrscheinlich bewirken?

Sie können

(A) zur Ablagerung von C3b auf der Oberfläche von Bakterien führen
(B) Bakterien immobilisieren
(C) Bakterien über eine Bindung an deren Oberfläche durch Apoptose lysieren
(D) Bakterientoxine neutralisieren
(E) Bakterien an Fc-Rezeptoren von Granulozyten binden

4.3 Für die Phagozytose gilt:

(1) Phagozyten besitzen einen Rezeptor für die aktivierte C3-Komponente des Komplements.
(2) Zum phagozytierenden RES gehören auch die v.-Kupffer-Sternzellen der Leber.
(3) Phagozyten produzieren H_2O_2 zur intrazellulären Abtötung von Mikroben.
(4) Phagozytose kann in Abwesenheit von Serumantikörpern erfolgen.
(5) Phagozytose wird durch opsonierende Antikörper gefördert, die nach Bindung eines Antigens an den Fc-Rezeptor der Phagozyten gebunden werden.

(A) nur 4 und 5 sind richtig
(B) nur 1, 2 und 3 sind richtig
(C) nur 2, 3 und 5 sind richtig
(D) nur 2, 4 und 5 sind richtig
(E) 1–5 = alle sind richtig

4.4 Bei der Überwindung mancher Virusinfektionen können folgende Leistungen des Organismus eine Rolle spielen:

(1) Blockade des Virus durch freie Zellrezeptoren
(2) Neutralisation des freien Virus durch Antikörper
(3) Abbau des freien Virus durch Enzyme
(4) T-Zell-vermittelte Zytolyse der infizierten Zelle

(A) nur 2 ist richtig
(B) nur 2 und 3 sind richtig
(C) nur 2 und 4 sind richtig
(D) nur 1, 2 und 4 sind richtig
(E) nur 1, 3 und 4 sind richtig

4.5 Über welche Mechanismen zur Abwehr einer Virusinfektion verfügt der menschliche Organismus?

(1) Neutralisation durch Antikörper
(2) Bildung von Interferon
(3) T-zellvermittelte Zytolyse von Virus-synthetisierenden Zellen
(4) Phagozytose durch natürliche Killerzellen (NK)
(5) Adsorption an Erythrozyten

(A) nur 1, 2 und 3 sind richtig
(B) nur 1, 2 und 4 sind richtig
(C) nur 1, 2 und 5 sind richtig
(D) nur 1, 3 und 4 sind richtig
(E) nur 2, 3 und 5 sind richtig

4.6 Bei Neugeborenen berechtigt der Nachweis von Röteln-spezifischen Antikörpern der Klasse IgM zur Diagnose „pränatal erworbene Röteln",

weil

IgM-Antikörper plazentagängig sind.

4.1 (C)   4.2 (C)   4.3 (E)   4.4 (C)   4.5 (A)   4.6 (C)

4 Abwehr von Infektionen

[F98] !
4.7 Die erworbene, spezifische Abwehr gegen Tuberkulosebakterien beruht überwiegend auf der

(A) Bakteriolyse durch Antikörper und Komplement
(B) Makrophagenaktivierung durch spezifisch stimulierte T-Zellen
(C) Opsonisierung durch Antikörper und Komplement
(D) Phagozytose durch spezifisch reagible T-Zellen
(E) Neutralisation von Tuberkulin durch Antikörper

[F97] [H93] [F89] [F88] !!
4.8 Durch welchen Mechanismus erfolgt die Abwehr gegen Mycobacterium tuberculosis im erkrankten Organismus?

(A) Bakteriolyse durch Antikörper und Komplement
(B) Sekretion bakterizider Stoffe durch tuberkulinspezifische T-Lymphozyten
(C) Opsonisierung durch Antikörper mit nachfolgender Phagozytose durch Neutrophile
(D) Kooperation zwischen phagozytierenden Makrophagen und aktiviertem Komplement
(E) Phagozytose durch Makrophagen mit nachfolgender Makrophagen-Aktivierung durch Lymphokine

[F89]
4.9 Welche der folgenden Methoden liefert bei vielen Virusinfektionen spezifische Hinweise auf das Bestehen einer bestimmten akuten Infektion bzw. auf eine nicht lange zurückliegende Infektion?

(A) einmaliger Nachweis von Antikörpern im Enzymimmuntest
(B) Nachweis von spezifischen Antikörpern im Liquor
(C) Nachweis spezifischer Antikörper der IgM-Klasse
(D) Erhöhung der Gesamtkonzentration der IgM-Immunglobuline im Serum
(E) Nachweis spezifischer Antikörper in der IgG-Klasse

[H89]
4.10 Welche Aussage trifft **nicht** zu?

Bei einer Infektion durch folgende Bakterienarten ist die schutzverleihende Immunität des Menschen im Hinblick auf Effektoren T-zellabhängig:

(A) Brucella abortus
(B) Listeria monocytogenes
(C) Salmonella typhi
(D) Mycobacterium tuberculosis
(E) Streptococcus pyogenes A

[F90]
4.11 Welche Aussage trifft **nicht** zu?

Die Freisetzung von Endotoxinen gramnegativer Bakterien bewirkt:

(A) Produktion endogenen Pyrogens
(B) Zytolyse
(C) Blutdruckabfall
(D) Aktivierung von Komplement
(E) disseminierte intravaskuläre Koagulation

[F90]
4.12 Die Wirksamkeit welches der folgenden Abwehrsysteme ist spezifisch, also auf bestimmte Erregerspezies oder -typen beschränkt?

(A) Retikulo-Endothel-Makrophagen
(B) neutrophile Phagozyten
(C) Properdin-Komplement
(D) Interferon
(E) Antikörper-Komplement

[F91]
4.13 Die fiebererzeugende Wirkung von Endotoxin kommt durch den folgenden Mechanismus zustande:

(A) direkte Bindung an Zellrezeptoren im ZNS
(B) Aktivierung von Komplement über den alternativen Weg
(C) Freisetzung von Interleukin 1 aus Makrophagen
(D) Mastzellaktivierung und Degranulation
(E) Freisetzung von lysosomalen Enzymen aus Granulozyten

4.7 (B)   4.8 (E)   4.9 (C)   4.10 (E)   4.11 (B)   4.12 (E)   4.13 (C)

[F91]
4.14 Welche Aussage trifft **nicht** zu?

Die Verabfolgung von Immunserum kann bei Exponierten den Ausbruch der Erkrankung verhindern. Sie wird bei folgenden Erkrankungen praktiziert:

(A) Röteln
(B) Influenza
(C) Tetanus
(D) Hepatitis
(E) Masern

[H98] !
4.15 Bei einer Wurminfektion kann es zur Eosinophilie kommen. Welches der Zytokine ist hierfür hauptsächlich verantwortlich?

(A) Interleukin-1
(B) Interleukin-5
(C) Interleukin-7
(D) Interferon-α
(E) Interferon-γ

[H95] !
4.16 Welche Aussage über eosinophile Granulozyten trifft **nicht** zu?

(A) Bei Infektionen mit Würmern ist eine Eosinophilie ein häufiges Symptom.
(B) Eosinophile Granulozyten sind zur Antikörper-angeregten Zytotoxizität befähigt.
(C) Die Bildung der eosinophilen Granulozyten kann durch Interleukin(e) von T-Lymphozyten gesteuert werden.
(D) Die Granula der eosinophilen Granulozyten enthalten reichlich Interleukin-2.
(E) Eosinophile Granulozyten besitzen Fc-Rezeptoren.

5 Pathologie der Immunantwort

[F89] [F86] !!
5.1 Bei der Arthus-Reaktion ist als auslösender Schädigungsfaktor anzusehen die

(A) Antikörpervermittelte Zytolyse
(B) Makrophagenaktivierung durch Lymphokine
(C) Komplementaktivierung durch Immunkomplexe
(D) T-Zell-vermittelte Granulombildung
(E) Brückenbildung bei IgE-Mastzell-Komplexen

[H92] !!
5.2 Welche Aussage trifft **nicht** zu?

Die (lokale) Arthusreaktion zeigt im Hinblick auf Entstehung und Verlauf folgende Charakteristika:

(A) Bildung von Immunkomplexen
(B) Aktivierung von Komplement
(C) Anlockung von neutrophilen Granulozyten
(D) Thrombozytenaggregation
(E) Beginn der klinischen Symptomatik 36–72 Stunden nach Antigenkontakt

[H87] !!
5.3 Für das Arthusphänomen gelten folgende Feststellungen:

(1) Auftreten 1–2 Minuten nach Antigengabe
(2) Infiltration mit Granulozyten
(3) Aktivierung von Komplement
(4) Bildung von Immunkomplexen mit IgG und IgM
(5) Auslösung der Histaminfreisetzung über IgE

(A) nur 1 und 2 sind richtig
(B) nur 1 und 5 sind richtig
(C) nur 1, 2 und 4 sind richtig
(D) nur 2, 3 und 4 sind richtig
(E) nur 1, 3, 4 und 5 sind richtig

[F87] !!
5.4 Bei der Reaktion vom verzögerten Typ kann die Übertragung der allergischen Überempfindlichkeit nicht durch Serum erfolgen,

weil

die verzögerte allergische Reaktion durch spezifisch-reagible Lymphozyten entsteht.

4.14 (B)   4.15 (B)   4.16 (D)   5.1 (C)   5.2 (E)   5.3 (D)   5.4 (A)

5 Pathologie der Immunantwort

[H87]

5.5 Welche der folgenden Überempfindlichkeitserscheinungen beruhen vornehmlich auf Immunreaktionen vom „verzögerten" (zellulären) Typ?

(1) Überempfindlichkeit gegen Chemikalien (Kontaktdermatitis)
(2) Asthma
(3) Arthus-Phänomen
(4) Tuberkulinreaktion
(5) Transplantatabstoßung

(A) nur 1 und 2 sind richtig
(B) nur 1, 4 und 5 sind richtig
(C) nur 2, 3 und 4 sind richtig
(D) nur 1, 3, 4 und 5 sind richtig
(E) 1–5 = alle sind richtig

[F99]

5.6 Eine Überempfindlichkeitsreaktion vom Typ IV (Spättyp) liegt überwiegend zugrunde der/dem

(A) hämolytischen Transfusionsreaktion
(B) Serumkrankheit
(C) allergischen Kontaktekzem
(D) thrombozytopenischen Purpura
(E) Arthus-Reaktion

[H89]

5.7 Die Tuberkulinreaktion zeigt folgende Charakteristika:

(1) Bindung des Antigens an IgE
(2) Auftreten nach etwa 24–48 Stunden
(3) Komplementaktivierung
(4) lymphozytäre Infiltration
(5) Mastzell-Degranulation

(A) nur 2 ist richtig
(B) nur 1 und 4 sind richtig
(C) nur 2 und 4 sind richtig
(D) nur 2, 3 und 4 sind richtig
(E) nur 2, 4 und 5 sind richtig

[H97]

5.8 Die Überempfindlichkeitsreaktion vom Tuberkulintyp nach Applikation eines entsprechenden Antigens in die Haut (wie sie z.B. bei positivem Tuberkulin-Test auftritt)

(1) entsteht als Folge der Antigenerkennung durch T-Lymphozyten
(2) wird durch die Bildung von Immunkomplexen mit Komplementaktivierung verursacht
(3) führt zur Infiltration mit Leukozyten/Makrophagen
(4) führt 8–16 Stunden nach Applikation zu maximaler Ausprägung der lokalen Rötung und Induration

(A) nur 1 und 3 sind richtig
(B) nur 1 und 4 sind richtig
(C) nur 2 und 3 sind richtig
(D) nur 2, 3 und 4 sind richtig
(E) 1–4 = alle sind richtig

[F88]

5.9 Nach einmaliger parenteraler Zufuhr von Fremdeiweiß kann es zur Serumkrankheit kommen,

weil

der Organismus bei der Primärantwort vornehmlich IgM bildet.

[H89]

5.10 Welche Aussage trifft **nicht** zu?

Die Kennzeichen der anaphylaktischen Reaktion (Typ I) sind:

(A) Bindung des Antigens an zellständiges IgE
(B) Komplementaktivierung
(C) Histaminfreisetzung
(D) Auftreten von Urticaria, Heuschnupfen und Asthma
(E) Auftreten innerhalb weniger Minuten nach Antigengabe

5.5 (B)   5.6 (C)   5.7 (C)   5.8 (A)   5.9 (B)   5.10 (B)

F92 **!!**

5.11 Die lokal-anaphylaktische Reaktion zeigt im Hinblick auf Entstehung und Verlauf folgende Charakteristika:

(1) Mitwirkung von Mastzellen
(2) Vermittlung durch IgE
(3) Beginn nach wenigen Minuten
(4) Einbeziehung von Komplement
(5) zelluläre Infiltration

(A) nur 1, 2 und 3 sind richtig
(B) nur 1, 2 und 4 sind richtig
(C) nur 1, 2 und 5 sind richtig
(D) nur 2, 3 und 4 sind richtig
(E) nur 3, 4 und 5 sind richtig

F93 **!**

5.12 Ursache für die Überempfindlichkeitsreaktion vom Soforttyp (Typ I-Reaktion) ist die

(A) Freisetzung von Zytokinen aus aktivierten T-Lymphozyten, die Makrophagen aktivieren und eine Entzündungsreaktion induzieren
(B) Hämolyse durch Autoantikörper
(C) Hämolyse durch Isoagglutinine
(D) IgE-vermittelte Mediatorfreisetzung aus Mastzellen oder basophilen Granulozyten
(E) Komplementaktivierung durch Bildung von Immunkomplexen

F92

5.13 Autoaggressionskrankheiten können

(1) durch kreuzreagierende Antikörper induziert werden
(2) durch T-Zell-vermittelte Immunreaktionen ausgelöst werden
(3) in den betroffenen Organen Ablagerungen zirkulierender Immunkomplexe aufweisen
(4) nach Art einer Immunreaktion vom anaphylaktischen Typ ablaufen

(A) nur 1 und 2 sind richtig
(B) nur 1 und 3 sind richtig
(C) nur 1, 2 und 3 sind richtig
(D) nur 2, 3 und 4 sind richtig
(E) 1 – 4 = alle sind richtig

6 Erkrankungen des Immunsystems

H87 **!**

6.1 Das Bence-Jones-Protein ist identisch mit

(A) L-Ketten-Material
(B) H-Ketten-Material
(C) dem Fc-Stück
(D) Fab-Fragmenten
(E) F(ab)$_2$-Fragmenten

H88

6.2 Unfähigkeit zur Induktion der Antikörperbildung kann durch folgende Umstände verursacht sein:

(1) Fehlen der zuständigen Helferzell-Klone
(2) Überschuß an phagozytierenden Makrophagen
(3) Hemmung durch Suppressorzellen
(4) Fehlen von zuständigen B-Zellen
(5) Überschuß von zytotoxischen T-Zellen

(A) nur 1 und 4 sind richtig
(B) nur 1, 2 und 4 sind richtig
(C) nur 1, 3 und 4 sind richtig
(D) nur 1, 3 und 5 sind richtig
(E) nur 2, 3 und 5 sind richtig

H95 H92 H83 **!!**

6.3 Die X-gebundene Agammaglobulinämie (Bruton) wird pathologisch-anatomisch in den meisten Fällen von einer Thymushypoplasie begleitet,

weil

für die humorale Immunantwort gegen die meisten Antigene normalerweise die Mitwirkung von sog. T-Helferzellen erforderlich ist.

F96 **!!**

6.4 X-chromosomal-gebundene Agammaglobulinämie (Bruton) verursacht eine besondere Gefährdung bei Infektionen mit

(A) Haemophilus influenzae
(B) Mykobakterium tuberculosis
(C) Candida albicans
(D) Masernvirus
(E) Epstein-Barr-Virus

5.11 (A)   5.12 (D)   5.13 (C)   6.1 (A)   6.2 (C)   6.3 (D)   6.4 (A)

6 Erkrankungen des Immunsystems

[H96]

6.5 Bei einem Kind mit angeborenem Immundefekt kommt es zur generalisierten mykobakteriellen Infektion nach BCG-Impfung.

Um welche der folgenden Immundefekte könnte es sich handeln?

(1) fehlendes Rearrangement der T-Zellrezeptor- und Immunglobulin-Gene
(2) Agammaglobulinämie Typ Bruton
(3) selektives IgA-Mangelsyndrom
(4) Thymusaplasie (Di-George-Syndrom)

(A) nur 1 und 2 sind richtig
(B) nur 1 und 3 sind richtig
(C) nur 1 und 4 sind richtig
(D) nur 2 und 3 sind richtig
(E) nur 2 und 4 sind richtig

[F99] *!*

6.6 Ein angeborener Defekt am Gen für welches Protein führt zum hereditären Angiödem (angioneurotischen Ödem)?

(A) Integrinkette CD18
(B) C1-Esterase-Inhibitor (C1-Inhibitor, C1-Inaktivator)
(C) Interleukin-1
(D) Interferon-γ-Rezeptor
(E) Komplementfaktor C3

[H94]

6.7 Der durch HIV-Infektion bedingte Immundefekt ist entscheidend und typischerweise gekennzeichnet durch:

(A) allgemeinen Verlust der Antikörperproduktion nach Lyse peripherer B-Lymphozyten
(B) fortschreitenden Verlust von CD4-positiven T-Lymphozyten
(C) fortschreitenden Verlust von CD8-positiven T-Lymphozyten
(D) unspezifische Aggregation von CD4-positiven T-Lymphozyten
(E) massive Lyse von Makrophagen

[F90] *!*

6.8 Welche Aussage trifft **nicht** zu?

Folgende Erreger erzeugen typischerweise bei Patienten mit defektem Immunsystem Krankheiten:

(A) Pneumocystis carinii
(B) Candida albicans
(C) Mycobacterium avium-intracellulare
(D) A-Streptokokken
(E) Zytomegalievirus

[F92] *!*

6.9 Welche Aussage trifft **nicht** zu?

Bei abwehrgeschwächten Patientinnen (z.B. bei AIDS) ist eine Infektion durch folgende Erreger typisch:

(A) Toxoplasma gondii
(B) Trichomonas vaginalis
(C) Candida albicans
(D) Cryptococcus neoformans
(E) Zytomegalie-Virus

[F90] [H85] *!*

6.10 Eine Desensibilisierung (Hyposensibilisierung) kann bei Pollen-Allergie durch Injektion des betreffenden Pollenpräparates durchgeführt werden.

Das Ziel hierbei ist:

(A) Entleerung der Histaminspeicher
(B) Induktion von Antikörpern außerhalb der Klasse IgE
(C) Bildung von Allergen-phagozytierenden Makrophagen
(D) Depression des Komplementspiegels
(E) Bildung von zytotoxischen T-Zellen

[H90] *!*

6.11 Bei Allergikern führt die parenterale Gabe des Allergens oft zu einer Desensibilisierung oder Hyposensibilisierung,

weil

die parenterale Gabe von Allergen in der Regel zur Entstehung von nicht-zytotropen Antikörpern führt, die mit den IgE-Antikörpern konkurrieren.

6.5 (C)   6.6 (B)   6.7 (B)   6.8 (D)   6.9 (B)   6.10 (B)   6.11 (A)

H92

6.12 Die typische Veränderung im Serumprotein-Elektrophorese-Diagramm (Extinktions-Orts-Kurve) aufgrund eines Plasmozytoms (multiplen Myeloms) ist eine schmale Zacke („M-Gradient"),

weil

bei einem Plasmozytom typischerweise Antikörper verschiedener Erkennungsspezifität exzessiv vermehrt gebildet werden.

F96 !

6.13 Welches der folgenden Zytokine ist für die Symptome beim septischen Schock im Rahmen einer Infektion mit gramnegativen Bakterien hauptsächlich verantwortlich?

(A) Interleukin-4
(B) Interleukin-5
(C) Interferon-α
(D) Tumor-Nekrose-Faktor-α (TNF-α)
(E) Granulozyten-Makrophagen-Kolonie-stimulierender Faktor (GM-CSF)

F98 F96 !!

6.14 Welches der genannten HLA-Antigene ist mit dem höchsten relativen Risiko verbunden, an einer Spondylitis ankylosans (Morbus Bechterew) zu erkranken?

(A) HLA-A1
(B) HLA-B7
(C) HLA-B27
(D) HLA-DR3
(E) HLA-DQw5

F97 !!

6.15 Welcher Vorgang setzt eine Hypersensitivitätsreaktion Typ I unmittelbar in Gang?

(A) Produktion und Sekretion von IgG in Plasmazellen
(B) Produktion und Sekretion von IgA in Plasmazellen
(C) Produktion und Sekretion von IgE in Plasmazellen
(D) Antigenbindung an IgE auf der Oberfläche von Mastzellen
(E) Antigenbindung an den T-Zellen-Rezeptor

F96 F94 !

6.16 Rheumafaktoren

(1) binden mit ihrem Fab-Teil spezifisch an autologes Synovialgewebe
(2) binden typischerweise an den Fc-Teil von IgG
(3) gehören definitionsgemäß nur zur Antikörperklasse IgG
(4) verursachen das Rheumatische Fieber

(A) nur 1 ist richtig
(B) nur 2 ist richtig
(C) nur 3 ist richtig
(D) nur 4 ist richtig
(E) nur 2 und 3 sind richtig

F97 !

6.17 Welche Antikörper findet man charakteristischerweise beim systemischen Lupus erythematodes (SLE)?

(A) Antikörper gegen Glutamat-Decarboxylase (GAD II)
(B) Antikörper gegen zytoplasmatische Antigene neutrophiler Granulozyten (ANCA)
(C) antimitochondriale Antikörper
(D) Antikörper gegen Doppelstrang-DNA
(E) Antikörper gegen Acetylcholinrezeptoren

F00 !

6.18 Für welche der Erkrankungen spricht ein hoher Serumtiter von Antikörpern gegen (native) doppelsträngige DNA am meisten?

(A) rheumatoide Arthritis (chronische Polyarthritis)
(B) systemischer Lupus erythematodes
(C) Spondylitis ankylopoetica (Morbus Bechterew)
(D) Myasthenia gravis
(E) Diabetes mellitus Typ I

F98 !

6.19 Wogegen richten sich die Autoantikörper im Serum, die am beweiskräftigsten für das Vorliegen einer Myasthenia gravis pseudoparalytica sind?

(A) Myosinfilament
(B) Acetylcholin-Rezeptor
(C) Acetylcholin
(D) Acetylcholinesterase
(E) Mitochondrium der motorischen Endplatte

6.12 (C)   6.13 (D)   6.14 (C)   6.15 (D)   6.16 (B)   6.17 (D)   6.18 (B)   6.19 (B)

6 Erkrankungen des Immunsystems

H99 !

6.20 Bei welcher der folgenden Erkrankungen spielt eine pathogenetische Wirkung von Antikörpern die **geringste** (bzw. **keine**) Rolle?

(A) Myasthenia gravis
(B) Morbus Basedow
(C) Coombs-positive hämolytische Anämie
(D) Rhinitis allergica
(E) Nickel-induziertes Kontaktekzem

F98

6.21 Die Adulten-T-Zell-Leukämie wird hervorgerufen durch ein

(A) Retro-Virus
(B) Epstein-Barr-Virus
(C) Herpes-simplex-Virus
(D) Papillom-Virus
(E) Hepadna-Virus

H99

6.22 Bei einem Patienten mit einer Leukozytose von 80 000 Leukozyten/µl ergibt die Typisierung dieser Zellen mit monoklonalen Antikörpern:

97% sind CD3 positiv,
97% sind CD2 positiv,
weniger als 2% sind HLA-DR positiv.

Was liegt am wahrscheinlichsten der Leukozytose zugrunde?

(A) reaktive Vermehrung von NK-Zellen
(B) T-Zell-Leukämie
(C) B-Zell-Leukämie
(D) DiGeorge-Syndrom
(E) Neutrophilie

H98 !

6.23 Welche Aussage trifft **nicht** zu?

Eine Kontaktallergie der Haut (allergische Kontaktdermatitis)

(A) ist eine Überempfindlichkeitsreaktion vom verzögerten Typ (Spättyp).
(B) beruht auf einer Aktivierung der epidermalen Langhans-Zellen durch Immunkomplexe.
(C) geht histologisch mit einem mononukleären Infiltrat einher.
(D) kann durch Hautkontakt mit Nickel entstehen.
(E) kann mit Corticosteroiden behandelt werden.

Fragen aus Examen Herbst 2000

H00 !

6.24 Wogegen richten sich die Autoantikörper, die den motorischen Störungen der Patienten mit Myasthenia gravis typischerweise zugrunde liegen?

(A) Acetylcholin
(B) Acetylcholin-Rezeptor der motorischen Endplatte
(C) Calciumkanalprotein der motorischen Endplatte
(D) Myosin-ATPase der quergestreiften Muskelzelle
(E) Tropomyosin der quergestreiften Muskelzelle

6.20 (E)   6.21 (A)   6.22 (B)   6.23 (B)   6.24 (B)

H00

6.25 Ein Patient erhält nach einem Schlangenbiss eine große Menge eines Serums injiziert, das von einem mit dem entsprechenden Schlangengift immunisierten Pferd stammt.

Acht Tage später treten Fieber und Gelenkbeschwerden auf, es werden eine Arthritis und eine Glomerulonephritis diagnostiziert. Am wahrscheinlichsten handelt es sich hierbei um eine

(A) IgE-vermittelte Reaktion vom anaphylaktischen Typ
(B) immunologische Kreuzreaktion zwischen Schlangengift und Endothelzellen
(C) Erkrankung durch zytotoxische Autoantikörper
(D) Immunkomplexkrankheit
(E) Überempfindlichkeit vom Spättyp (Typ IV)

7 Transplantationsimmunologie und Bluttransfusionen

H96 H93 **!!**

7.1 Zu welcher Immunglobulinklasse gehören typischerweise die AB0-Antikörper, die eine akute intravasale Hämolyse bei Transfusion inkompatibler Zellen verursachen?

(A) IgA
(B) IgD
(C) IgG
(D) IgE
(E) IgM

F85 **!**

7.2 Welche Aussage trifft **nicht** zu?

Die Isoagglutinine des AB0-Systems

(A) richten sich gegen die Antigene A und B
(B) sind „inkomplett"
(C) können die Plazenta nicht passieren
(D) entstehen im Säuglingsalter durch den Antigenreiz von Bakterien
(E) gehören zur Klasse IgM

F86 **!!**

7.3 Die Entstehung der sogenannten Isohämagglutinine des AB0-Blutgruppensystems wird folgendermaßen erklärt:

(A) als Autoantikörper
(B) durch Kontakt mit gramnegativen Darmbakterien
(C) endogen, ohne äußeren Reiz
(D) durch intrauterinen Übertritt von mütterlichen Erythrozyten
(E) als natürliche Folge der Ernährung mit Muttermilch

H86 **!!**

7.4 Die natürlich vorhandenen Antikörper im AB0-System

(A) sind sofort nach der Geburt im Serum nachweisbar
(B) sind „heterophile" Antikörper
(C) erwirbt das Neugeborene in der Regel von der Mutter durch diaplazentare Übertragung
(D) gehören zur IgG-Klasse
(E) agglutinieren nicht

F90

7.5 Für die Vererbung der Merkmale des AB0-Blutgruppensystems und des Rhesus (Rh)-Systems gilt:

(1) B ist rezessiv gegenüber A.
(2) A und B sind dominant gegenüber 0.
(3) Rh (D) ist dominant über Rh (d).
(4) A ist dominant gegenüber Rh (D).

(A) nur 2 ist richtig
(B) nur 3 ist richtig
(C) nur 2 und 3 sind richtig
(D) nur 1, 2 und 3 sind richtig
(E) 1 – 4 = alle sind richtig

6.25 (D)   7.1 (E)   7.2 (B)   7.3 (B)   7.4 (B)   7.5 (C)

7 Transplantationsimmunologie und Bluttransfusionen

7.6 Welche der folgenden Spender-Empfänger-Kombinationen bei der Transfusion eines gewaschenen Erythrozytenkonzentrates führt mit großer Wahrscheinlichkeit zu einem Transfusionszwischenfall?

	Blutgruppe des Spenders	Blutgruppe des Empfängers
(A)	0	A
(B)	0	AB
(C)	AB	AB
(D)	A	AB
(E)	A	0

7.7 Der Major-Test der Kreuzprobe wird durchgeführt, um

(1) die Rh-Faktoren von Empfänger und Spender zu bestimmen
(2) die immunologische Verträglichkeit von Spendererythrozyten und Empfängerserum zu prüfen
(3) die immunologische Verträglichkeit von Spenderserum und Empfängererythrozyten zu prüfen
(4) die Blutgruppe des Spenders und des Empfängers zu bestimmen

(A) nur 2 ist richtig
(B) nur 4 ist richtig
(C) nur 2 und 3 sind richtig
(D) nur 1, 3 und 4 sind richtig
(E) 1–4 = alle sind richtig

7.8 Welche Aussage zu Anti-D-Antikörpern (Antikörpern gegen Rhesus-Blutgruppenantigen D) trifft **nicht** zu?

(A) Injiziert können sie unter Umständen das Risiko für fetale Erythroblastosen senken.
(B) Von der Mutter gebildet können sie unter Umständen eine fetale Erythroblastose auslösen.
(C) Sie können plazentagängig sein.
(D) Sie gehören überwiegend der IgA-Klasse an.
(E) Das Serum einer Mutter kann auf Anti-D-Antikörper mittels eines indirekten Coombs-Tests untersucht werden.

7.9 Ein Empfänger mit der Rh-Formel CCddee soll eine Transfusion erhalten. Der Spender hat die Formel ccddee. Das Antigen „c" des Spenders wirkt auf den Empfänger als

(A) Autoantigen
(B) Alloantigen
(C) Heteroantigen
(D) Xenoantigen
(E) Keine der Aussagen (A)–(D) trifft zu.

7.10 Einem Patienten wird vom Oberarm Haut zur Deckung eines Defektes im Gesicht entnommen.

Das Transplantat wird bezeichnet als

(A) Xenotransplantat
(B) Autotransplantat
(C) Isotransplantat
(D) Allotransplantat
(E) Heterotransplantat

7.11 Die Histokompatibilitätsantigene des Menschen sind im Hinblick auf die Spezies „Mensch" aufzufassen als

(A) Autoantigene
(B) Xenoantigene
(C) Heteroantigene
(D) Alloantigene
(E) Keine der Aussagen (A)–(D) trifft zu.

7.12 Die Wahrscheinlichkeit, für einen bestimmten Organ-Empfänger unter zehn zufällig ausgewählten Menschen einen geeigneten, nicht verwandten Spender zu finden, ist gering,

weil

die sogenannten Transplantationsantigene des Menschen einen sehr geringgradigen Polymorphismus aufweisen.

7.6 (E)   7.7 (A)   7.8 (D)   7.9 (B)   7.10 (B)   7.11 (D)   7.12 (C)

7 Transplantationsimmunologie und Bluttransfusionen

[F93] **!!**
7.13 Die Graft-versus-host-Reaktion

(1) ist eine Reaktion gegen Antigene des Spenders
(2) ist eine Alloreaktion
(3) wird durch Alloantikörper vermittelt
(4) wird durch Immunsuppression unterdrückt

(A) nur 1 ist richtig
(B) nur 2 und 3 sind richtig
(C) nur 2 und 4 sind richtig
(D) nur 1, 2 und 4 sind richtig
(E) 1–4 = alle sind richtig

[F87] **!!**
7.14 Was geschieht bei der Graft-versus-host-Reaktion?

(A) Das Knochenmark des Empfängers reagiert gegen das gespendete Zellmaterial.
(B) Das gespendete Zellmaterial reagiert gegen das Antigenmaterial des Empfängers.
(C) Der gespendete Antikörper reagiert mit dem Knochenmark des Empfängers.
(D) Der Isoantikörper des Empfängers reagiert mit den gespendeten Zellen.
(E) Die Makrophagen des Empfängers reagieren gegen die gespendeten Erythrozyten.

[F89] **!!**
7.15 Eine Graft-versus-host-Reaktion nach einer Organtransplantation

(1) entsteht beim Empfänger infolge ungenügender therapeutischer Suppression seines zellulären Immunsystems
(2) entsteht durch eine Reaktion immunkompetenter Lymphozyten des Spenders gegen Antigene des Empfängers
(3) hat vor allem Bedeutung nach Nierentransplantation
(4) hat vor allem Bedeutung nach Knochenmarkstransplantation
(5) ist neben anderen Symptomen durch eine vaskuläre Transplantatabstoßung gekennzeichnet

(A) nur 1 ist richtig
(B) nur 2 und 3 sind richtig
(C) nur 2 und 4 sind richtig
(D) nur 1, 2 und 4 sind richtig
(E) nur 1, 3 und 5 sind richtig

[H85] **!!**
7.16 Eine Graft-versus-host-Reaktion (Reaktion Transplantat gegen Wirt) kann typischerweise auftreten nach

(A) Bluttransfusion
(B) Knochenmarkstransplantation
(C) Gabe von Fremdserum
(D) Nierentransplantation
(E) Desensibilisierung mit Pollen-Antigen

[F97] **!!**
7.17 Die Graft-versus-host-Reaktion wird ausgelöst durch

(A) humorale Antikörper
(B) Mono-/Histiozyten
(C) T-Suppressor-Zellen
(D) zytotoxische T-Effektorzellen
(E) zirkulierende Immunkomplexe

[F00] **!**
7.18 Die hyperakute Abstoßung eines allogenen Nierentransplantats wird in erster Linie verursacht durch

(A) zytotoxische T-Lymphozyten mit Spezifität gegen Alloantigene des Spenders
(B) präformierte Antikörper gegen Alloantigene des Spenders
(C) Degranulation von Gewebsmastzellen
(D) granulozytäre Entzündung einer vor Einbringen in den Empfänger ischämisch geschädigten Niere
(E) aktivierte NK-Zellen

[H93] **!**
7.19 Welche Aussage trifft **nicht** zu?

Die folgenden Arzneistoffe werden zur Immunsuppression eingesetzt:

(A) Prednisolon
(B) Terfenadin
(C) Cyclophosphamid
(D) Ciclosporin
(E) Methotrexat

7.13 (C)   7.14 (B)   7.15 (C)   7.16 (B)   7.17 (D)   7.18 (B)   7.19 (B)

7.20 Welche Aussage zu Ciclosporin trifft **nicht** zu?

(A) Es wirkt immunsuppressiv.
(B) Es hemmt die Bildung von Interleukin-2.
(C) Es wirkt in erster Linie auf B-Lymphozyten.
(D) Bei therapeutischer oraler Gabe sind Bestimmungen der Blutkonzentrationen von Ciclosporin angezeigt.
(E) Es kann zur Nierenschädigung führen.

8 Immunologische Methoden

8.1 Bei dem indirekten Coombs-Test wird das folgende, vom Patienten entnommene Material untersucht:

(A) Liquor
(B) Serum
(C) Lymphknotenzellen
(D) Leukozyten
(E) Erythrozyten

8.2 Der für die Wirkung des Coombs-Serums maßgebende Antikörper reagiert spezifisch mit

(A) humanem Gammaglobulin
(B) dem D-Antigen des Rh-Komplexes auf Erythrozyten
(C) humanem Serum-Albumin
(D) den Blutgruppensubstanzen A und B
(E) α-Lipoprotein

8.3 Wie können „inkomplette" Antikörper gegen Rh-Antigene im Serum nachgewiesen werden?

(A) mit tanninbehandelten Erythrozyten
(B) mit Hilfe von Latex-Gamma-Globulin-Komplexen
(C) mit C-reaktivem Protein als komplementbindendem Reagens
(D) mit Hilfe des indirekten Coombs-Tests
(E) mit Hilfe des direkten Coombs-Tests

8.4 Welcher Test kann bei einem Neugeborenen durch das positive Ergebnis den Verdacht auf Erythroblastose verstärken?

(A) direkter Coombs-Test
(B) indirekter Coombs-Test
(C) Paul-Bunnell-Test
(D) Waaler-Rose-Test
(E) Hämagglutinations-Hemmungstest

8.5 Bei einem Patienten mit Verdacht auf autoimmunhämolytische Erkrankung wird ein direkter Coombs-Test (Antiglobulintest) durchgeführt.

Welches vom Patienten stammende Material wird hierbei untersucht:

(A) (gewaschene) Erythrozyten
(B) Blut-Leukozyten als Suspension in Kochsalzlösung
(C) frisches Serum mit einem Zusatz von Oxalat
(D) Citratplasma
(E) Blutausstrich nach Alkoholfixierung

8.6 Welche der folgenden Laboruntersuchungen hat die höchste Aussagekraft hinsichtlich des Nachweises einer autoimmunhämolytischen Anämie vom Wärmeantikörpertyp?

(A) gemischte Lymphozytenkultur
(B) Hämoglobinelektrophorese
(C) direkter Coombs-Test
(D) Immunelektrophorese
(E) Differentialblutbild

7.20 (C)   8.1 (B)   8.2 (A)   8.3 (D)   8.4 (A)   8.5 (A)   8.6 (C)

8 Immunologische Methoden

[F88]

8.7 Im Rahmen der serologischen Luesdiagnostik lassen sich speziesspezifische Antikörper gegen Treponema pallidum mit folgenden Verfahren nachweisen:

(1) passive Hämagglutination mit Treponema pallidum-beschichteten Erythrozyten (TPHA)
(2) indirekte Immunfluoreszenz mit markiertem Antihumangammaglobulin (FTA-Abs)
(3) Treponemen-Immobilisationstest (TPI)
(4) Cardiolipin-Flockungstest
(5) Wassermann-Reaktion (KBR mit Cardiolipin)

(A) nur 1 und 5 sind richtig
(B) nur 2 und 3 sind richtig
(C) nur 1, 2 und 3 sind richtig
(D) nur 1, 4 und 5 sind richtig
(E) 1 – 5 = alle sind richtig

[H83]

8.8 Ein hoher TPHA-Titer zeigt stets eine floride Lues an,

weil

der TPHA-Test eine hohe Spezifität besitzt.

[H84]

8.9 Die Komplementbindungsreaktion wird als diagnostisches Verfahren eingesetzt zum Nachweis

(1) viraler Antikörper
(2) bakterieller Exotoxine
(3) bakterieller Endotoxine
(4) blutgruppenspezifischer Merkmale

(A) nur 1 ist richtig
(B) nur 2 ist richtig
(C) nur 1 und 2 sind richtig
(D) nur 1, 3 und 4 sind richtig
(E) 1 – 4 = alle sind richtig

[H85]

8.10 Bei gewissen Sero-Reaktionen benutzt man zur Ausführung nicht das originäre Antigen des Erregers, sondern strukturgleiche Antigene anderer Herkunft.

Für welche der folgenden Reaktionen trifft dies zu?

(1) Komplementbindungsreaktion auf Lues
(2) TPHA-Test auf Lues
(3) Gruber-Widal-Reaktion auf Typhus
(4) Antistreptolysin-Reaktion
(5) Paul-Bunnell-Reaktion

(A) nur 1 und 5 sind richtig
(B) nur 2 und 5 sind richtig
(C) nur 1, 3 und 4 sind richtig
(D) nur 2, 4 und 5 sind richtig
(E) nur 1, 2, 3 und 4 sind richtig

[H85] **!**

8.11 Beim Latex-Test agglutiniert der Rheumafaktor ein geeignetes Latex-Präparat. Welcher Molekülbereich des Latexpräparates tritt dabei in Reaktion?

(A) Serumalbumin
(B) Komplementkomponente C3
(C) Fc-Stücke des IgG
(D) Fab-Fragmente von IgE
(E) L-Kettenmaterial

[F86] **!**

8.12 Dem Antistreptolysin-Test liegt als Prinzip zugrunde die

(A) Latex-Flockung
(B) passive Hämagglutination
(C) Toxin-Neutralisation
(D) Komplementbindung
(E) Bindung von fluoresceinmarkierten Antikörpern

[F93]

8.13 Welche Reaktion liegt der AB0-Blutgruppenbestimmung zugrunde?

(A) Präzipitation
(B) Agglutination
(C) Lymphozytenproliferation
(D) Komplement-vermittelte Zytotoxizität
(E) Immunfluoreszenz

8.7 (C)   8.8 (D)   8.9 (A)   8.10 (A)   8.11 (C)   8.12 (C)   8.13 (B)

8 Immunologische Methoden

H93

8.14 Welche Reaktion liegt der quantitativen Bestimmung der CD4$^+$-T-Lymphozyten im Blut zugrunde?

(A) Präzipitation
(B) Agglutination
(C) Lymphozytenproliferation
(D) Komplement-vermittelte Zytotoxizität
(E) Immunfluoreszenz

H94 !

8.15 Eine übliche Nachweismethode für den (klassischen) Rheumafaktor ist:

(A) Komplementbindungsreaktion
(B) indirekte Immunfluoreszenz an Synovialmembranen
(C) Agglutination von mit Knorpelantigenen beladenen Erythrozyten
(D) Agglutination von mit IgG-beladenen Latexpartikeln
(E) Neutralisation von Streptolysin O

F97

8.16 Hybridome, die monoklonale Antikörper produzieren,

(A) entstehen durch Fusion von B-Lymphozyten bzw. Plasmazellen mit Myelomzellen
(B) benötigen eine Interaktion mit T-Lymphozyten oder ihren Zytokinen zur Sekretion von Antikörpern
(C) produzieren keine Antikörper vom IgM-Typ
(D) stammen von myeloischen Vorläuferzellen (Myeloblasten) ab
(E) haben eine Lebensdauer von 1–4 Wochen

8.14 (E)   8.15 (D)   8.16 (A)

Kommentare

1 Anatomie des lymphatischen Systems

[H90]

Frage 1.1: Lösung A

Zu **(A):** Alle Blutzellen, inklusive der Zellen des Immunsystems, stammen von einer **pluripotenten Stammzelle** (Synonym: hämatopoietische Stammzelle) im Knochenmark ab. Die Stammzelle zeigt eine starke mitotische Aktivität und garantiert den ständigen Nachschub an Blutzellen. Einige Stammzellen differenzieren sich zu myeloiden oder lymphoiden Vorläuferzellen. Aus den myeloiden Vorläuferzellen zweigen die Differenzierungslinien zu den Erythrozyten, den Thrombozyten, den eosinophilen, basophilen und neutrophilen Granulozyten sowie den Monozyten ab. Aus den lymphoiden Vorläuferzellen zweigen die B-Zell- und T-Zellentwicklungsreihe ab.

Zu **(B):** Neben dem Knochenmark gehört der Thymus zu den sog. **primären lymphatischen Organen**. In den primären lymphatischen Organen findet die antigen**un**abhängige Reifung der Lymphozyten statt. Nichtimmunkompetente T-Zellen verlassen das Knochenmark und siedeln sich im Thymus an. Im Laufe ihrer Reifung erwerben sie verschiedene Oberflächenmarker, z.B. den T-Zellrezeptor für Antigen (TZR), das CD4 **oder** CD8 und verlassen als immunkompetente T-Zellen den Thymus. Neben der Reifung übernimmt der Thymus eine wichtige Funktion bei der Toleranzentwicklung des Immunsystems gegenüber körpereigenen Substanzen: Im Thymus werden autoreaktive T-Zellen eliminiert (**klonale Deletion**). Neuerdings wird diskutiert, dass auch eine funktionelle Inaktivierung (**klonale Anergie**) der T-Zellen im Thymus stattfinden könnte.

Eine **Proliferation und damit Vermehrung der T-Zellen findet im Knochenmark und nach antigenabhängiger Aktivierung in den sog. sekundären lymphatischen Organen**, wie z.B. den Lymphknoten oder der Milz, statt.

Zu **(C):** Lymphknoten gehören zu den sog. sekundären lymphatischen Organen. Hier findet ein Großteil der antigen**ab**hängigen Reifung der B- und T-Zellen in funktionell aktive B- oder T-Zellen statt. **Lymphozyten stellen den überwiegenden Anteil der zellulären Elemente des Lymphknotens.** In der Rinde finden sich viele B-Zellen, die in Primär- oder Sekundärfollikel organisiert sind. Zwischen den Follikeln und in der **parakortikalen Zone** finden sich jedoch überwiegend T-Zellen.

Zu **(D):** Zellmembranständige Immunglobuline sind die **Antigenrezeptoren der B-Zellen**. Über diese Rezeptoren wird das Antigen von den B-Zellen erkannt.

Zu **(E):** Hauptquelle des Interleukin-1 (IL-1) ist der aktivierte Makrophage. Die IL-1-Produktion der Makrophagen kann durch Bakterienprodukte (z.B. LPS), andere Zytokine (z.B. TNF), durch IL-1 selbst (autokrin) oder durch CD4$^+$-T-Helferzellen induziert werden. IL-1 kann von einer Reihe anderer Zellen gebildet werden, z.B. von Endothelzellen oder Epithelzellen.

[F97]

Frage 1.2: Lösung C

Zu **(A):** Das Parenchym des Lymphknotens wird in Mark und Rinde (Kortex) unterteilt. Die Rinde besteht aus einem inneren (**Parakortex**) und äußeren Anteil. In der äußeren Rinde befinden sich die Primär- und Sekundärfollikel (syn. Keimzentren), sie gehören zu den sog. **B-Zell-Arealen** der Lymphknoten. Der Parakortex sowie die Bereiche zwischen den Lymphfollikeln bestehen überwiegend aus T-Zellen und werden als **T-Zell-Areale** der Lymphknoten bezeichnet.

Zu **(B):** Im Thymus finden sich weder Primär- noch Sekundärfollikel.

Zu **(C):** Sekundärfollikel (syn. Keimzentren) entstehen ca. eine Woche nach Kontakt mit einem thymusabhängigen Antigen, das zur Aktivierung von T-Helferzellen geführt hat. **Die Keimzentren sind durch eine massive Proliferation der B-Zellen charakterisiert.** Darüber hinaus findet in den Keimzentren die sog. **Affinitätsreifung** (somatische Hypermutation der Immunglobulingene gefolgt von einer präferentiellen Stimulation derjenigen B-Zellen mit höher affinen Antigenrezeptoren) statt.

Zu **(D):** In den Lymphknoten werden bakterielle/parasitäre Antigene präsentiert. Die Antigenpräsentation durch antigenpräsentierende Zellen (z.B. dendritische Zellen, Monozyten/Makrophagen) führt zur Bildung von sog. Effektorzellen oder -molekülen (Antikörper), die die Lymphknoten verlassen und im peripheren Gewebe zur Elimination der Bakterien/Parasiten beitragen.

Zu **(E):** Primär- und Sekundärfollikel sind charakteristische Bestandteile des Mucosa-assoziierten lymphatischen Gewebes z.B. der Peyer-Plaques.

2 Molekulare Grundlagen

Immunglobuline – die molekularen Grundlagen — II.1

Immunglobuline sind die Träger der humoralen Immunität. Sie sind **Glykoproteine,** die sowohl in löslicher als auch in membranständiger Form vorliegen können. Alle Immunglobuline haben eine identische Grundstruktur bestehend aus vier Polypeptidketten: zwei identische schwere Ketten und zwei identische leichte Ketten. Je eine leichte und eine schwere Kette bilden durch kovalente und nicht-kovalente Bindungen ein Heterodimer, zwei solcher Heterodimere sind über die schweren Ketten im carboxyterminalen Bereich miteinander verbunden. Jede Kette verfügt über einen konstanten (Fc-) und einen variablen (Fab-)Anteil. **Der variable Anteil liefert die Antigenbindungsstelle** (die eigentliche Bindungsstelle wird von je drei sog. hypervariablen Regionen in der V-Region einer leichten und schweren Kette gebildet), **der konstante Anteil vermittelt die Effektorfunktionen des Antikörpers.** In Abhängigkeit von den schweren Ketten („Heavy chain" = H-Kette) werden **fünf Immunglobulinklassen** unterschieden: IgM, IgG, IgA, IgE und IgD. Der Begriff Immunglobulintyp ist den leichten Ketten γ und ϰ vorbehalten. Immunglobuline können durch die Proteasen Pepsin und Papain, die im Bereich der sog. „Scharniere" (Abschnitt der H-Kette) angreifen, in definierte Bruchstücke zerlegt werden: **Pepsin** führt zum Auftreten **eines** Fc-Teils und **eines** F(ab)$_2$-Teils, **Papain** zum Auftreten **eines** Fc-Teils und **zweier** identischer Fab-Teile. Die Immunglobulinklassen unterscheiden sich in ihrer Halbwertszeit: IgG hat eine durchschnittliche Halbwertszeit von 21 Tagen, die anderen Klassen zwischen 2–10 Tagen.

Immunglobulin Klasse A (IgA) — II.2

Immunglobulin A ist ein wesentliches Element der spezifischen Schleimhautimmunität. Sekretorisches IgA ist zum überwiegenden Anteil ein Dimer, das über die sog. J-Kette stabilisiert wird. IgA liegt im Serum überwiegend als ein Monomer vor, eine J-Kette findet sich nicht. Es können aber durchaus Polymere von 2 bis 5 IgA-Molekülen in den Schleimhautsekreten und im Serum vorliegen. IgA wird von Plasmazellen nach Kontakt mit einem spezifischen Antigen produziert und über die Epithelzellen der Schleimhaut beispielsweise ins Lumen des Respirationstrakts oder des Gastrointestinaltrakts transportiert (**Transzytose**). Dabei wird IgA auf der abluminalen Seite der Schleimhaut durch den sog. Poly-Ig-Rezeptor der Epithelien gebunden, durch Endozytose in die Zelle aufgenommen und durch diese hindurch transportiert. Auf der luminalen Seite wird der Komplex aus Poly-Ig-Rezeptor und IgA proteolytisch gespalten, wobei der extrazelluläre Anteil des Poly-Ig-Rezeptors am IgA verbleibt. Der am IgA verbleibende Teil des von Epithelien produzierten Poly-Ig-Rezeptors wird als **sekretorische Komponente** bezeichnet. Dieser Rest vermittelt dem sekretorischen IgA einen gewissen Schutz vor der Aktivität proteolytischer Enzyme in den Sekreten der Schleimhäute.

F92 **!**

Frage 2.1: Lösung A

Zu **(1)**, **(2)**, **(3)** und **(5)**: siehe Lerntext II.1.
Zu **(4)**: Die Einteilung in Immunglobulinklassen erfolgt in Abhängigkeit von den schweren (!) und nicht den leichten Ketten.

F86 **!**

Frage 2.2: Lösung A

Zu **(A)–(D)**: Nur der variable Anteil der H- und L-Ketten liefert die Antigenbindungsstelle (siehe auch Lerntext II.1).
Zu **(E)**: Als **„Scharniere"** werden Anteile der konstanten Kette verstanden, die zwischen der ersten und zweiten konstanten Domäne der schweren Kette lokalisiert sind. Durch die Scharniere wird eine gewisse Verschiebbarkeit der ersten konstanten Domäne gegenüber der zweiten konstanten Domäne gewährleistet.

H84 **!!**

Frage 2.3: Lösung E

Zu **(1)**: Alle Immunglobuline bestehen aus ähnlichen Grundelementen (siehe auch Lerntext II.1).
Zu **(2)** und **(5)**: Die Immunglobulinklassen lassen sich serologisch als auch in der Immunelektrophorese differenzieren.
Zu **(3)**: IgA ist der Hauptträger der Schleimhautimmunität, in den **Sekreten** liegt es überwiegend als **Dimer** vor.
Zu **(4): Der Hauptanteil des IgA im Serum liegt als Monomer vor.** Es gibt allerdings auch **Polymere,** die aus 2–5 Monomeren bestehen, die über die sog. J-Kette (engl.: „joining chain") stabilisiert werden.

[H91] **!!**
Frage 2.4: Lösung C

Zu **(1)** und **(2)**: siehe Lerntext II.2.
Zu **(3)**: IgA ist **nicht** plazentagängig.
Zu **(4)**: IgA in den Sekreten **neutralisiert** Mikroorganismen (auch Viren) und Toxine.

[F95] **!!**
Frage 2.5: Lösung C

Die sekretorische Komponente vermittelt dem sekretorischen IgA einen gewissen Schutz vor der Aktivität proteolytischer Enzyme in den Sekreten der Schleimhäute.
IgA wird von den **Plasmazellen** als **Dimer ohne sekretorische Komponente** sezerniert.

[H97] **!!**
Frage 2.6: Lösung E

Zu **(A)**: Die sekretorische Komponente ist ein **Polypeptid** und kein Phospholipid.
Zu **(B)**: Die Produktion und Sekretion des **IgA-Dimers** erfolgt in Plasmazellen, das sezernierte IgA enthält **keine** sekretorische Komponente.
Zu **(C)**: Die Mastzellen der Schleimhäute sind bei Typ I-Reaktionen beteiligt, diese sind **IgE**-vermittelt.
Zu **(D)**: Proteolyse (Spaltung von Proteinen) ist ein Prozess, der z. B. bei der Aktivierung von Enzymen eine wichtige Rolle spielt. Vorläuferenzyme werden in der Leber synthetisiert, ins Blut sezerniert und bei Bedarf durch Proteolyse aktiviert. Beispiele aus der Immunologie für eine proteolytische Aktivierung sind die Komplementkomponenten. Sie werden u. a. von den Kupffer-Zellen der Leber gebildet, ins Blutplasma abgegeben und im Rahmen des klassischen oder alternativen Aktivierungswegs in zwei Komponenten gespalten: eine enzymatisch aktive und eine, die z. B. als Peptidmediator Entzündungsreaktionen mitbeeinflusst.
Zu **(E)**: Das polymere IgA bindet an den sog. Poly-Ig-Rezeptor der Mukosa-Epithelzellen, die diesen auch synthetisieren.

[F98] **!!**
Frage 2.7: Lösung C

Zu **(A)**, **(B)**, **(D)** und **(E)**: Das sekretorische Immunglobulin-A-Molekül, das von den Schleimhautepithelien in die Sekrete abgegeben wird, besteht aus drei Komponenten: dem dimeren IgA, der J-Kette und der sog. sekretorischen Komponente, einem Bestandteil des Poly-Ig-Rezeptors der Schleimhautepithelien.
Zu **(C)**: IgA reagiert nicht mit den Zell-Zell-Verbindungen der Epidermis. Autoantikörper, die mit Desmosomen reagieren, finden sich bei der blasenbildenden Autoimmunerkrankung „Pemphigus vulgaris".

[F99] **!!**
Frage 2.8: Lösung B

Zu **(A)**: Immunglobuline auf den Schleimhäuten des Magen-Darm-Trakts (überwiegend der Klasse A) verbleiben im Darmlumen und vermitteln einen spezifischen Schutz gegen Infektionserreger, die den Wirtsorganismus über den Magen-Darm-Trakt infizieren.
Zu **(B)**: Der Poly-Ig-Rezeptor der Schleimhautepithelien bindet dimeres IgA und transportiert dieses durch die Schleimhautzelle hindurch, um es auf der luminalen Seite in das Darmlumen abzugeben.
Zu **(C)**: Bei der Antikörper-abhängigen zellulären Zytotoxizität (ADCC) werden Zellen nach Bindung von Antikörpern z. B. durch natürliche Killerzellen zerstört. Die natürlichen Killerzellen erkennen über ihre Fc-Rezeptoren die auf den Zielzellen abgelagerten Antikörper und setzen daraufhin zytotoxisch wirkende Substanzen wie z. B. das Perforin frei, die zum Tod der Zielzelle führen.
Zu **(D)**: Eine durch Fc-Rezeptoren vermittelte Degranulation von Zellen wird z. B. bei der Überempfindlichkeitsreaktion Typ I (Anaphylaxie) beobachtet. Mastzellen binden antigenspezifisches IgE über Fc-Rezeptoren auf ihrer Oberfläche. Bei Kontakt mit dem Antigen kommt es zur Kreuzvernetzung dieser IgE-Moleküle, zur Aktivierung der Mastzelle und zur Freisetzung hochaktiver Mediatoren (z. B. Histamin).
Zu **(E)**: Der Poly-Ig-Rezeptor wird von den Epithelzellen des Magen-Darm-Trakts produziert und **nicht** von den Plasmazellen. Plasmazellen sind die Produzenten der Immunglobuline z. B. der Klasse A.

[F86] **!!**
Frage 2.9: Lösung C

Papain und Pepsin sind zwei Proteasen, die die Immunglobuline im Bereich der Scharnierregion an unterschiedlichen Stellen spalten können. **Papain** spaltet IgG in **zwei** Fab-Fragmente und **ein** Fc-Fragment, **Pepsin** führt zur Bildung **eines** $F(ab)_2$-Fragments und **eines** Fc-Fragments.

[H97] [H94] **!!**
Frage 2.10: Lösung A

Zu **(A)**: IgG-Moleküle werden durch **Papain** in **zwei Fab-Fragmente** und **ein Fc-Fragment** gespalten.
Zu **(B)**: Die Halbwertszeiten im Serum sind für IgG etwa 21 Tage, für die anderen Immunglobulinklassen 2 bis 10 Tage.
Zu **(C)**: Von den Immunglobulinen ist lediglich für das IgG sicher erwiesen, dass es plazentagängig ist.

Die über die Plazenta transferierten IgG vermitteln den Immunschutz des Neugeborenen („Nestschutz").
Zu **(D):** Eine **J-Kette** wird typischerweise bei den löslichen Antikörpern der Klasse M und A nachgewiesen, also Antikörpern, die als Multimer (IgM als Pentamer oder IgA meist als Dimer) auftreten können. Die J-Kette ist ein Polypeptid, das die Struktur des Multimers stabilisiert.
Zu **(E):** IgG-Moleküle stellen den Hauptanteil der Immunglobuline im Serum.

H89 H85 **!**

Frage 2.11: Lösung D

Lösliches **IgM** ist ein **Pentamer**. Es besteht aus fünf Immunglobulingrundelementen mit je zwei Bindungsstellen für das Antigen, damit ergeben sich pro IgM-Molekül **zehn Bindungsstellen** mit gleicher Spezifität.

F90

Frage 2.12: Lösung B

Die Diversität der Immunglobuline und T-Zellrezeptoren wird durch das **DNS-Rearrangement** (synonym: die **DNS-Rekombination**) gewährleistet. Hierbei werden Gene, die für bestimmte Abschnitte der Immunglobulin- oder TZR-Moleküle kodieren, zufallsgemäß miteinander kombiniert.

F93

Frage 2.13: Lösung C

Zu **(A) – (E): Somatische Hypermutation** nach Antigenstimulation von **B-Lymphozyten** trägt zur Variabilität in der Bindungsspezifität („Diversität") von Immunglobulinmolekülen bei. Bei **T-Zellen** wird somatische Hypermutation bei der Bildung des Antigenrezeptors (T-Zellrezeptor) **nicht** beobachtet. Alle weiteren genannten Mechanismen tragen zur Diversität des T-Zellrezeptors bei: Rekombination von V-, D- und J-Gensegmenten, N-Diversifikation, Benutzung der D-Segmente in unterschiedlichen Leserastern, Kombination unterschiedlicher α- mit unterschiedlichen β-Ketten. Bei der Ausbildung des γ/δ-T-Zellrezeptors können auch unterschiedliche γ- mit unterschiedlichen δ-Ketten kombinieren.

F94 **!**

Frage 2.14: Lösung D

Zu **(1):** Das der spezifischen Antigenerkennung dienende Membranmolekül der T-Zellen ist der **T-Zellrezeptor (TZR)**. Der TZR ist ein **Heterodimer**, bestehend aus einer α- und β-Kette (αβ-TZR). Die beiden Ketten sind über eine Disulfidbrücke miteinander verbunden. α- und β-Kette bestehen aus zwei Domänen: Die aminoterminale Domäne entspricht der variablen Antigen-Bindungsregion (V-Region), die karboxyterminale Domäne verankert den TZR in der Zellmembran (C-Region). Der TZR erkennt den Komplex aus MHC-Molekül und dem prozessierten und präsentierten Antigenpeptid.

Zu **(2):** Somatische Punktmutationen spielen bei der Entstehung der Spezifität des T-Zellrezeptors **keine** Rolle. Somatische Punktmutationen sind bei der sog. **Affinitätsreifung** der von **B-Zellen** produzierten Immunglobuline von Bedeutung.
Bei der großen Vielfalt der zu erkennenden Antigene muss eine große Vielfalt an Antigen-spezifischen T-Zellen existieren. Wie auch die Immunglobuline wird die große Diversität der TZRen durch die Kombination bestimmter Gensegmente erreicht: Die V-Region der α-Kette wird von einem V (< 50 Gene)- und einem J (< 100 Gene)-Segment arrangiert, die V-Region der β-Kette durch ein V (< 60 Gene)-, ein J (13 Gene)- und ein D (2 Gene)-Segment. Das Arrangement der TZR-Gene findet im Thymus während der T-Zellreifung statt und nicht nach Stimulierung des T-Lymphozyten durch sein Antigen.

Zu **(3):** Der T-Zellrezeptor ist nichtkovalent mit einem weiteren Oberflächenmolekül der T-Zelle, dem **CD3**, assoziiert. Das CD3 besteht aus mindestens drei Peptidketten (γ-, δ-, ε-Kette) und ist bei der Signalübertragung ins Zellinnere beteiligt. Der Komplex aus CD3 und T-Zellrezeptor wird als funktioneller TZR-Komplex bezeichnet. Er vermittelt Antigenerkennung **und** Aktivierung der T-Zelle.

F00 **!**

Frage 2.15: Lösung B

Zu **(A)** und **(E):** Der **Antigenrezeptor** der T-Zelle heißt **T-Zellrezeptor**. Man unterscheidet zwei T-Zellrezeptortypen: den αβ- und γδ-**T-Zellrezeptor**. Beide Rezeptoren sind membranverankerte Dimere und bestehen entweder aus einer **α- und β-Kette** oder einer **γ- und δ-Kette**. Somit gibt es lediglich **zwei** Typen von T-Zellrezeptoren. Ein sog. Klassenwechsel wird nur bei den Immunglobulinen beobachtet; einen „Switch" von αβ- nach γδ-T-Zellrezeptor gibt es nicht.
α-, β-, γ- und δ-Ketten ähneln in ihrem Aufbau den Immunglobulinen: Sie besitzen eine aminoterminale variable Region, gefolgt von einer konstanten Region. Über eine kurze Scharnierregion sind die zwei Ketten der T-Zellrezeptoren miteinander verbunden. Im Anschluss an die Scharnierregion finden sich die Transmembranbereiche, die in einem kurzen zytoplasmatischen Rest enden. Die Transmembranbereiche der α- und β- bzw. γ- und δ-Kette sind für die stabile Assoziation des T-Zellrezeptors mit dem CD3-Komplex verantwortlich. CD3 ist ein Multimer bestehend aus einer γ-, ε- und δ-Kette (nicht zu verwechseln mit der γ- und δ-Kette des γδ-T-Zellrezeptors!). Alle Ketten liegen wie auch

der T-Zellrezeptor als Transmembranmoleküle vor. Der zytoplasmatische Anteil der CD3-Moleküle besitzt als ein wichtiges Merkmal sog. ITAM-Motive. Diese ITAMs (immunoreceptor tyrosine based activation motifs) assoziieren nach Aktivierung des T-Zellrezeptors mit zytoplasmatischen Proteintyrosinkinasen und ermöglichen so die Signalübertragung ins T-Zellinnere. Der Komplex aus T-Zellrezeptor und CD3 wird auch als sog. **funktioneller T-Zellrezeptor** bezeichnet.

Neben CD3 findet sich assoziiert mit dem T-Zellrezeptor ein Homodimer bestehend aus zwei ξ-Ketten. Der größte Anteil dieses Transmembrandimers liegt intrazellulär vor. Wie die CD3-Ketten besitzt es ITAMs und beteiligt sich an der Signalübertragung.

Zu (B): Der in dieser Frage beschriebene Prozess ist die sog. **junktionale Diversität**. Unter junktionaler Diversität versteht man die Insertion oder Deletion einzelner Nukleotide zwischen den Gensegmenten der Immunglobulingene. Junktionale Diversität wird bei der B- und T-Zellgenrekombination beobachtet.

Zu (C): Man unterscheidet zwei αβ-**T-Zelltypen**: sog. T-Helferzellen (i.d.R. CD4$^+$) und sog. zytotoxische T-Zellen (i.d.R. CD8$^+$). CD8 und CD4 sind sog. Korezeptoren des αβ-**T-Zellrezeptors**. Während der Antigenerkennung assoziieren sie mit dem T-Zellrezeptor und ermöglichen die differentielle Erkennung der MHC-Moleküle: CD4 erkennt nur Klasse II-MHC-Moleküle; CD8 nur Klasse I-MHC-Moleküle **(MHC-Klasse Restriktion)**.

Der γδ-**T-Zellrezeptor** assoziiert nicht mit CD4 oder CD8.

Zu (D): Eine Affinitätsreifung von Antigenrezeptoren durch somatische Hypermutation findet **nur** in B-Zellen statt. Unter somatischer Hypermutation versteht man das Auftreten von Mutationen im variablen Teil der Immunglobuline, nachdem bereits das Rearrangement der Immunglobulingene stattgefunden hat. Durch diesen zufälligen Prozess entstehen Antikörper, deren Affinität zum Zielantigen gesteigert oder verringert sein kann. Da jedoch die B-Zellen mit einem höheraffinen Antigenrezeptor vermehrt stimuliert werden, führt die somatische Hypermutation im Laufe einer Auseinandersetzung mit Antigen zur Bildung hochaffiner Antikörper.

F98 **!**
Frage 2.16: Lösung A

Zu (A): CD3 wird nur auf Thymozyten und T-Zellen exprimiert. Es ist ein akzessorisches Molekül des T-Zell-Rezeptors (TZR) und ist für die Signalübertragung nach Erkennung des Antigens durch den TZR verantwortlich.

Zu (B): CD14 ist der sog. LPS-Rezeptor der Monozyten/Makrophagen, der wie der Mannoserezeptor oder der Glykanrezeptor bakterielle Wandbestandteile (Lipopolysaccharide) erkennt.

Zu (C): CD19 ist Bestandteil des B-Zell-Korezeptorkomplexes, der bei Signalübertragungsprozessen nach Antigenerkennung in B-Zellen beteiligt ist. Der Komplex setzt sich aus CD21 (Komplementrezeptor CR2), CD81 (TAPA-1) und CD19 zusammen.

Zu (D): CD34 ist der Rezeptor für CD62 L (= L-Selektin). Er wird auf Endothelzellen exprimiert und spielt eine wichtige Rolle beim sog. „Leukozyten-Homing".

Zu (E): CD41 wird auf Blutplättchen und Megakaryozyten exprimiert. Das Molekül gehört in die Gruppe der Integrine (α^{IIb}-Integrin). Es assoziiert mit CD61 zu GPIIb und bindet Fibrinogen, Fibronektin, von Willebrand-Faktor und Thrombospondin.

H95 **!**
Frage 2.17: Lösung C

Zu (A): MHC-Moleküle der Klasse II sind oberflächenassoziierte Glykoproteine. Es sind **Heterodimere**, d.h., sie bestehen aus zwei verschiedenen, **nicht kovalent** verbundenen Ketten, der sog. α- und β-Kette.

Zu (B): MHC-Moleküle der Klasse I und II dienen der Antigenpräsentation. Im Fall der MHC-Klasse II-Moleküle werden sog. **exogene** Antigenpeptide präsentiert, d.h. Teilstücke eines aus dem Extrazellulärraum in die Zelle aufgenommenen und prozessierten Antigens.

Zu (C): MHC-Moleküle der Klasse II liegen **a priori** – im Gegensatz zu den MHC-Molekülen der Klasse I – nur auf bestimmten Körperzellen vor. Es handelt sich dabei im Wesentlichen um dendritische Zellen, Monozyten/Makrophagen und B-Zellen. Allerdings sind viele andere Zellen nach Aktivierung durch Zytokine in der Lage, MHC-Klasse II-Moleküle zu exprimieren.

MHC-Klasse I-Moleküle finden sich dagegen auf nahezu allen Geweben. Ausnahmen sind die Erythrozyten und das Nervengewebe, die nur wenig oder keine MHC-Klasse I-Moleküle exprimieren.

Zu (D): Die gemischte Lymphozytenkultur dient der **Typisierung der MHC- Klasse II-Moleküle.** Werden Lymphozyten zweier HLA-unterschiedlicher Personen zusammen kultiviert, so kommt es zur Proliferation **beider** Zellpopulationen, die sich mit Hilfe des Thymidinaufnahmetests nachweisen lässt. Handelt es sich um Lymphozyten zweier HLA-identischer Personen, bleibt die Proliferation, die hauptsächlich durch die Unterschiede der MHC-Klasse II-Moleküle verursacht wird, aus.

Will man die Reaktion der Zellen nur eines Probanden erfassen, werden die Zellen des anderen Probanden (diese werden dann als **Stimulator-Zellen** bezeichnet) durch Substanzen, wie z.B. Mitomycin C oder durch radioaktive Strahlung teilungsunfähig gemacht. Die dann in der gemischten Lymphozytenkultur gemessene Proliferation entspricht der Teilungsaktivität der Zellen nur eines Probanden (diese werden dann als sog. **Responder-Zellen** bezeichnet).

Zu **(E):** Der Komplex aus MHC-Klasse II-Molekül und Antigenpeptid wird durch den antigenspezifischen T-Zell-Rezeptor (TZR) der CD4$^+$-T-Helferzellen erkannt. Die Erkennung durch CD4$^+$-T-Helferzellen wird durch eine Bindungsstelle für CD4 am MHC-Klasse II-Molekül gewährleistet. In analoger Weise erkennen CD8$^+$-zytotoxische T-Zellen eine Bindungsstelle im MHC-Klasse I-Molekül. Dies gewährleistet die **MHC-Restriktion** der T-Zellen: CD8$^+$-T-Zellen reagieren ausschließlich mit MHC-Klasse I-Molekülen, CD4$^+$-T-Zellen ausschließlich mit MHC-Klasse II-Molekülen.

3 Physiologie der Immunantwort

F95

Frage 3.1: Lösung D

Zu **(1): Lysozym,** welches in der Tränenflüssigkeit und einer Reihe anderer Sekrete ausgeschieden wird, wirkt bakterizid auf grampositive Bakterien.

Zu **(2): Immunglobulin A** ist ein wesentliches Element der **spezifischen** Schleimhautimmunität. Es wird von Plasmazellen nach Kontakt mit einem spezifischen Antigen produziert und über die Epithelzellen der Schleimhaut ins Lumen beispielsweise des Gastrointestinal- oder Respirationstraktes (Transzytose) transportiert.

Zu **(3):** Das **C-reaktive Protein (CRP)** zählt zu den Akute-Phase-Proteinen. CRP bindet an das sog. C-Protein auf der Oberfläche, z. B. von Pneumokokken, und fördert dadurch deren Zerstörung durch das Komplementsystem.

Zu **(4): Laktoferrin** ist ein Eisen bindendes Protein, das die Konzentration freien Eisens unter den für die Replikation vieler Bakterien nötigen Spiegel drückt.

Lysozym, C-reaktives Protein (CRP) und Laktoferrin sind Substanzen, die einen „unspezifischen" Schutz gegen eine Reihe von Mikroorganismen bieten, man spricht auch von den natürlichen Resistenzmechanismen. Im Unterschied zu den natürlichen Resistenzmechanismen basiert die Immunreaktion auf der **selektiven** Erkennung **eines** bestimmten Antigens (Epitops), der Ausbildung einer spezifischen Immunreaktion gegen das betreffende Antigen und der **Wiedererkennung** dieses Antigens bei erneutem Antigen-Kontakt, gefolgt von einer schnelleren und effektiveren Immunreaktion (Sekundärantwort). Die spezifische Immunantwort beruht auf Lymphozyten: T-Zellen (T-Helferzellen, zytotoxische T-Zellen) und B-Zellen (Immunglobulinproduzenten). Sowohl T- als auch B-Lymphozyten weisen spezifische Antigenrezeptoren auf, deren Besetzung mit dem Antigen die spezifische Immunreaktion einleitet.

---**Effektormechanismen**---III.1---
der Immunglobuline

Nach der Erkennung des Antigens, z. B. durch spezifische Antikörper, wird die Immunreaktion durch eine Reihe von Folgereaktionen komplettiert und beendet. Diese Folgereaktionen werden zusammenfassend als „**Effektormechanismen**" bezeichnet. Die Effektorfunktionen der Antikörper werden durch die Bindung des Antikörpers an das Antigen eingeleitet und durch den Fc-Teil der Immunglobuline vermittelt. Die verschiedenen Immunglobulinklassen unterscheiden sich in ihrer Fähigkeit effektorische Folgereaktionen auszulösen.

Die Effektormechanismen der Immunglobuline sind:

1. **Neutralisation** (durch Antikörper vermittelte Schutzwirkung gegen toxische und virulente Komponenten pathogener Mikroorganismen)
2. **Opsonisierung** (Unter Opsonisierung versteht man die Anlagerung körpereigener Stoffe an Keime/Fremdstoffe, die deren Phagozytose fördern. Antikörper (alle IgG-Subklassen, besonders effektiv aber IgG$_1$ und IgG$_3$) und das C3b sind die wichtigsten „**Opsonine**" des menschlichen Serums.)
3. **Aktivierung des Komplementsystems** (Antikörper der Klasse G und M können das Komplementsystem über den klassischen Weg aktivieren. Voraussetzung ist die Bindung des Immunglobulins an ein Antigen; nicht komplexierte Immunglobuline können das Komplementsystem nicht aktivieren. Immunglobuline der Klasse A aktivieren das Komplementsystem über den alternativen Weg.)
4. **Antikörper-vermittelte zelluläre Zytotoxizität** (Neutrophile und eosinophile Granulozyten, mononukleäre Phagozyten und NK-Zellen können Zielzellen lysieren. In vielen Fällen ist die Beladung der Zielzelle mit Immunglobulin Voraussetzung für die Lyse; diese Form der Zell-Lyse wird als Antikörper vermittelte zelluläre Zytotoxizität (antibody-dependent cellular cytotoxicity = ADCC) bezeichnet. Die Zielzell-gebundenen IgG-Moleküle werden über den Fc-Rezeptor der Leukozyten erkannt. Die ADCC kann nicht nur über IgG, sondern auch über IgE und IgA vermittelt werden.)

3 Physiologie der Immunantwort

H83

Frage 3.2: Lösung D

Zu **(A):** Eine wichtige Eigenschaft der Antikörper im Rahmen der spezifischen Infektabwehr ist die Neutralisation von Toxinen oder infektiösen Keimen, z.B. Viren.
Zu **(B):** Nach spezifischer Bindung des Antigens können Antikörper (IgM und IgG) über ihren Fc-Teil das Komplementsystem aktivieren. Nach Aktivierung des Komplementsystems wird durch den terminalen Komplementkomplex die Lyse von Bakterien und eukaryontischen Zellen bewirkt.
Zu **(C):** Immunglobuline insbesondere das IgG gehören zu den **Opsoninen** des Serums.
Zu **(D):** Antikörper (synonym: Immunglobuline) sind **Glykoproteine**.
Zu **(E):** Die Reaktionsspezifität, d.h. die Antigenspezifität eines Antikörpers, wird durch die Aminosäuresequenz des variablen Anteils der Immunglobuline festgelegt.
Siehe auch Lerntexte II.1 und III.1.

F88

Frage 3.3: Lösung E

Zu **(A):** IgG ist die einzige Immunglobulinklasse, von der sicher bekannt ist, dass sie plazentagängig ist: Es handelt sich dabei um die Subklassen IgG$_2$ und IgG$_4$. Die über die Plazenta übertragenen IgGs sind für den „Nestschutz" des Neugeborenen verantwortlich. Der Transport erfolgt über das IgG-Transport-Protein FcRn, das strukturell MHC-Klasse I-Molekülen ähnelt. Zwei FcRn-Moleküle binden ein IgG-Molekül über den Fc-Teil und transportieren es über die Plazenta-Blut-Schranke.
Zu **(B)** und **(C):** Der Fc-Teil der Antikörper vermittelt die Effektorfunktionen der Immunglobuline, wie Opsonisierung oder Komplementaktivierung (klassischer Aktivierungsweg).
Zu **(D):** Eine antigenabhängige Aktivierung der **Mastzellen** wird durch **IgE** und **nicht durch IgG** verursacht. Das IgE ist allerdings über seinen Fc-Teil an den Fc$_\varepsilon$-Rezeptor der Mastzellen und basophilen Granulozyten gebunden.
Zu **(E):** Die Bindung des Antigens bzw. der antigenen Determinante (= Epitop) des Antigens wird durch sog. hypervariable Regionen im **variablen (Fab-)Anteil** der Immunglobuline vermittelt.

H92

Frage 3.4: Lösung A

Zu **(A):** Mastzellen binden **IgE** über ihren Fc-Rezeptor (Fc$_\varepsilon$-Rezeptor). Bei erneutem Antigenkontakt werden die IgE-Moleküle auf der Zelloberfläche vernetzt, es kommt zur Aktivierung der Mastzelle und zur Freisetzung von Entzündungsmediatoren (biogene Amine, Lipidmediatoren, Zytokine).
Zu **(B)** und **(D):** Der Fc-Teil der Immunglobuline vermittelt die Effektorfunktionen der Antikörper, z.B. die Opsonisierung oder die Komplementaktivierung nach Antigenbindung von IgG und IgM.
Zu **(C):** Rheumafaktoren sind i. d. R. IgM-Moleküle, die gegen den Fc-Teil von IgG-Molekülen gerichtet sind.
Zu **(E):** Der Transport des IgG über die Plazenta in den Blutkreislauf des Feten erfolgt über das IgG-Transport-Protein FcRn. Dieses bindet den Fc-Teil der IgG-Moleküle.

F91

Frage 3.5: Lösung A

Zu **(A):** IgG stellt den Hauptanteil der Immunglobuline im Serum **(ca. 80%)**.
Zu **(B):** IgG-Moleküle liegen im Serum und in der interstitiellen Flüssigkeit als **Monomere** vor und sind durch die längste Halbwertszeit (ca. 21 Tage) aller Immunglobulin-Klassen charakterisiert. Man unterscheidet vier IgG-Subklassen (IgG$_1$-IgG$_4$), die sich in ihren biologischen Funktionen unterscheiden.
Zu **(C): IgG** ist im Gegensatz zu IgM, IgA und IgE **plazentagängig.**
Zu **(D):** Gebundenes IgM und IgG aktivieren Komplement über den klassischen Weg. Nach spezifischer Bindung des Antigens führt die Interaktion von Fc-Teil und C1 (C1q) zur Aktivierung des C1, und dieses wiederum leitet die Aktivierung der Komplementkaskade ein.
Zu **(E):** IgG ist eines der wichtigsten Opsonine im menschlichen Plasma.

H99

Frage 3.6: Lösung D

Zu **(A)–(E):**

Konzentrationen im Serum:	mg/ml (ca.-Angaben)
IgA	3,5
IgA$_1$	3,0
IgA$_2$	0,5
IgD	0,03
IgE	5×10^{-5}
IgG	13,5
IgG$_1$	9
IgG$_2$	3
IgG$_3$	1
IgG$_4$	0,5
IgM	1,5

H96 **!**

Frage 3.7: Lösung E

Zu **(A):** Typischerweise findet sich bei atopischen Erkrankungen, aber auch bei Infektionen mit Parasiten (Helminthen) ein erhöhter **IgE**-Spiegel.
Zu **(B):** Sowohl IgA als auch IgM können Polymere bilden: IgA bildet meist Dimere, IgM Pentamere aus. In beiden Fällen werden die Fc-Anteile der Monomere über eine „J-Kette" verbunden, sodass die Fab-Anteile auf der Oberfläche des Polymers lokalisiert sind und Antigen binden können. IgA liegt im **Serum** meist als **Monomer,** in den **Schleimhautsekreten** jedoch als **Dimer** vor. IgM wird sowohl im Serum als auch auf Schleimhäuten in seiner pentameren Form nachgewiesen. **IgG** wie IgE liegen im Serum als **Monomer** vor.
Zu **(C):** Lösliches **IgM** besteht aus fünf Monomeren mit jeweils zwei Antigenbindungsstellen, damit ergeben sich pro **Pentamer** 10 Bindungsstellen. Membranständiges IgM besitzt lediglich **zwei** Bindungsstellen für Antigen, da es als Monomer in der Membran der B-Zellen verankert ist. **IgG** verfügt über **zwei Antigenbindungsstellen.**
Zu **(D):** Die Schleimhautimmunität wird überwiegend durch die Immunglobulinklasse A gewährleistet.
Zu **(E):** IgG ist die einzige Immunglobulinklasse, von der sicher bekannt ist, dass sie plazentagängig ist: Es handelt sich dabei um die Subklassen IgG$_2$ und IgG$_4$. Die über die Plazenta übertragenen IgGs sind für den „Nestschutz" des Neugeborenen verantwortlich.

F87 **!**

Frage 3.8: Lösung C

Zu **(A):** Nach Bindung des Antigens kann IgM wie auch IgG das Komplementsystem besonders effizient aktivieren.
Zu **(B)** und **(D): Lösliches** IgM ist ein Pentamer, d. h., es besteht aus fünf Grundelementen mit je zwei Bindungsstellen für das Antigen (10 Bindungsstellen insgesamt). Es ist von den fünf Immunglobulinklassen das größte Immunglobulin mit einem Molekulargewicht von ca. 900 kD. Stabilisiert wird IgM durch eine sog. J-Kette (engl.: „joining chain"). **Membranassoziiertes** IgM ist der Antigenrezeptor reifer B-Zellen und liegt in der Membran als Monomer vor!
Zu **(C):** IgM ist **nicht** plazentagängig.
Zu **(E):** IgM ist nach einer Erstinfektion die primär gebildete Immunglobulinklasse (Primärantwort). Siehe auch Lerntext III.2.

B-Zell-Immunreaktion — III.2

Die Immunreaktion, die nach Erstkontakt mit einem Antigen eingeleitet wird, wird als **Primärantwort** bezeichnet. Sie zeichnet sich durch einen bestimmten „Zeitbedarf" aus, da das Antigen zunächst erkannt, die entsprechenden Lymphozyten aktiviert (**klonale Selektion**), vermehrt (**klonale Proliferation**) und die Effektormechanismen eingeleitet werden müssen.
B-Zellen tragen an ihrer Oberfläche Antigenrezeptoren. Diese Rezeptoren sind in der Zellmembran verankerte Immunglobuline der Klasse M und D. Über diese Rezeptoren erkennen B-Zellen intakte (native) Antigene. Die durch das Antigen eingeleiteten Reaktionen unterscheiden sich in Abhängigkeit von der chemischen Natur des Antigens. Antigene mit sich wiederholenden (repetetiven) Epitopen (Polymere), wie z. B. Polysaccharide oder Lipide, führen zu einer Kreuzvernetzung der Antigenrezeptoren und zur Aktivierung der antigenspezifischen B-Zelle mit konsekutiver Produktion von IgM. Die „Hilfe" der T-Helferzellen wird in diesem Fall nicht benötigt; man spricht von der T-zell**un**abhängigen Reaktion.
Antigene mit einem Proteinanteil werden über die Antigenrezeptoren der B-Zellen erkannt, internalisiert, und Bruchstücke des Proteinanteils werden auf MHC-Klasse II-Molekülen den ebenfalls antigenspezifisch aktivierten T-Helferzellen präsentiert. Voraussetzung für die Aktivierung der T-Helferzellen ist der Kontakt zwischen T-Zelle und akzessorischen Zellen (beim Primärkontakt: dendritische Zellen), die den T-Zellen prozessiertes Antigen präsentieren und kostimulatorische Signale übertragen. Es sind die aktivierten T-Zellen, die dann durch Produktion verschiedener Mediatoren die Umwandlung der B-Zelle in eine IgM-produzierende Plasmazelle induzieren (T-zellabhängige Reaktion). Der Nachweis von IgM ist also charakteristisch für eine Primärantwort auf Protein- und Nichtprotein-Antigene.
Nur im Laufe der durch ein Proteinantigen ausgelösten Primärantwort kommt es zur Bildung von B- und T-Gedächtniszellen. Diese Gedächtniszellen ermöglichen die Wiedererkennung eines spezifischen Antigens bei nachfolgendem, erneuten Kontakt (**„immunologisches Gedächtnis"**) und sind Träger der sog. **Sekundärantwort**. Antigen-aktivierte Gedächtnis-T-Helferzellen interagieren mit ebenfalls Antigen-aktivierten Gedächtnis-B-Zellen. Durch die Freisetzung bestimmter T-Zell-Zytokine kommt es zur Proliferation der B-Gedächtniszelle, zum Klassenwechsel (Verschiebung der Antikörperklassen von IgM bei der Primärantwort zu anderen Klassen, insbesondere IgG, bei der Sekundärant-

wort) und zur Sekretion von Antikörpern. Die Sekundärantwort ist durch eine schnellere und effektivere Reaktion auf das Antigen charakterisiert. Dies manifestiert sich u. a. durch eine wesentlich kürzere Verzögerungsphase (Zeit bis zum Auftreten spezifischer Antikörper), einen höheren Antikörperspiegel und einen länger anhaltenden Anstieg der Antikörper nach Kontakt mit dem spezifischen Antigen.

Typischerweise kommt es bei der Sekundärantwort zu einer sog. **Affinitätsreifung** der Antikörper. Dies bedeutet, dass die von der antigenspezifischen B-Zelle abstammenden Tochterzellen **im Verlauf der Immunreaktion Antikörper bilden, die das Antigen mit höherer Affinität binden**. Trotz eines gemeinsamen Ursprungs unterscheiden sich also die Tochterzellen eines solchen B-Zellklons in ihrem Genom. Ermöglicht wird dies durch die sog. **somatische Hypermutationen** in dem variablen Anteil der bereits rearrangierten Immunglobulingene der B-Zellen. Diese Mutationen sind meist Punktmutationen im Bereich der VJ- bzw. VJD-rekombinierten DNS und scheinen zufällig zu sein. Die Hypermutationen führen zu Aminosäureaustauschen und damit zu einer veränderten Affinität des Immunglobulins zu seinem Antigen. Das bedeutet, es entstehen Tochterzellen, deren Antikörper eine höhere **oder** niedrigere Affinität für das Antigen aufweisen. Im weiteren Verlauf kommt es dann zu einer gesteigerten Stimulation derjenigen B-Zellen, deren Immunglobuline höher affin sind, sodass am Ende eine insgesamt gesteigerte Affinität der gebildeten Antikörper zu beobachten ist.

Während der Immunantwort kommt es durch den Einfluss von T-Zell-produzierten Zytokinen zum sog. Klassenwechsel der Immunglobuline. Das bedeutet, dass anstelle von IgM in zunehmendem Maße andere Immunglobulin-Klassen wie beispielsweise IgG durch Plasmazellen produziert werden.

H89 F81 !

Frage 3.9: Lösung C

Zu **(A):** Die Sekundärantwort ist durch eine raschere, höhere und länger persistierende Antikörperproduktion charakterisiert. Die Reaktion wird von **Gedächtniszellen** getragen, die während der Primärantwort gebildet wurden.

Zu **(B):** Immunkompetente B-Zellen erkennen über ihren membranständigen, spezifischen Antigenrezeptor (= Immunglobulin) **natives** Antigen. Nur die antigenspezifischen B-Zellen werden aktiviert (**klonale Selektion**) und proliferieren (**klonale Proliferation**).

Zu **(C):** B-Zellen sind in der Lage, zeitlich versetzt **sowohl IgM als auch IgG, IgE oder IgA zu sezernieren**. Bei der **Primärantwort** produzieren und sezernieren Plasmazellen überwiegend **IgM**. Gegen Ende der Primärantwort wird nach dem Klassenwechsel („class-switch") von den gleichen Plasmazellen IgG, IgE oder IgA mit gleicher Spezifität wie das IgM produziert.

Zu **(D):** Plasmazellen sind ein Teil der Effektorzellen der humoralen Immunität, nämlich antigenspezifisch aktivierte, reife B-Zellen, die Immunglobuline produzieren.

Zu **(E):** Eine B-Zelle (oder Plasmazelle) produziert Antikörper **nur einer Spezifität**. Antikörper können sowohl in membranständiger als auch in löslicher Form gebildet werden. Sie können verschiedenen Klassen zugehören.

H85

Frage 3.10: Lösung D

Zu **(1), (4)** und **(5):** Proteine lösen i. d. R. eine T-zellabhängige **B-Zellreaktion**, Polysaccharide und Lipide i. d. R. eine T-zell**un**abhängige Reaktion aus. Die T-zell**ab**hängige Reaktion setzt zwei Signale der B-Zellaktivierung voraus:
1. die spezifische Bindung des Antigens an die Antigenrezeptoren der B-Zelle und
2. den Kontakt mit einer antigenaktivierten **T-Helferzelle**.

Auch **Makrophagen** werden für die B-Zellreaktion benötigt, wahrscheinlich ist ihre Antigen präsentierende Funktion für die Aktivierung der T-Helferzellen notwendig, darüber hinaus sezernieren sie Zytokine, die bei der Induktion der Proliferation und Differenzierung der B- und T-Zellen beteiligt sind.

Zu **(2):** Stammzellen sind die Vorläuferzellen aller Blutzellen im Knochenmark.

Zu **(3):** Mastzellen und basophile Granulozyten sind die wesentlichen Zellelemente bei einer Überempfindlichkeitsreaktion Typ I nach Coombs und Gell (IgE-vermittelte Reaktion vom Sofort-Typ).

F95 !

Frage 3.11: Lösung B

Zu **(A), (C), (D)** und **(E):** siehe Lerntext III.2.

Zu **(B):** Eine immunologische Sekundärreaktion ist typischerweise durch die Produktion anderer Immunglobulinklassen als der Klasse M charakterisiert, z. B. der Klasse G.

F98 !

Frage 3.12: Lösung C

Zu **(A), (B), (D)** und **(E)**: siehe Lerntext III.2.
Zu **(C)**: Es kommt bei der Sekundärantwort **nicht** zu einer länger erhöhten IgM-Bildung, sondern insbesondere zur Produktion von IgG.

F88

Frage 3.13: Lösung E

Zu **(A)**: Histamin ist ein biogenes Amin. Es ist in Mastzellen, basophilen Granulozyten und Thrombozyten in aktiver Form gespeichert. Die durch IgE vermittelte Freisetzung des Histamins aus Mastzellen und basophilen Granulozyten spielt bei der Überempfindlichkeitsreaktion Typ I nach Coombs und Gell eine entscheidende Rolle.
Zu **(B)**: Auch Prostaglandine (Arachidonsäurederivate) gehören zu den Faktoren, die von der aktivierten Mastzelle im Rahmen einer Typ I-Reaktion gebildet und freigesetzt werden.
Zu **(C)**: Immunglobulin D findet sich in membranständiger Form auf der Oberfläche reifer, immunkompetenter B-Zellen. Im Serum liegen nur Spuren von IgD vor, seine Funktion ist unbekannt.
Zu **(D)**: Der Begriff „Rezeptormaterial" ist ein vom IMPP wohl selbst erfundener Begriff für was auch immer.
Zu **(E)**: Die T-Zell-B-Zell-Kooperation wie sie bei einer T-zellabhängigen B-Zell-Immunreaktion beobachtet wird, wird u.a. durch Zytokine getragen. Zytokine induzieren die B-Zell-Proliferation und -Differenzierung. Lymphokine sind Zytokine, die von Lymphozyten gebildet werden. Es ist ein Begriff, der heute nicht mehr verwendet werden sollte, da zahlreiche „Lymphokine" nicht nur von Lymphozyten gebildet werden können.

H93

Frage 3.14: Lösung C

Zu **(1)**: B-Zellen können Antigene über oberflächengebundene Immunglobuline ins Zellinnere aufnehmen, in kleinere Peptide zerlegen, an MHC-Klasse II-Moleküle komplexieren und auf der Zelloberfläche als Peptid-MHC-Komplex den $CD4^+$-T-Lymphozyten präsentieren.
Zu **(2)**: In der parakortikalen Region des Lymphknotens sind überwiegend T-Zellen lokalisiert. B-Zellen treten in den Primär- und Sekundärfollikeln (äußerer Kortex im Lymphknoten), nach Antigenkontakt des Lymphknotens auch in den Marksträngen, auf.
Zu **(3)**: B-Lymphozyten besitzen an ihrer Oberfläche in erster Linie die Komplementrezeptoren CR1 und CR2. Sie spielen möglicherweise eine Rolle bei der Aktivierung und Differenzierung der B-Lymphozyten. So ist CR2 als Teil des sog. B-Zell-Korezeptor-Komplexes beschrieben. CR2 ist darüber hinaus der Rezeptor für das Epstein-Barr-Virus.
Zu **(4)**: Die Haupteffektorzellen bei der Überempfindlichkeitsreaktion vom verzögerten Typ (Typ IV nach Coombs und Gell) sind Antigen-aktivierte T-Zellen, die andere Zelltypen wie Makrophagen in die Reaktion miteinbeziehen. B-Zellen spielen bei dieser Reaktionsform keine Rolle.

F97 !

Frage 3.15: Lösung B

Ein Hapten ist ein Antigen, das per se nicht immunogen ist. Erst durch die Kopplung an ein körpereigenes oder **körperfremdes** Trägerprotein (Lösung D) wird es immunogen. Der Effekt erklärt sich aus der Tatsache, dass Haptenen diejenigen Molekülanteile fehlen, die prozessiert und an MHC-Klasse II-Moleküle gekoppelt werden könnten. Erst die Kopplung an ein Protein ermöglicht die Prozessierung des Hapten-Träger-Komplexes, d.h. des Trägeranteils durch dendritische Zellen. Die dendritischen Zellen führen zur Aktivierung von T-Helferzellen, deren T-Zell-Rezeptor (TZR) die Trägerantigenpeptide erkennen. Das bedeutet, dass Epitope des Trägeranteils (Lösung B) nicht jedoch des Haptenanteils (Lösung E) von den T-Zellen erkannt werden.
Zur selben Zeit erkennen B-Zellen den Hapten-Träger-Komplex über haptenspezifische membranständige Immunglobuline. Der Komplex wird internalisiert, der Trägeranteil prozessiert, an MHC-Klasse II-Moleküle gekoppelt und an der Oberfläche den voraktivierten T-Helferzellen präsentiert. Diese erkennen die Antigenpeptide und setzen daraufhin Zytokine frei, die die B-Zellen zur Produktion von Antikörpern anregen (T-Zell-B-Zell-Kooperation).
Im Verlauf einer Hapten-Träger-induzierten Immunantwort kommt es zur Bildung von B- und T-Gedächtniszellen, die bei erneutem Kontakt mit dem Hapten-Träger-Komplex zu einer Sekundärreaktion führen.

H93 !

Frage 3.16: Lösung A

Zu **(A)**: B-Zellen tragen an ihrer Oberfläche Antigenrezeptoren (Immunglobuline der Klasse M und D). Über diese Rezeptoren erkennen B-Zellen **intakte (native) Antigene** einschließlich Glykoproteine, Glykolipide, **Polysaccharide,** Peptide und nahezu jedes andere immunogene Molekül.
Zu **(B)** und **(D)**: Eine durch Gedächtniszellen getragene Sekundärreaktion mit Klassenwechsel wird bei der Immunreaktion gegen Polysaccharide nicht beobachtet, da es sich um eine T-zell**un**abhängige Aktivierung der B-Zellen handelt.

Zu **(C):** Die typischen Antigene, die von Makrophagen aufgenommen, prozessiert und den T-Zellen präsentiert werden, sind **Proteine.**
Zu **(E):** Zytolytische T-Zellen wehren in erster Linie intrazellulär vorliegende Keime ab. Sie erkennen endogene Peptide (Fragmente intrazellulär produzierter **Proteine**), die auf den MHC-Klasse I-Molekülen präsentiert werden.

F96

Frage 3.17: Lösung A

Zu **(1):** Hämatopoietische Zellen gehören zu den Zellen, die durch die höchste Expressionsrate an MHC-Klasse I-Molekülen charakterisiert sind. Zu ihnen gehören u.a. die **B-Zellen,** die T-Zellen, Monozyten/Makrophagen und neutrophile Granulozyten. Andere kernhaltige Zelltypen sind durch eine geringere Expression an MHC-Klasse I-Molekülen charakterisiert, beispielsweise Hepatozyten, Nierenzellen u.a..
Zu **(2):** MHC-Klasse II-Moleküle werden nur von einem Teil der hämatopoietischen Zellen exprimiert: von dendritischen Zellen, **B-Zellen** und Monozyten/Makrophagen. Nicht aktivierte T-Zellen und neutrophile Granulozyten sind MHC-Klasse II negativ. Aktivierte humane T-Zellen allerdings können MHC-Klasse II-Moleküle exprimieren.
Zu **(3)** und **(4):** CD2 und CD3 sind Oberflächenmoleküle der T-Zellen und Thymozyten. CD3 assoziiert mit dem T-Zellrezeptor (TZR) und ist nach Erkennung eines Antigenpeptids durch den T-Zellrezeptor für die Signalübertragung ins Zellinnere verantwortlich. CD2 ist ein Adhäsionsmolekül, dessen Interaktionspartner das CD58 (LFA-3) ist. Das Rezeptor-Liganden-Paar CD2/CD58 spielt z.B. eine Rolle bei der Interaktion von dendritischen Zellen und T-Zellen. Neben Thymozyten und T-Zellen findet sich CD2 auch auf NK-Zellen.

F99 **!**

Frage 3.18: Lösung D

Zu **(A):** Hämatopoietische Stammzellen sind durch die Expression von CD34 charakterisiert.
Zu **(B)** und **(C):** Die unreife T-Zelle durchläuft im Thymus verschiedene Reifungsstadien, die durch die Expression bestimmter Oberflächenmarker charakterisiert sind. Zunächst sind die in den Thymus eintretenden Vorläufer-T-Zellen CD3-, CD4- und CD8-negativ (sog. doppelt negative Thymozyten), diese reifen dann zu CD3+/CD4+/CD8+-Thymozyten (sog. doppelt positive Thymozyten) heran. Bei der weiteren Reifung der Thymozyten entstehen sog. reife, ruhende T-Zellen (Lösung C), die neben CD3 entweder CD4 oder CD8 exprimieren.
(Definition der in der Frage genannten CD-Moleküle sowie deren Funktion:

CD2: Adhäsionsmolekül, Interaktionspartner.
CD58: Aktivierung der T-Zelle.
CD3: Assoziation mit dem T-Zell-Rezeptor; Signaltransduktion.
CD4: Korezeptor für MHC-Klasse II-Moleküle.
CD8: Korezeptor für die MHC-Klasse I-Moleküle.)
Zu **(D):** Die aktivierte T-Zelle (= T-Zelle nach Erkennung ihres spezifischen Antigens und Kostimulation) produziert zum einen Interleukin-2 und zum anderen die α-Kette des Interleukin-2-Rezeptors (IL-2-Rezeptor, CD25). Ruhende T-Zellen (CD25−) exprimieren einen für IL-2 nur gering affinen IL-2-Rezeptor, der aus einer γ- und β-Kette besteht. Wird nach Aktivierung der T-Zelle zusätzlich die α-Kette produziert, so assoziieren die drei Ketten zu einem hochaffinen IL-2-Rezeptor. IL-2 führt in dieser Konstellation zu einer starken Proliferation der aktivierten T-Zelle.
Aber: CD25 wird auch während der Reifung der T-Zellen im Thymus in einer bestimmten Phase exprimiert; CD25 wird also nicht nur auf aktivierten, reifen T-Zellen nachgewiesen.
Zu **(E):** Die Aktivierung der B-Zellen erfolgt in prinzipiell ähnlicher Weise wie bei den T-Zellen. Die Oberflächenmoleküle, die bei der Aktivierung der B-Zelle eine wesentliche Rolle spielen, sind jedoch bislang nur lückenhaft definiert.

H86

Frage 3.19: Lösung D

Zu **(1):** Die sog. T-Suppressorzellen sind T-Zellen, die sich funktionell von den T-Helferzellen und den zytotoxischen T-Zellen unterscheiden. Sie sind nur funktionell definiert, meist exprimieren sie das CD8-Oberflächenmolekül.
Zu **(2):** T-Helferzellen sind bei der T-zellabhängigen humoralen Immunreaktion beteiligt. In diesem Fall benötigen B-Zellen zur Aktivierung zwei Signale:
1. die Bindung des Antigens an den Antigenrezeptor (= membranständiges Immunglobulin) und
2. den Kontakt zur antigenspezifisch aktivierten T-Helferzelle.

Zu **(3):** T-Zellen können, wie viele andere Zellen, Zytokine sezernieren.
Zu **(4):** Zytotoxische T-Zellen (ZTL) exprimieren den T-Zellrezeptor, sind meist CD8-positiv und erkennen daher Antigenpeptide endogener Proteine, die im Komplex mit MHC-Klasse I-Molekülen auf der Zelloberfläche präsentiert werden. Die Zell-Lyse durch ZTL ist antigenspezifisch. ZTL spielen eine wichtige Rolle bei der Abwehr intrazellulärer Infektionen, z.B. viraler Genese.
Zu **(5):** Die Antigenpräsentation als Antigenpeptid-MHC-Komplex ist Aufgabe der **Antigen präsentierenden Zellen** (z.B. der dendritischen Zellen oder Makrophagen) und **nicht** der T-Zellen.

3 Physiologie der Immunantwort

H92 !!
Frage 3.20: Lösung C

Zu **(1)**: Die Aktivierung immunkompetenter T-Helferzellen wird durch den Kontakt des T-Zellrezeptors ($\alpha\beta$-TZR) mit Antigenpeptiden, die im Komplex mit MHC-Klasse II-Molekülen auf der Oberfläche antigenpräsentierender Zellen präsentiert werden, eingeleitet. T-Helferzellen exprimieren im Allgemeinen das Oberflächenmolekül CD4. CD4 erkennt ausschließlich das MHC-Klasse II-Molekül: **CD4$^+$-T-Zellen sind deshalb in ihrer MHC-Antigenpeptid-Erkennung MHC-Klasse II-restringiert.**
Zu **(2)**: T-Helferzellen exprimieren im allgemeinen **CD4** (!); die CD8-Expression ist i. d. R. auf zytolytische T-Zellen und sog. T-Suppressorzellen beschränkt.
Zu **(3)**: Interleukin-2 wird von T-Zellen gebildet. Es hat eine autokrine und parakrine Wirkung, d. h., IL-2 wirkt sowohl auf die IL-2-produzierende T-Zelle (autokrin) als auch auf benachbarte T- (T-Zell-T-Zell-Kooperation), B- (T-Zell-B-Zell-Kooperation) oder NK-Zellen (parakrin) ein. **IL-2 ist der zentrale autokrine Wachstumsfaktor für T-Zellen.** Es ist bei der Proliferation und Differenzierung der T-Zellen wesentlich beteiligt.

H97 !!
Frage 3.21: Lösung C

Zu **(A)–(E)**: Fc-Rezeptoren sind bislang sicher nur für IgG (Lösung D) und IgE (Lösung C) nachgewiesen. Wahrscheinlich gibt es aber auch Rezeptoren für IgM (Lösung E). IgA-Rezeptoren im weiteren Sinne sind die Poly-Ig-Rezeptoren der mukosalen Epithelzellen, die die Transzytose ermöglichen (Lösung A). Rezeptoren für IgD sind bislang nicht bekannt (Lösung B).
Fc-Rezeptoren für IgG finden sich auf Makrophagen, neutrophilen Granulozyten, eosinophilen Granulozyten, B-Zellen, NK-Zellen und Blutplättchen.
Rezeptoren für IgE werden von **Mastzellen,** eosinophilen Granulozyten und basophilen Granulozyten exprimiert.
IgE wird von Mastzellen und basophilen Granulozyten über deren Fc-Rezeptor für IgE gebunden: Diese Zellen erwerben damit einen Antigenrezeptor. Bei erneutem Kontakt mit dem Antigen reagiert dieses mit den zellgebundenen IgEs und führt zu deren Quervernetzung. Die Quervernetzung aktiviert die Zelle. In der Folge werden Mediatoren (biogene Amine, Lipidmediatoren, Zytokine) freigesetzt, wie z. B. Histamin oder Prostaglandine. Die klinische Symptomatik IgE-vermittelter Überempfindlichkeitsreaktionen, wie sie beispielsweise beim Asthma bronchiale beobachtet wird, basiert auf der sofortigen Freisetzung dieser Entzündungsmediatoren nach Antigenkontakt. Die Beladung der Mastzellen erfolgt mit antigenspezifischem IgE, welches zuvor von den B-Zellen nach Antigenkontakt gebildet wurde.

F95 !
Frage 3.22: Lösung A

Zu **(1)**: IgE ist **nicht** in der Lage, Komplement zu aktivieren. Die Komplementaktivierung ist ein typisches Merkmal von IgG und IgM.
Zu **(2)**: **Freie IgE-Moleküle** binden über ihren Fc-Teil an die Fc$_\varepsilon$-Rezeptoren (z. B. von Mastzellen und basophilen Granulozyten).
Zu **(3)**: Unter physiologischen Bedingungen spielt IgE eine wichtige Rolle bei der Abwehr von Parasiten, z. B. Helminthen. Erhöhte IgE-Spiegel im Serum können auf eine Infektion mit diesen Krankheitserregern hinweisen. Aber auch bei schweren Atopien können erhöhte IgE-Spiegel im Serum nachweisbar sein.
Zu **(4)**: IgE-vermittelte Immunreaktionen sind von der Aktivierung der CD4$^+$-T-Helferzellen, insbesondere der T$_H$2-Subpopulation abhängig. Diese Zellen sezernieren IL-4, das den Klassenwechsel der IgM-produzierenden Plasmazelle zum IgE induziert.

H95 !
Frage 3.23: Lösung B

Zu **(1)**: Die Wirkung von IgA beruht hauptsächlich auf seiner Fähigkeit zur Neutralisation. IgA kann auch Komplement aktivieren (**alternativer** Aktivierungsweg) oder opsonierend wirken, beides gilt nicht als der Hauptwirkmechanismus.
Zu **(2)**: IgA sind **nicht** plazentagängig. Lediglich Immunglobuline der Klasse G können die Plazenta passieren.
Zu **(3)**: IgA können verschiedene polymere Strukturen aufbauen. Auf der B-Zelloberfläche und im Plasma liegt IgA als Monomer vor, in den Sekreten der Schleimhäute i. d. R. als **Dimer** oder **Trimer.** Es können aber durchaus Polymere von 2 bis 5 IgA-Molekülen in den Schleimhautsekreten vorliegen. Bezüglich der Bindungsstellen für Antigene haben IgA-Polymere also i. d. R. 4 bis 6 Bindungsstellen. 10 Bindungsstellen sind ein Merkmal der **IgMs,** die als Pentamer vorliegen.
Zu **(4)**: **IgA ist der Hauptträger der Schleimhautimmunität.** Es ist die vornehmlich gebildete Immunglobulinklasse der B-Zellen (Plasmazellen), die in den Peyer-Plaques, den Tonsillen und dem submukösen lymphoiden Gewebe lokalisiert sind.
Zu **(5)**: Die Anaphylaxie ist eine **IgE**-vermittelte, akute, generalisierte allergische Reaktion, die nach Kontakt einer Person mit einem Antigen auftritt, gegen das die betreffende Person vorsensibilisiert wurde.

Frage 3.24: Lösung B

Zu **(1)** und **(4)**: Im Hinblick auf Proteinantigene sind Makrophagen in der Lage, als akzessorische Zellen zu fungieren, deren Funktion in der Aufnahme, der Prozessierung und der Präsentation von Antigenpeptiden besteht.

Zu **(2)**: Ribosomen sind Zellorganellen, an denen ausgehend von tRNA die Synthese der Proteine, d. h. die Translation, stattfindet.
Die Transposition bezeichnet den Vorgang, bei dem ein Transposon (= DNS-Abschnitt, der herausgelöst und an anderer Stelle des Genoms wieder eingebaut wird) seine Lokalisation im Genom z. B. eines Bakteriums ändert.

Zu **(3)**: Makrophagen sind in der Lage, endozytierte Mikroorganismen über reaktive Sauerstoff- und Stickstoffverbindungen abzutöten. Makrophagen können Sauerstoff-Superoxid (O_2^{1-}) und Hydroxy-Radikale (OH) bilden, ein Zwischenprodukt ist dabei das Wasserstoffperoxid (H_2O_2). Bei der Immunreaktion gegen ein Protein kommt der Bildung von H_2O_2 wohl keine Bedeutung zu.

Zu **(5)**: Die Transduktion bezeichnet die durch Phagen vermittelte Übertragung von DNS von einer Bakterienzelle zur nächsten.

Frage 3.25: Lösung E

Zu **(1)** und **(4)**: Makrophagen gehören zu den sog. **antigenpräsentierenden Zellen**. Sie nehmen Antigen durch Endozytose auf, prozessieren dieses, koppeln Antigenpeptide an das MHC-Klasse II-Molekül und präsentieren den Antigenpeptid-MHC-Klasse II-Komplex auf ihrer Oberfläche den T-Helferzellen. Die Interaktion von T-Helferzelle und Makrophage (T-Zell-Makrophagen-Kooperation) induziert u. a. die Produktion des Interleukins-1 (IL-1) durch den Makrophagen.

Zu **(2)** und **(3)**: Makrophagen sind zur rezeptorvermittelten Phagozytose befähigt. Über Fc-Rezeptoren und Komplementrezeptoren können sie mit Im-

Zytokine — III.3

Zytokine sind Hormone, die in der Effektorphase der im immunologischen Sinn spezifischen und unspezifischen Entzündungsreaktion eine wichtige Rolle spielen. Sie sind bei der Induktion und bei der Regulation dieser entzündlichen Prozesse beteiligt. Zytokine werden von einer Reihe unterschiedlicher Zellen (Monozyten/Makrophagen, T-Zellen, Endothelzellen etc.) gebildet und wirken auf viele verschiedene Zellen ein (Pleiotropismus).

Zytokin	Produzentenzelle	Zielzelle	(Haupt-)Wirkung
Interleukin-2 (IL-2)	T-Helfer-Zelle (T_H0, T_H1) zytotoxische T-Zellen	B-Zelle, T-Zelle, NK-Zelle	Aktivierung der T-Helfer-Zellen, Förderung der B-Zell- und NK-Zellproliferation
Interferon-α (IFN-α) und Interferon-β (IFN-β)	Leukozyten (IFN-α und IFN-β) v. a. Monozyten/Makrophagen Fibroblasten (IFN-β)	virusinfizierte Zellen, Makrophagen, NK-Zellen, T-Zellen, B-Zellen	Induktion eines antiviralen Zustands in nicht-virusinfizierten Zellen
Interferon-γ (IFN-γ)	T-Helfer-Zelle (T_H1), zytotoxische T-Zellen, NK-Zellen	B-Zelle, T-Zelle, Makrophagen, NK-Zelle, andere somatische Zellen	Induktion eines antiviralen Zustands in nicht-virusinfizierten Zellen, Phagozytenaktivierung, Unterstützung der B-Zell- und T-Zelldifferenzierung, Erhöhung der zytolytischen Aktivität von NK-Zellen. Antagonist des Effekts des IL-4 auf B-Zellen, Erhöhung der MHC-Klasse I- und II-Expression
Interleukin-4 (IL-4)	T-Helfer-Zelle (T_H2)	B-Zelle, T-Zelle, Makrophagen, Mastzelle	Klassenwechsel zum IgE in B-Zellen, Wachstums- und Differenzierungsfaktor für T-Zellen, Wachstumsfaktor für Mastzellen, Hemmung der Makrophagenaktivierung
Interleukin-1 (IL-1)	Makrophagen, B-Zellen, andere somatische Zellen	viele andere somatische Zellen	extrem pleiotroph, endogenes Pyrogen, Akute-Phase-Reaktion, Aktivierung von Lymphozyten und Endothelzellen
Interleukin-6 (IL-6)	Monozyten/Makrophagen, T-Zellen, andere somatische Zellen	B-Zellen, Thymozyten	extrem pleiotroph, endogenes Pyrogen, Akute-Phase-Reaktion
Tumor-Nekrose-Faktor (TNF)	T-Helfer-Zelle (T_H1, T_H2), zytotoxische T-Zellen	Makrophagen	extrem pleiotroph, Steigerung der mikrobiziden Aktivität, z. B. in neutrophilen Granulozyten, endogenes Pyrogen, Abtötung von Tumorzellen, Akute-Phase-Reaktion, Kachexie
Transforming growth factor β (TGF-β)	T-Helfer-Zelle andere somatische Zellen	B-Zelle, Makrophagen, neutrophile Granulozyten, andere somatische Zellen	Antagonist von IL-2, Hemmung der B- und T-Zellproliferation
Interleukin-5 (IL-5)	T_H2-Zellen, Mastzellen	eosinophile Granulozyten, B-Zellen	Wachstums- und Differenzierungsfaktor für eosinophile Granulozyten, Erhöhung der IgA-Produktion

munglobulin oder C3b beladene („opsonierte") Partikel, z. B. Bakterien, binden und inkorporieren. Die Bakterien werden in sog. Phagosomen eingeschlossen, die mit den Lysosomen zu sog. **Phagolysosomen** verschmelzen. In den Phagolysosomen werden die Bakterien durch den Einfluss lysosomaler Hydrolasen und reaktiver Sauerstoff- und Stickstoffverbindungen abgetötet.

H91 **!!**

Frage 3.26: Lösung A

Zu **(A):** Hauptquelle des Interleukin-1 (IL-1) sind aktivierte Monozyten/Makrophagen. IL-1 ist ein proinflammatorisches Zytokin, spielt also eine Rolle bei Entzündungsvorgängen. Hohe IL-1-Spiegel können den Gesamtorganismus betreffen (endokrine Effekte) und zu Allgemeinsymptomen wie Fieber und die Bildung der Akut-Phase-Proteine in der Leber führen.
Zu **(B):** Interleukin-2 (IL-2) wird von T-Zellen gebildet. Es hat eine autokrine und parakrine Wirkung, d. h., IL-2 wirkt sowohl auf die IL-2-produzierende T-Zelle (autokrin) als auch auf benachbarte T-, B- oder NK-Zellen (parakrin) ein. **IL-2 ist der zentrale autokrine Wachstumsfaktor für T-Zellen.**
Zu **(C):** Interferone werden in Typ I (α und β-IFN)- und Typ II-Interferone (γ-IFN) eingeteilt. IFN-α und IFN-β werden von einer ganzen Reihe von verschiedenen Zelltypen produziert, insbesondere nach viraler Infektion. IFN-α kann aber auch von Monozyten/Makrophagen gebildet werden. IFN-γ wird nur von T-Zellen und NK-Zellen gebildet. Antwort (A) ist also nur richtig, wenn sich das IMPP mit dieser Frage auf das IFN-γ bezieht, welches von Makrophagen **nicht** produziert wird.
Zu **(D):** Immunglobuline werden von B-Zellen gebildet, sie sind Träger der humoralen Immunität.
Zu **(E):** Der Migrations-Hemmfaktor (MIF) wird von T-Zellen gebildet und wirkt auf Makrophagen im Sinne einer Migrationshemmung. MIF ist ein Zytokin.

F87

Frage 3.27: Lösung B

Zu **(A):** Im Thymus werden eine Reihe von Hormonen gebildet, die für die Differenzierung der T-Zellen in reife, immunkompetente T-Zellen notwendig sind (z. B. Thymosin). Diese Hormone werden nicht zu den Lymphokinen gerechnet.
Zu **(B): Der Begriff Lymphokin wurde früher auf Zytokine angewendet, die von Lymphozyten gebildet werden, umfasst daher auch die Zytokine stimulierter T-Zellen.**
Zu **(C):** Zytokine, z. B. IL-3, spielen eine Rolle bei der Differenzierung der Vorläufer-Blutzellen im Knochenmark in die verschiedenen Blutzelltypen (syn-

onym: colony-stimulating factors (CSFs)). Verschiedene Zytokine werden bei der Tumortherapie eingesetzt, u. a. auch bei Leukämien (Haarzell-Leukämie (IFN-α)) oder nach Knochenmarktransplantationen, um die Hämatopoiese zu stimulieren. Zytokine sind kein Leukämie induzierendes Agens.
Zu **(D):** Natürliche Killerzellen (NK-Zellen) sind Lymphozyten, sind jedoch weder B- noch T-Zellen. Sie sind in der Lage, Antikörper beladene Zielzellen zu lysieren (antikörperabhängige zelluläre Zytotoxizität CADCC). Sie werden einerseits durch Zytokine beeinflusst, bspw. kann das zytolytische Potential der NK-Zellen durch den Einfluss von TNF oder IL-2 erhöht werden. Andererseits können sie selbst Zytokine produzieren, z. B. das IFN-γ nach Stimulation mit IL-2.
Zu **(E):** Prostaglandine und Leukotriene sind Lipid-Mediatoren der Mastzellen. Sie entstehen durch die Aktivität der Phospholipase A aus Vorläufermolekülen (Phospholipiden). Zwischenprodukt bei der Bildung dieser Mediatoren aus Phospholipiden ist die Arachidonsäure.

F92 **!!**

Frage 3.28: Lösung B

Zu **(A):** Unter Lymphokinen werden Zytokine verstanden, die von Lymphozyten gebildet werden. Der Begriff sollte heute nicht mehr verwendet werden, da auch andere Zellen als Lymphozyten Lymphokine produzieren können.
Zu **(B)** und **(C):** IFN-γ wird von T-Zellen und NK-Zellen produziert.
Zu **(D):** IFN-γ ist ein starker Aktivator der mononukleären Phagozyten und neutrophilen Granulozyten. Es stimuliert die zytolytische Aktivität der NK-Zellen, darüber hinaus unterstützt es die B- und T-Zelldifferenzierung.
Zu **(E):** Alle Interferone (Typ I: IFN-α und -β sowie Typ II: IFN-γ) wirken antiviral.

F94 **!!**

Frage 3.29: Lösung B

Zu **(B):** Interferon-γ (IFN-γ) wird sowohl von CD4$^+$- als auch von CD8$^+$-T-Zellen, aber auch von NK-Zellen gebildet. Die Transkription von IFN-γ wird direkt nach Antigenaktivierung der T-Zelle eingeleitet. IFN-γ aktiviert mononukleäre Phagozyten und neutrophile Granulozyten, induziert die Expression von MHC-Klasse I- und II-Molekülen auf einer Reihe von Zellen, bewirkt die Differenzierung von B- und T-Zellen und wirkt antiviral und antiproliferativ.

3 Physiologie der Immunantwort

F94 **‼**
Frage 3.30: Lösung B

Zu **(B):** Interleukin-2 ist ein **Zytokin. Lymphokine** sind Zytokine, die fast ausschließlich von Lymphozyten gebildet werden. Die Lymphokine **Interleukin-2 (IL-2)**, Interleukin-4 (IL-4), Interleukin-5 (IL-5) und Interferon-γ (IFN-γ) werden überwiegend von T-Zellen gebildet. Die genannten Lymphokine wirken hauptsächlich auf Lymphozyten und dienen als „Regulatoren" des Immunsystems.
IL-2 wird nach Aktivierung der T-Zellen durch Antigene oder Mitogene gebildet. Es sind im Wesentlichen die **CD4⁺-T-Zellen** (T_H0- und T_H1-Helferzellen), die nach Aktivierung IL-2 sezernieren. Aber: Auch CD8⁺-T-Zellen und Thymozyten (Vorläufer-T-Zellen) können nach Aktivierung IL-2 bilden.

H99 **‼**
Frage 3.31: Lösung E

Zu **(B), (C)** und **(E):** T-Helferzellen differenzieren in zwei Typen von Effektorzellen, die unterschiedliche Aufgaben wahrnehmen. T_H1-Zellen sind essenziell für die Funktion der Makrophagen. T_H2-Zellen sind sehr effiziente B-Zellaktivatoren, fördern also die Bildung von IgM sowie den Klassenwechsel zum IgA, zum IgE und zu den neutralisierenden IgG-Subklassen. Die T-Helferzelltypen unterscheiden sich durch das Muster ihrer sezernierten Zytokine: Während manche Zytokine von beiden Typen sezerniert werden wie z. B. das Interleukin-3, werden andere nur von einem Typ sezerniert. So produzieren T_H1-Zellen Interferon-γ (Lösung E) und Lymphotoxin (TNF-β), nicht aber Interleukin-4 oder -5 und T_H2-Zellen produzieren Interleukin-4 (Lösung B), -5 (Lösung C) und IL-10, nicht aber Interferon-γ. Siehe auch Lerntext III.3.
Zu **(A):** Interleukin-1 gehört neben TNF-α und IL-6 zu den Zytokinen, die als endogene Pyrogene bezeichnet werden. Sie lösen Fieber aus und induzieren die Bildung der sog. akute Phase Proteine, wie C-reaktives Protein oder das Mannose bindende Protein. Interleukin-1 wird im Wesentlichen von Monozyten/Makrophagen sezerniert. Siehe auch Lerntext III.3.
Zu **(D):** Interferon-β wird von vielen Zellen nach einer viralen Infektion gebildet. Es schützt nicht infizierte Zellen vor einer Virusinfektion und führt u. a. in den infizierten Zellen zu einer gesteigerten MHC-Klasse-I-Expression mit verbesserter Antigenpräsentation. Siehe auch Lerntext III.3.

H96 **‼**
Frage 3.32: Lösung E

Zu **(A)–(E):** Interleukin-1 (IL-1) ist ein Zytokin, das zu den Monokinen gerechnet wird. Monokine sind Zytokine, die überwiegend (d.h. nicht ausschließlich!) von Monozyten/Makrophagen gebildet werden: IL-1, IL-6, IL-8, IL-12 und TNFα. Die Produktion von IL-1 durch Monozyten/Makrophagen kann durch bakterielle Produkte wie z. B. Lipopolysaccharide oder Zytokine wie TNFα oder durch IL-1 selbst induziert werden. IL-1 führt zur Aktivierung von Lymphozyten und Endothelzellen (gesteigerte Adhäsion und Diapedese von Leukozyten) und trägt zusammen mit TNFα und IL-6 zur Akute-Phase-Reaktion (inklusive **Fieber**) bei. IL-1 ist bisher das einzige Zytokin, von dem ein natürlich vorkommender, kompetitiv wirkender Inhibitor, der IL-1-Rezeptor-Antagonist, beschrieben ist.

H95 **‼**
Frage 3.33: Lösung D

Zu **(A):** Der sog. Klassenwechsel bei der Immunglobulinproduktion erfolgt i.d.R. von **IgM** nach IgG oder IgA oder IgE. Der Klassenwechsel wird durch Zytokine reguliert, die von T-Helferzellen produziert werden. Die Zytokine induzieren den Klassenwechsel auf Ebene der Immunglobulingene, indem sie die DNS-Switch-Regionen der jeweiligen Schwerkettengene für die Switch-Rekombinasen zugänglich machen. Wichtige Zyokine in diesem Zusammenhang sind IL-4, IL-5, IFN-γ und TGF-β. **Interleukin-1 kann keinen Klassenwechsel induzieren.**
Die folgende Liste fasst die Wirkung verschiedener Zytokine auf den Klassenwechsel zusammen:

Zytokine	IgM	IgG₃	IgG₁	IgG₂ᵦ	IgG₂ₐ	IgA	IgE
IL-4	↓	↓	↑		↓		↑
IL-5						↑	
IFN-γ	↓	↑	↓		↑		↓
TGF-β	↓	↓		↑		↑	

Zu **(B):** Die Degranulation von Mastzellen wird durch die Bindung des Antigens an oberflächengebundene IgE-Moleküle ausgelöst. Die Bindung der IgE-Moleküle wiederum erfolgt über Fc_εRI-Rezeptoren auf der Mastzelloberfläche. Eine Beteiligung von Interleukin-1 bei der Degranulation der Mastzellen ist nicht beschrieben. Allerdings sind auch Mastzellen durch bestimmte Zytokine beeinflussbar: IL-4 zusammen mit IL-3 stimuliert das Wachstum von Mastzellen.
Zu **(C):** Interferon inhibiert die Virusreplikation. Typ-1-Interferon (IFNα und -β) wird überwiegend von mononukleären Phagozyten (Monozyten/Ma-

krophagen), Typ-2-Interferon (IFNγ) von T-Zellen sezerniert. Typ-1-Interferon kann von einer Reihe anderer Zellen gebildet werden, insbesondere nach viraler Infektion. Die antivirale Wirkung der Interferone basiert auf der Bildung diverser Faktoren (u. a. Enzymen), die die virale RNS- und/oder DNS-Replikation stören. Die Wirkung des Typ-1-Interferons ist überwiegend parakrin, d. h., eine infizierte Zelle sezerniert Interferon, das die umgebenden, nicht-infizierten Zellen in einen antiviralen Zustand überführt.

Zu **(D)**: Interleukin-1 (IL-1) gehört wie TNFα zu den Zytokinen, die bei starker Stimulation in großen Mengen sezerniert werden und in die interstitielle Flüssigkeit und damit ins Blutplasma übertreten können. Nach Übertritt ins Blutplasma entfalten sie ihre Wirkung an entfernt liegenden Organen (endokrine Wirkung): Induktion von **Fieber** (Hypothalamus), gesteigerte Synthese der Akut-Phase-Proteine (Leber) und Kachexie (u. a. Fettgewebe).

Zu **(E)**: Die Hämatopoiese wird u. a. von Zytokinen gesteuert. Zu diesen Zytokinen gehören im Wesentlichen die sog. Kolonie-stimulierenden Faktoren (colony-stimulating-factors (CSFs)) wie Granulozyten-Makrophagen-CSF, Monozyten-Makrophagen-CSF, Granulozyten-CSF, c-Kit Ligand, IL-3, IL-7, IL-9 und IL-11.

IL-1 ist bei der Reifung **myeloider Zellen** (eosinophiler, basophiler und neutrophiler Granulozyten, Monozyten/Makrophagen und Thrombozyten) beteiligt, nicht aber bei Proliferation oder Reifung von Erythrozyten. (Normoblasten sind Erythrozytenvorstufen, die noch einen Kern besitzen, nach Abgabe des Kerns entstehen die Retikulozyten.)

F97 *!!*
Frage 3.34: Lösung A

Zu **(A)**: **Interleukin-1 (IL-1)**, Interleukin-6 (IL-6) und Tumor-Nekrose-Faktor α (TNFα) werden als sog. **endogene Pyrogene** (Fieber erzeugende Substanzen) bezeichnet. Die erhöhte Temperatur (Fieber) erschwert die Vermehrung der Keime und verbessert die Wirkung der adaptiven Immunantworten. Darüber hinaus werden die körpereigenen Zellen vor den TNFα-vermittelten Effekten geschützt.
IL-1, IL-6 und TNFα induzieren die Akute-Phase-Reaktion, indem sie in den Hepatozyten die Produktion der Akute-Phase-Proteine, z. B. des C-reaktiven Proteins (CRP) oder des Mannose bindenden Proteins (MBP) anregen. CRP bindet über Phosphorylcholin an bestimmte bakterielle/fungale Polysaccharide. Es wirkt als Opsonin und aktiviert das Komplementsystem. Das MBP bindet über Mannosereste an die Bakterienwand. Wie das CRP wirkt es als Opsonin und aktiviert das Komplementsystem.

Zu **(B)**: **Interleukin-2 (IL-2)** ist der wichtigste autokrine Wachstumsfaktor der T-Zellen. IL-2 stimuliert das Wachstum der T-Zellen und fördert die Synthese anderer Zytokine, z. B. des Interferon-γ (IFN-γ), durch die T-Zellen. IL-2 fördert des Weiteren die Proliferation von B-Zellen, aber auch von NK-Zellen.

Zu **(C)**: **Interleukin-3 (IL-3)** (synonym: multi-CSF) wird von CD4$^+$-T-Zellen produziert. Es gehört zu den sog. Kolonie stimulierenden Faktoren, ist also ein Wachstumfaktor für hämatopoietische Stammzellen.

Zu **(D)**: **Interleukin-4 (IL-4)** ist einer der wesentlichen Mediatoren der IgE-vermittelten Immunreaktionen. Es wird hauptsächlich durch T$_H$2-Zellen gebildet und führt zum IgE-Klassenwechsel der B-Zellen. IL-4 ist darüber hinaus ein Wachstums- und Differenzierungsfaktor für T-Zellen, ein Wachstumsfaktor für Mastzellen, und es verhindert die Aktivierung von Makrophagen.

Zu **(E)**: **Interleukin-5 (IL-5)** wird von T$_H$2-Zellen und aktivierten Mastzellen produziert. IL-5 stimuliert das Wachstum und die Differenzierung von eosinophilen Granulozyten. Es aktiviert reife eosinophile Granulozyten und ermöglicht so zusammen mit IL-4 (IgE-Produktion!) die Abwehr von Helminthen.

H97 *!!*
Frage 3.35: Lösung D

Zu **(A)**: Der Klassenwechsel erfolgt i. d. R. von **IgM** nach IgG, IgA oder IgE. Er wird durch Zytokine reguliert, die von T-Helferzellen produziert werden. Diese regulieren den Klassenwechsel auf Ebene der Immunglobuline, indem sie die DNS-Switch-Regionen der jeweiligen Schwerkettengene für die Switch-Rekombinasen zugänglich machen. Wichtige Zytokine in diesem Zusammenhang sind:

Interferon-γ (IFN-γ), das den Klassenwechsel zu IgG$_{2a}$ und IgG$_3$ induziert, den zu IgM, IgG$_1$ und IgE hemmt;

Interleukin-5 (IL-5), das die Produktion des IgA fördert;

Transforming Growth Factor-β (TGF-β), der den Klassenwechsel nach IgA und IgG$_{2b}$ induziert, den Klassenwechsel zu IgM und IgG$_3$ aber inhibiert.

Zu **(B)**: Interleukin-1 (IL-1) gehört zu den sog. proinflammatorischen **Zytokinen**. In diese Gruppe gehören darüber hinaus das Interleukin-6 (IL-6), das Interleukin-8 (IL-8), das Interleukin-12 (IL-12) und der Tumor-Nekrose-Faktor α (TNF α). Diese Zytokine führen zur „Rekrutierung und Aktivierung" von Effektorzellen und -molekülen am Ort einer infektiös verursachten Entzündung.

Eine Wirkung des **Interleukin-1 (IL-1)** ist z. B., dass es Lymphozyten und vaskuläre Endothelzellen aktiviert. Es führt zur Anreicherung von Phagozyten im Entzündungsgebiet und fördert die Bildung von IL-6. IL-1 gehört wie IL-6 und TNF α zu den Zytokinen, die systemische Wirkungen haben: Es induziert die Akute-Phase-Reaktion in der Leber und es induziert

Fieber. Interleukin-1 kann **keinen** Klassenwechsel induzieren.
Zu **(C): Interleukin-3** (IL-3; multi-CSF) und GM-CSF sind hämatopoietische Wachstumsfaktoren, die von aktivierten T-Zellen (T_H1 und T_H2) gebildet werden. Sie induzieren die Myelopoiese (Bildung von neutrophilen Granulozyten und Monozyten aus den myeloiden Stammzellen). Interleukin-3 kann **keinen** Klassenwechsel induzieren.
Zu **(D): Interleukin-4 (IL-4)** induziert den Klassenwechsel zum **IgE** und IgG_1. Es hemmt den Klassenwechsel zum IgM, IgG_3 und IgG_{2a}. Darüber hinaus aktiviert es B-Zellen, beeinflusst die Differenzierung der $CD4^+$-T-Zellen in T_H1- und T_H2-Zellen, fördert das Wachstum von T_H2-Zellen und Mastzellen und hemmt die Aktivierung von Makrophagen.
Zu **(E): Interleukin-8 (IL-8)** wirkt als Chemokin für Leukozyten und führt daher zur Anreicherung von Effektorzellen insbesondere von neutrophilen Granulozyten und naiven T-Zellen im Entzündungsgebiet. IL-8 aktiviert neutrophile Granulozyten, **einen Klassenwechsel kann es nicht induzieren**.

F98 **!**

Frage 3.36: Lösung C

TNFα wird überwiegend von aktivierten Makrophagen, aber auch von T-Helferzellen und zytotoxischen T-Zellen, nicht aber von zahlreichen, malignen Tumorarten gebildet. Es wurde ursprünglich als Molekül entdeckt, das in der Lage war, Tumoren „hämorrhagisch einzuschmelzen". Später fand man heraus, dass es zur Kachexie bei Tumorerkrankungen oder chronischen Infektionen beiträgt. TNFα ist neben IL-1 der wichtigste Auslöser für die Akute-Phase-Reaktion, ist ein endogenes Pyrogen und wirkt katabolisch auf den Fettstoffwechsel.

F94 **!!**

Frage 3.37: Lösung B

Zu **(A):** Die **Chemotaxis** ist nicht von den MHC-Molekülen abhängig. Unter Chemotaxis versteht man die gerichtete Zellwanderung von Zellen entlang eines Gradienten chemotaktischer Faktoren, z. B. IL-8.
Zu **(B):** HLA-Klasse II-Moleküle präsentieren Fragmente (Peptide) exogener Antigene. Siehe auch Lerntext III.4.
Zu **(C):** MHC-Moleküle spielen bei der **Phagozytose** keine Rolle.
Unter der Phagozytose versteht man die Aufnahme von Partikeln ins Zellinnere. Die Phagozytose durch Immunzellen (Granulozyten, Makrophagen) wird durch die sog. Opsonisierung des zu phagozytierenden Partikels (z. B. Beladung mit Immunglobulinen (meist IgG) oder Komplement (C3d)) erleichtert. Da Phagozyten über Rezeptoren für den Fc-Teil der Immunglobuline als auch Komplementrezeptoren verfügen, wird die Bindung des opsonierten Partikels an die Zellen und damit die nachfolgende Aufnahme in die Zelle erleichtert.
Zu **(D):** Die Frage zielt wahrscheinlich auf die Fähigkeit von NK-Zellen oder zytotoxischen T-Zellen, sich an Tumorzellen anzulagern und diese zu zerstören. Eine Bindung von Monozyten/Makrophagen an Tumorzellen ist in diesem Zusammenhang nicht beschrieben.
Zu **(E):** MHC-Moleküle spielen bei der Diapedese keine Rolle. Die **Diapedese** ist der Austritt von Leukozyten aus dem Gefäßlumen in das umgebende Gewebe. Der Vorgang wird auf molekularer Ebene u. a. durch Selektine, ICAM-1, LFA-1 und Mac-1 und durch Chemokine wie z. B. IL-8 ermöglicht.

MHC-Klasse II-Moleküle —————————— III.4

MHC-Klasse II-Moleküle sind die Moleküle, die die Antigenprozessierung und -präsentation exogener Antigene auf den sog. Antigen präsentierenden Zellen (dendritische Zellen, Monozyten/Makrophagen, B-Zellen) ermöglichen. Prozessierung bedeutet, dass die Antigen präsentierenden Zellen das Antigen phagozytieren und es in kleine Peptide zerlegen. MHC-Klasse II-Moleküle gehören zur Immunglobulin-Supergen-Familie und sind Heterodimere bestehend aus zwei transmembranösen Glykoproteinketten, einer α- und β-Kette. Die genetische Information beider Ketten ist auf Chromosom 6 lokalisiert. Beide Ketten besitzen in ihrem extrazellulären Anteil zwei Domänen, die $α_1$- und $α_2$- resp. die $β_1$- und $β_2$-Domäne. Die $α_1$- und $β_1$-Domäne bilden die zu beiden Seiten offene Antigenpeptidbindungsspalte. Die Form der Bindungsspalte hat zur Folge, dass Antigenpeptide einer Länge von 12–24 Aminosäuren gebunden werden können. Des Weiteren besitzen MHC-Klasse II-Moleküle auf der $β_2$-Domäne eine Bindungsstelle für CD4, einen Korezeptor des T-Zellrezeptors auf der Oberfläche von T-Helferzellen. Diese Bindungsstelle bedingt die sog. MHC-Klasse II-Restriktion der CD4-positiven T-Zellen, ein Begriff, der die Tatsache umschreibt, dass CD4-positive T-Zellen mit MHC-Klasse II-positiven und nicht mit MHC-Klasse I-positiven Zellen interagieren können.

Beladung der MHC-Klasse II-Moleküle mit exogenen Antigenpeptiden:
Exogene Antigene werden via Phagozytose ins Zellinnere aufgenommen und liegen in membranummantelten Vesikeln vor. Lysosomen verschmelzen mit diesen Vesikeln zu sog. Endolysosomen, in deren Inneren ein Abbau der inkorporierten Antigene u. a. in Antigenpeptide stattfindet.

MHC-Klasse II-Moleküle werden nach Synthese an den Ribosomen ins endoplasmatische Retikulum sezerniert. Dort assoziieren sie mit der sog. invarianten Kette, die drei Funktionen erfüllt: 1. Sie „besetzt" die Peptidbindungsspalte, sodass keine im endoplasmatischen Retikulum vorliegenden Peptide an MHC-Klasse II-Moleküle binden können, 2. sie führt zur korrekten Tertiärfaltung der MHC-Klasse II-Moleküle und 3. sie schleust die MHC-Moleküle aus dem endoplasmatischen Retikulum in das endosomale Kompartiment aus. In diesem Kompartiment kommt es zum Abbau der invarianten Kette, die Peptidbindungsstelle wird frei zugänglich. Die eigentliche Beladung der MHC-Klasse II-Moleküle mit exogenen Antigenpeptiden erfolgt dann im sog. „Loading compartment". Hierbei verschmelzen Endolysosomen mit den MHC-Klasse II-Molekül enthaltenden endosomalen Vesikeln, die Antigenpeptide werden an die MHC-Klasse II-Moleküle gebunden, der Antigenpeptid/MHC-Komplex an die Zelloberfläche transportiert und das Antigen präsentiert

MHC-Klasse II-Polymorphismus
MHC-Klasse II-Moleküle zeichnen sich durch einen extrem Polymorphismus aus. Für manche MHC-Klasse II-Loci existieren mehr als 100 Allele. Die Allele der MHC-Klasse II-Moleküle werden kodominant vererbt, d.h., sowohl das väterliche als auch das mütterliche Allel werden in Protein umgeschrieben und auf der Zelloberfläche exprimiert. Auf einer Zelle werden demnach mindestens acht u.U. verschiedene MHC-Klasse II-Moleküle exprimiert (je zweimal HLA-DM, HLA-DP, HLA-DQ und HLA-DR). Zusätzliche Varianten können dadurch entstehen, dass die α- und β-Ketten eines Allels mit den Ketten des anderen Allels kombiniert werden können. Die verschiedenen, Allel-codierten MHC-Moleküle unterscheiden sich in ihrer Aminosäuresequenz, insbesondere im Bereich der Antigenpeptid bindenden Spalte. Dies führt dazu, dass die verschiedenen MHC-Moleküle Antigenpeptide mit unterschiedlicher Effizienz binden, u.U. erfolgt sogar keine Bindung. Dieses Phänomen erklärt die Tatsache, dass nicht jedes Individuum mit gleicher Effizienz ein und den gleichen Infektionserreger abwehren kann.

F95
Frage 3.38: Lösung C

MHC-Klasse I-Moleküle finden sich auf nahezu allen Körperzellen, es bestehen allerdings quantitative Unterschiede. Auf Erythrozyten und auf Hirngewebe sind MHC-Klasse I-Moleküle nur gering exprimiert. Wichtig ist in diesem Zusammenhang, dass die Expression der MHC-Klasse I-Moleküle Schwankungen unterliegt. So können beispielsweise Zytokine die Expression der MHC-Klasse I-Moleküle bei Makrophagen deutlich steigern.

H98 *!*
Frage 3.39: Lösung A

Zu **(A):** MHC-Klasse II-Moleküle bestehen aus zwei transmembranösen Glykoproteinketten, einer α- und β-Kette. Die **genetische Information beider Ketten ist auf Chromosom 6** lokalisiert.
MHC-Klasse I-Moleküle bestehen ebenfalls aus zwei Polypeptidketten, der α-Kette und dem nicht kovalent gebundenen β_2-Mikroglobulin. Die genetische Information für die α-Kette ist auf Chromosom 6 lokalisiert, während die genetische Information für das (nicht polymorphe) β_2-Mikroglobulin auf Chromosom 15 zu finden ist.
Zu **(B):** Ein Effekt von Interferon-γ ist die gesteigerte Expression von MHC-Klasse I- und II-Molekülen auf Monozyten/Makrophagen. Resultat ist eine verbesserte Antigenpeptidpräsentation durch die Monozyten/Makrophagen.
Zu **(C):** MHC-Moleküle sind **Alloantigene**, d.h. Moleküle, die innerhalb einer Spezies einen Polymorphismus zeigen und damit bei Übertragung in ein anderes Individuum der gleichen Spezies als Antigen fungieren können. Insbesondere die MHC-Moleküle sind ja für einen extrem Polymorphismus bekannt, der dazu führt, dass kaum ein Individuum einer Spezies einem andern gleicht. Folge davon ist natürlich, dass bei multitransfundierten Patienten oder bei Multipara Alloantikörper gegen MHC-Moleküle vorliegen können.
Zu **(D):** Die Aussage ist korrekt. Siehe Lerntext III.4.
Zu **(E):** Die Aussage ist korrekt. Siehe Lerntext III.4.

F00 *!!*
Frage 3.40: Lösung B

Zu **(A):** Durch MHC-Klasse II-Moleküle präsentierte Antigenpeptide werden i.d.R. von **CD4**$^+$- und nicht von CD8$^+$-T-Lymphozyten erkannt. Wichtig in diesem Zusammenhang ist es, daß weder CD4 noch CD8 direkt das Antigenpeptid erkennen. Die Bindungsstellen für CD4 und CD8 werden von den jeweiligen MHC-Molekülen geliefert.
Zu **(B):** MHC-Klasse II-Moleküle präsentieren sog. exogene Antigene. Exogene Antigene stammen von extrazellulär vorliegenden Keimen, die in Endosomen aufgenommen werden, oder von Keimen, die sich im Zellinneren in Vesikeln vermehren. Die Keime bzw. deren Proteine werden in den Endosomen/Vesikeln durch Proteasen (z.B. Cathepsine) in Peptide zerlegt. MHC-Klasse II-Moleküle werden bei ihrer Synthese wie die MHC-Klasse I-Moleküle ins

endoplasmatische Retikulum transportiert. Durch die Blockade der Bindungsgrube mit der sog. invarianten Kette wird die vorzeitige Beladung des MHC-Klasse II-Moleküls mit endogenen Antigenpeptiden im endoplasmatischen Retikulum verhindert. Die invariante Kette fördert darüber hinaus den Transport der MHC-Klasse II-Moleküle in das endosomale Kompartiment. Dort verschmelzen die Endosomen mit den MHC-Klasse II-Molekül-haltigen Vesikeln. Es kommt zum Abbau der invarianten Kette, zur Beladung der MHC-Klasse II-Moleküle mit exogenen Antigenpeptiden und zum Transport des Antigen MHC-Klasse II-Komplexes an die Zelloberfläche.

Zu (C) und (D): Die Komponenten des MHC-Klasse I-Moleküls (β_2-Mikroglobulin und die α-Kette des MHC-Klasse I-Moleküls) werden während ihrer Synthese ins endoplasmatische Retikulum transportiert. Im endoplasmatischen Retikulum findet die Assoziation des β_2-Mikroglobulins und der α-Kette statt und deren korrekte Faltung nach Bindung des Antigenpeptids. Der Antigen-MHC-Klasse I-Komplex wird danach an die Zelloberfläche transportiert.

Die durch **MHC-Klasse I-Moleküle** präsentierten Antigenpeptide stammen von zytosolischen Proteinen ab, die u.a. auch im Rahmen einer viralen Infektion gebildet werden. Man spricht auch von den sog. endogenen Antigenen.
Im einzelnen finden folgende Schritte statt:
1. Die α-Kette assoziiert im endoplasmatischen Retikulum mit einem membranständigen Molekül, dem Calnexin.
2. Nach Bindung des β_2-Mikroglobulins dissoziiert die α-Kette von Calnexin, der Komplex faltet sich dann teilweise in seine endgültige Form.
3. Der MHC-Klasse I-Komplex lagert sich an den sog. TAP-Transporter an, d.h. an die Struktur, die verantwortlich für den Transport der Antigenpeptide aus dem Zytosol in das endoplasmatische Retikulum ist.
4. Gelangt ein passendes Antigenpeptid über den TAP-Transporter ins endoplasmatische Retikulum, wird es vom MHC-Klasse I-Molekül gebunden. Die Bindung führt zur Faltung des Komplexes in seine endgültige Form und zu seiner Ablösung vom TAP-Transporter.
5. Der Antigenpeptid-MHC-Klasse I-Komplex wird durch den Golgi-Apparat an die Zelloberfläche transportiert.

Zu (E): Die durch die MHC-Klasse I-Moleküle präsentierten Peptide sind im allgemeinen acht bis zehn Aminosäuren lang. Die durch MHC-Klasse II-Moleküle präsentierten Antigenpeptide sind im Vergleich dazu deutlich länger ($\geq$ 13 Aminosäuren).

F84 **!!**
Frage 3.41: Lösung D

Zu (1) und (4): Das Komplementsystem spielt sowohl bei der im immunologischen Sinne unspezifischen als auch bei der immunologisch spezifischen Infektabwehr eine Rolle. Im Rahmen der unspezifischen Abwehr wird das Komplementsystem direkt auf der Oberfläche, z.B. von Mikroorganismen aktiviert (alternativer Weg der Komplementaktivierung). Bei der immunologisch spezifischen Abwehr wird Komplement über den klassischen Weg an Mikroorganismen aktiviert: Spezifisch gebundenes IgM oder IgG interagiert über den Fc-Teil mit dem Komplementfaktor C1q, der die kaskadenartige Aktivierung des Komplementsystems einleitet.
Zu (2): Endprodukt der Komplementkaskade ist der terminale Komplementkomplex (TCC) (synonym: Membranangriffskomplex (MAC)), der in die Membran von Zielzellen integriert werden kann. Es bilden sich transmembranale Poren aus, die zum Verlust der osmotischen Kontrolle und zur Lyse der Zelle führen.
Zu (3): Komplement ist wichtiger Bestandteil des menschlichen Serums.

H90 **!!**
Frage 3.42: Lösung C

Opsonisierung, Leukotaxis, Zytolyse und Histaminfreisetzung aus Mastzellen sind Folgen der Komplementaktivierung. Die Opsonisierung wird durch die C3-Spaltprodukte C3b und C3bi, die Leukotaxis sowie die Histaminfreisetzung durch die Anaphylatoxine (C3a, C4a, C5a) und die Zytolyse durch den terminalen Komplementkomplex induziert.
Die Aktivierung der T-Zellen erfolgt durch den Kontakt der antigenspezifischen T-Zelle mit „ihrem" Antigen und weiteren kostimulatorischen Signalen. Auch die Aktivierung der T-Suppressorzellen erfolgt wohl antigenspezifisch, die genauen Aktivierungsmechanismen sind jedoch noch nicht geklärt. **Ein Einfluss von Komplementfaktoren auf die Aktivierung der T-Suppressorzellen scheint nicht zu bestehen.**

H89 F88 **!!**
Frage 3.43: Lösung B

Zu (A): C3a, C4a und C5a sind **Anaphylatoxine,** die die Freisetzung von Mediatoren aus Mastzellen u.a. von Histamin bewirken können.
Zu (B): Die Toxinneutralisation wird durch **Antikörper** und **nicht** durch Komplement vermittelt.
Zu (C): C5a ist chemotaktisch für Granulozyten und trägt damit bei Entzündungsreaktionen wesentlich zur Infiltration dieser Zellen ins Gewebe bei.

Zu **(D):** Das Endprodukt der über den alternativen oder klassischen Weg aktivierten Komplementkaskade ist der terminale Komplementkomplex (TCC). Der terminale Komplementkomplex kann in die Zielzellmembran integriert werden und führt über den Verlust der osmotischen Kontrolle zur Lyse der Zielzelle, z. B. eines Bakteriums.

Zu **(E):** Die Spaltprodukte von C3, das C3b und das C3bi, wirken als **Opsonine,** d. h., nach Beladung, z. B. von Bakterien, mit C3b oder C3bi können diese effizienter phagozytiert werden.

H98 *!!*

Frage 3.44: Lösung B

Zu **(A):** siehe Lerntext III.5.
Zu **(B):** Die Komponente C3 ist sowohl beim klassischen als auch beim alternativen Aktivierungsweg des Komplementsystems wesentlich beteiligt. C3 liefert nach der Spaltung C3b, einen Bestandteil der C5-Konvertasen des klassischen und alternativen Wegs.

Zu **(C): Anaphylatoxine** sind Spaltprodukte, die bei der klassischen und alternativen Komplementaktivierung entstehen und die zu entzündlichen Reaktionen führen. Es handelt sich dabei um **C3a, C4a** und **C5a.** Siehe Lerntext III.5.

Zu **(D):** Opsonine sind Moleküle, die sich auf der Oberfläche von Fremdstoffen, z. B. Mikroorganismen ablagern und zu einer gesteigerten Phagozytose der betreffenden Mikroorganismen führen. Die wichtigsten Opsonine des menschlichen Serums sind IgG und C3b, weniger das C4b. Grundlage der gesteigerten Phagozytose nach Opsonisierung der Keime sind Oberflächenrezeptoren der Phagozyten (z. B. Monozyten/Makrophagen, neutrophile Granulozyten) für IgG (Fcγ-Rezeptoren) und die Komplementfaktoren C3b und C4b (Komplementrezeptor-1 (CR1), -3 (CR3) und -4 (CR4)).

Zu **(E):** siehe Lerntext III.5.

Komplement — III.5

Bei der Aktivierung des Komplementsystems werden zwei Wege unterschieden. Durch die Bindung von Antikörpern an Antigen (die Bildung von Antigen-Antikörper-Komplexen = Immunkomplexe) wird der sog. **„klassische Weg"** der Komplementaktivierung gestartet. Der gebundene Antikörper (IgM oder IgG) fungiert dabei als Bindungsstelle für die erste Komplementkomponente C1, wodurch C1 seine enzymatische Aktivität erlangt. Aktiviertes C1 spaltet die Komponenten C4 und C2, deren Spaltprodukte C4b und C2b gemeinsam (als sog. C3-Konvertase des klassischen Wegs (C4b2b-Komplex)) C3 spalten. Nach Bindung des C3b, einem Spaltprodukt des C3, an die C3-Konvertase entsteht die sog. C5-Konvertase des klassischen Wegs (C4b2b3b-Komplex), die schließlich C5 spaltet. Von den genannten Spaltprodukten werden C3b und C4b kovalent an die Oberfläche, auf der die Komplementaktivierung abläuft, gebunden. (Wichtig zu merken in diesem Zusammenhang ist, dass nur Antikörper, die im **Komplex** mit Antigen vorliegen, das Komplementsystem über den klassischen Weg aktivieren. Nicht gebundenes, **lösliches** IgG oder IgM ist dazu **nicht** in der Lage.)

Die alternative Aktivierung des Komplementsystems wird nicht durch Immunkomplexe direkt eingeleitet, sondern erfolgt an Oberflächen von Fremdstoffen wie z. B. Bakterien. **C3b,** welches meist aus einer parallel ablaufenden Komplementaktivierung des klassischen Wegs oder aus dem spontanen Zerfall des C3 stammt, wird kovalent an die Keimoberfläche gebunden. In der Folge bindet C3b **Faktor B.** Der Komplex aus C3b und Faktor B wird durch die Protease **Faktor D** in **C3bBb,** der **C3-Konvertase, des alternativen Wegs** überführt. Die C3-Konvertase des alternativen Wegs spaltet C3-Moleküle in C3a und C3b und generiert auf diesem Weg viele C3b-Moleküle, die sich auf der Oberfläche des Infektionserregers ablagern und in C3-Konvertasen überführt werden können. Es kommt damit zu einer Potenzierung der Komplementaktivierung auf der Oberfläche des Infektionserregers. Ein Teil der C3b-Moleküle wird für die Bildung der C5-Konvertase des alternativen Wegs verwendet. Diese C3b-Moleküle lagern sich an bereits gebildete C3-Konvertase-Komplexe an: Es entsteht der **C3b$_2$Bb**-Komplex (= **C5-Konvertase|des alternativen Wegs**). C3b$_2$Bb spaltet C5 in C5a und C5b, letzteres initiiert die Bildung des terminalen Komplementkomplexes.

Ergebnis der Aktivierung des Komplementsystems ist die **Spaltung von C5 zu C5b.** C5b bindet C6, C7 und C8. An das C8 lagern sich eins oder mehrere Moleküle C9 an und bilden den sog. **„C5b–9-Komplex"** oder **„terminalen Komplementkomplex"** (engl.: „Terminal Complement Complex" (= „TCC"); synonym „Membranangriffskomplex" („Membrane Attack Complex" = „MAC")). Formiert sich ein solcher Komplementkomplex an einer Membran, bilden sich transmembranale Poren aus, die zur Lyse der betreffenden Zelle führen.

Anaphylatoxine sind Spaltprodukte, die bei der klassischen und alternativen Komplementaktivierung entstehen und die zu entzündlichen Reaktionen führen. Es handelt sich dabei um **C3a, C4a** und **C5a.** Von allen Anaphylatoxinen ist C5a das funktionell wichtigste. Die Anaphylatoxine entfalten ihre Wirkung über Rezeptoren auf der Oberfläche der Zielzellen. Sie führen zur Kontraktion glatter Muskelzellen, zur Vasodilatation und zu gesteigerter Gefäßpermeabilität. Auf diese Weise kommt es zu einer vermehrten Durchblutung, zum Austritt von Plasmaproteinen (Ödem) und Entzündungszellen und zur Anreicherung von Antikörpern, Komplement und Infiltratzellen im Gebiet der Komplementaktivierung. C5a bewirkt im neutrophilen Granulozyten und Monozyten/Makrophagen eine gesteigerte Adhärenz an Gefäßendothelien sowie eine erhöhte Migrations- und Phagozytosefähigkeit. Auf diese Weise rekrutieren sich Entzündungszellen am Ort einer Infektion. C3a und C5a aktivieren darüber hinaus Mastzellen zur Freisetzung ihrer Mediatoren, die die Entstehung der entzündlichen Reaktion mitverursachen.

H96 **!!**

Frage 3.45: Lösung A

Zu **(A):** Der Membranangriffskomplex besteht aus den Komplementkomponenten C5b-9 (C5b, C6, C7, C8, C9). C3b findet sich **nicht** in diesem Komplex.
Zu **(B):** Beide Komplementaktivierungswege führen zur Produktion von C3b aus C3 durch die sog. C3-Konvertase des klassischen bzw. alternativen Wegs. Siehe auch Lerntext III.5.
Zu **(C)** und **(D):** C3b entsteht aus C3, welches durch die C3-Konvertasen enzymatisch gespalten wurde. C3b ist in der Lage, sich an die Oberfläche pathogener Keime kovalent zu binden. Es wirkt dort als Aktivator des alternativen Komplementsystems und als **Opsonin**.
Phagozyten (neutrophile Granulozyten und Monozyten/Makrophagen) exprimieren auf ihrer Oberfläche spezielle **Rezeptoren für C3b** (CR1 = den Komplementrezeptor 1). Nach Bindung des C3b an den Rezeptor kommt es zur erleichterten Phagozytose des C3b-beladenen Keims. Zusammen mit dem IgG zählt C3b zu den wichtigsten Opsoninen des Serums.
Zu **(E):** Faktor I ist eine Serinprotease, die C3b und C4b unter Mithilfe von Faktor H und CR1 (Faktor H und CR1 sind Kofaktoren des Faktor I) spaltet und damit inaktiviert. Durch die Inaktivierung von C4b und C3b wird die Bildung von C3- und C5-Konvertase und damit die Bildung des Membranangriffskomplexes unterdrückt. Darüberhinaus kommt es zu einer Reduktion der Aktivierung des Komplementsystems über den alternativen Weg.

H94

Frage 3.46: Lösung D

Zu **(A):** Chemotaxis ist die gerichtete Migration von Zellen im Gewebe an den Ort der höchsten Konzentration des Chemotaxis auslösenden Stoffes (Chemotaxine). Bestandteile von Mikroorganismen, Zytokine, bakterielle Lipide, **C5a** und Immunkomplexe können als Chemotaxine fungieren.
Zu **(B):** Unter Diapedese versteht man den Austritt von Blutzellen aus der Blutbahn ins Gewebe.
Zu **(D):** Die Phagozytose wird durch die sog. **Opsonisierung** erleichtert. Hierbei werden z.B. Bakterien mit Komplement und/oder Immunglobulinen beladen. Durch die Komplement- und die Fc-Rezeptoren der Phagozyten werden diese Partikel von Phagozyten (neutrophile Granulozyten, Makrophagen) erkannt und inkorporiert: rezeptorvermittelte Phagozytose. Der CR1-Rezeptor ist Bindungsstelle für C3b, nach Bindung des C3b können die C3b-beladenen Partikel phagozytiert werden.
Zu **(E):** Die Präsentation eines prozessierten Antigens erfolgt durch die sog. antigenpräsentierenden Zellen, die das Antigenfragment im Komplex mit MHC-Klasse I- oder -II-Molekülen auf ihrer Oberfläche exprimieren.

H99 H95 **!!**

Frage 3.47: Lösung A

Zu **(A):** C5a ist Spaltprodukt des C5, welches nach Aktivierung des Komplementsystems über den klassischen und alternativen Weg gebildet wird. Es zählt wie auch das C3a und das C4a zu den Entzündungsmediatoren. C5a, C3a und C4a werden auch als Anaphylatoxine bezeichnet. Von den dreien ist das C5a das biologisch aktivste und stabilste. C5a führt zur Kontraktion der glatten Muskeln und zu einer gesteigerten Gefäßpermeabilität. Darüber hinaus erhöht es die Fähigkeit der neutrophilen Granulozyten und Monozyten, an die Gefäßwände zu adhärieren, an den Ort einer Infektion zu migrieren (chemotaktische Wirkung) und Infektionserreger zu phagozytieren.
Zu **(B):** Die wichtigsten Opsonine des menschlichen Serums sind C3b (weniger C4b) und IgG.
Zu **(C):** Die Porenbildung in der Zellmembran erfolgt durch die Bildung des terminalen Komplementkomplexes (C5b–9). Hierbei ist C5b und nicht C5a beteiligt.
Zu **(D):** C1q und nicht C5a bindet an den Fc-Teil der Immunglobuline (vorzugsweise IgM und IgG) und leitet so die Aktivierung des Komplementsystems über den klassischen Weg ein.
Zu **(E):** Eine Serinprotease-Inhibition durch C5a wurde bisher nicht beobachtet.

F96 **!!**

Frage 3.48: Lösung E

Zu **(A):** Sowohl der klassische als auch der alternative Weg der Komplementaktivierung führen zur Bildung einer C5-Konvertase (C4b2b3b (klassischer Weg), C3b$_2$Bb (alternativer Weg)), die zur Spaltung von C5 in C5a und C5b führt. C5b induziert die Bildung des terminalen Komplementkomplexes (C5b-9), C5a wirkt als Anaphylatoxin.

Zu **(B), (C), (D):** C5a gehört neben C3a und C4a zu den sog. **Anaphylatoxinen**. Diese induzieren eine Kontraktion der glatten Muskelzellen und steigern die Gefäßpermeabilität. C5a und C3a können Mastzellen aktivieren. C5a wirkt direkt auf neutrophile Granulozyten und Monozyten. Es erhöht die Adhärenz dieser Zellen an die Gefäßwände und fördert ihre Migration zum Ort der Antigenablagerung (Chemotaxis). Darüber hinaus erhöht es deren Phagozytoseaktivität.

Zu **(E):** Die Agglutination von Bakterien wird von **Immunglobulinen** gewährleistet, besonders effizient durch Immunglobuline der Klasse M.

H98 H96 **!**

Frage 3.49: Lösung B

Zu **(A):** CD4 ist ein Oberflächenmolekül aus der Immunglobulinfamilie, das auf T-Helferzellen, bestimmten Thymozyten und auf Monozyten/Makrophagen exprimiert wird.
Auf T-Helferzellen assoziiert es mit dem T-Zellrezeptor, daher wird es auch als Korezeptor bezeichnet. CD4 ist bei der Erkennung des MHC-Klasse II-Moleküls auf antigenpräsentierenden Zellen sowie bei der Signalübertragung (Voraussetzung der Aktivierung der T-Helferzellen) nach Interaktion des Peptid/MHC-Klasse II-Komplexes mit dem funktionellen T-Zellrezeptor beteiligt. CD4 wird zusätzlich auf Monozyten/Makrophagen nachgewiesen, seine Funktion auf diesen Zellen ist unklar. CD4 wird **nicht** von Endothelzellen exprimiert.

Zu **(B):** ICAM-1 (CD54 = **i**ntercellular **a**dhesion **m**olecule) gehört zu den Adhäsionsmolekülen. ICAM-1, -2 und -3 binden an LFA-1 (siehe unten), welches auf der Oberfläche von T-Lymphozyten exprimiert wird. ICAM-1 und -2 finden sich nicht nur auf der Oberfläche Antigen präsentierender Zellen (APZ), sondern auch auf der von Endothelzellen. Über die Interaktion von ICAM-1 und -2 mit LFA-1 kommt es zur Adhäsion der T-Zellen an die Gefäßwand und zur Migration ins Gewebe. In entzündlich veränderten Geweben kommt es über Zytokine zur Aufregulation des ICAM-1 und -2 auf den Endothelzellen und damit zu einer verstärkten Adhäsion und Diapedese der T-Zellen ins Gewebe.

Zu **(C):** CD2 (syn. LFA-2) ist ein von T-Zellen exprimiertes Protein, das, wie auch CD4, zur Immunglobulinfamilie gehört. Der Ligand des CD2 ist das auf antigenpräsentierenden Zellen exprimierte LFA-3 (CD58).
CD2 und LFA-3 sind bei der Interaktion von T-Zellen mit antigenpräsentierenden Zellen beteiligt. Es wird angenommen, dass die schwache Wechselwirkung zwischen CD2 und LFA-3 ein „Abtasten" der Antigen präsentierenden Zellen nach Antigenpeptiden erlaubt, ohne eine Aktivierung der T-Zelle einzuleiten. Findet die T-Zelle ihre zum T-Zellrezeptor passende Peptid/MHC-Kombination, kommt es zur Konformationsänderung von LFA-1 (exprimiert auf der T-Zelle) mit einer gesteigerten Affinität für ICAM-1, -2 und -3 (exprimiert auf der antigenpräsentierenden Zelle). Die Interaktion von LFA-1 mit ICAM-1-3 verfestigt die Interaktion zwischen der T-Zelle und der antigenpräsentierenden Zelle und erlaubt letztendlich die Aktivierung der T-Zelle.
Findet die T-Zelle ihr Antigenpeptid nicht, so löst sie sich von der antigenpräsentierenden Zelle ab und rezirkuliert weiter.

Zu **(D):** Fcγ-Rezeptoren sind die zellulären Rezeptoren für Immunglobuline der Klasse G. Sie werden von Monozyten/Makrophagen, neutrophilen Granulozyten, eosinophilen Granuloyzten, B-Zellen und NK-Zellen exprimiert. Nach Besetzung der Fc-Rezeptoren kommt es zur Aktivierung der Effektormechanismen wie z.B. der Antikörper-abhängigen zellulären Zytotoxizität (ADCC) oder Phagozytose.

Zu **(E):** Die HLA-Klasse I-Moleküle (= MHC-Klasse I-Moleküle) werden von fast allen kernhaltigen Körperzellen exprimiert, also auch von Endothelzellen. Sie dienen der Präsentation endogener Peptidantigene, z.B. viraler Proteine, die von antigenspezifischen, zytotoxischen CD8$^+$-T-Zellen erkannt werden. Die Expression der HLA-Klasse I-Moleküle kann z.B. durch bestimmte Zytokine (Interferone) gesteigert werden, dies hat jedoch **keine** gesteigerte Adhärenz von Leukozyten oder gesteigerte Diapedese zur Folge.

H99 **!**

Frage 3.50: Lösung D

Der Übertritt der neutrophilen Granulozyten aus den Blutgefäßen ins umliegende Bindegewebe läuft in mehreren Schritten ab, die auf molekularer Ebene durch die sequentielle Expression bestimmter „Adhäsions-Moleküle" ermöglicht werden. Neutrophile Granulozyten „rollen" zunächst über die Endothelzellen und zeigen eine lose Adhärenz. Dies wird durch die endothelialen Selektine (Lösung A) sowie Kohlenhydratstrukturen (Lösung E) auf der Oberfläche der neutrophilen Granulozyten ermöglicht. Kommt es aufseiten der Endothelzelle zur Expression von ICAM-1 (Lösung C) und aufseiten des neutrophilen Granulozyten zur Expression von Mac-1 und LFA-1 (= leukozytäre Integrine) (Lö-

sung B), wird die lose Bindung intensiver, und der neutrophile Granulozyt adhäriert fest an die Endothelzellen. LFA-1 und Mac-1 sind neben PECAM-1 (= CD31) beim nächsten Schritt – der eigentlichen Diapedese des Granulozyten – beteiligt. Unterstützt werden die beiden letztgenannten Vorgänge durch Chemokine wie z. B. Interleukin-8, die z. B. von Monozyten/Makrophagen, Fibroblasten oder Keratinozyten am Ort einer Infektion gebildet werden.
Der Fc-Rezeptor (Lösung D) ist an der Diapedese nicht beteiligt.

H97

Frage 3.51: Lösung E

Natürliche Killerzellen gehören zu den Lymphozyten, sie machen einen geringen Anteil der peripheren Blutzellen aus. Antigenspezifische Rezeptoren konnten bislang auf diesen Zellen nicht identifiziert werden. Trotzdem sind NK-Zellen in der Lage, bestimmte „abnormale" Zellen wie z. B. **virusinfizierte Zellen** (Lösung (A)) oder **Tumorzellen** (Lösung (B)) zu erkennen und wie zytotoxische T-Zellen zu lysieren. Möglich wird dies durch die Expression bestimmter **Fc-Rezeptoren (FcγRIII = CD16)** (Lösung (C)), die IgG$_1$ und IgG$_3$ erkennen. Werden bestimmte Antigene auf der Zelloberfläche durch Antikörper erkannt bzw. gebunden, so können NK-Zellen über ihre Fc-Rezeptoren diese Zellen „erkennen" und lysieren **(Antikörper-abhängige zelluläre Zytotoxizität (ADCC))**. Die Erkennung der Zielzellen erfolgt demnach **nicht** über MHC-Klasse II-Moleküle (Lösung (E)).
NK-Zellen scheinen v. a. bei der frühen Abwehr intrazellulärer Keime wie z. B. dem Herpes-Virus oder Listeria monocytogenes eine Rolle zu spielen, lange bevor eine adäquate T-Zellantwort erzeugt werden konnte. Die NK-Zellaktivität wird durch die in der frühen Infektionsphase gebildeten Zytokine wie z. B. die **Interferone** Interferon-α (IFN-α) und Interferon-β (IFN-β) (Lösung (D)), aber auch Interleukin-12 (IL-12) bis zu 100fach gesteigert. NK-Zellen sind selbst ebenfalls in der Lage, Zytokine zu bilden. Insbesondere die Sekretion von Interferon-γ (IFN-γ) scheint essenziell für die frühe Abwehr bestimmter intrazellulärer Keime zu sein.

F91

Frage 3.52: Lösung C

Zu **(A)** und **(E)**: Wiederholte Bluttransfusionen und die Desensibilisierung können zu einer **Immunisierung** führen.
Zu **(B)** und **(D)**: Die Ganzkörperbestrahlung und die Infektion mit dem Masernvirus führen zu einer meist temporären **Immunsuppression.**
Zu **(C)**: **Immuntoleranz** wird definiert als das Fehlen einer Immunreaktion auf ein Antigen. Die Toleranz des Immunsystems gegen körpereigene und körperfremde Substanzen ist nicht a priori vorhanden, sondern wird erworben, sie ist antigenspezifisch. Während der Fetalzeit gelangen unreife T-Zellen in den Thymus und differenzieren dort zu reifen, immunkompetenten T-Zellen. Während der Reifung entstehen auch T-Lymphozyten, die mit körpereigenen Substanzen reagieren (autoreaktive T-Zellen). Zwei Mechanismen, die zur Toleranz führen, werden diskutiert:

1. Die **klonale Deletion:** Autoreaktive T-Zellen werden im Thymus eliminiert. Appliziert man dem Feten in der Zeit, in der die Toleranzentwicklung stattfindet, ein fremdes Antigen, so wird dieses Antigen später toleriert. Die Toleranz, die im Thymus in unreifen T-Zellen induziert wird, wird als **zentrale Toleranz** bezeichnet.
2. Die **klonale Anergie:** Im Unterschied zur zentralen Toleranz betrifft die sog. **periphere Toleranz** reife T-Zellen, die durch den Kontakt mit einem Antigen funktionell inaktiviert werden.

Kommentare aus Examen Herbst 2000

H00 **!**

Frage 8.5: Lösung E

Zu **(A)**: MHC-Klasse II-Moleküle dienen der Präsentation von exogenen Antigenpeptiden (siehe auch Lerntext „MHC-Klasse II-Moleküle" III.4). Sie werden u. a. auch von aktivierten T-Zellen exprimiert, spielen jedoch bei der Diapedese keine Rolle.
Zu **(B)**: Bei der Aktivierung ruhender T-Zellen kommt es zur Bildung von Interleukin-2 (IL-2) sowie der α-Kette des IL-2-Rezeptors (CD25). Die α-Kette assoziiert mit dem auf ruhenden T-Zellen exprimierten wenig affinen IL-2-Rezeptor, bestehend aus einer β- (CD122) und γ-Kette (CD132). Der dann aus drei Ketten bestehende IL-2-Rezeptor bindet IL-2 mit hoher Affinität; es kommt zur Proliferation und Differenzierung der betreffenden T-Zelle in eine Effektorzelle. Bei der eigentlichen Diapedese spielt der IL-2-Rezeptor keine Rolle.
Zu **(C)** und **(D)**: CD4 und CD8 sind sog. Korezeptoren der T-Zelle; CD4 wird auf Helfer-T-Zellen, CD8 auf zytotoxischen T-Zellen exprimiert. Sie kooperieren mit dem T-Zell-Rezeptor bei der Antigenerkennung und vermitteln die sog. MHC-Klasse-Restriktion: CD4 reagiert ausschließlich mit MHC-Klasse II-Molekülen, CD8 mit MHC-Klasse I-Molekülen. Bei der Diapedese spielen auch sie keine Rolle.

Zu **(E)**: Integrine sind eine große Familie (Oberflächenmoleküle), die den Zell-Zell- und Zell-Matrix-Kontakt bei immunologischen und entzündlichen Reaktionen vermitteln. Sie bestehen aus zwei nicht kovalent gebundenen Ketten, der α- und β-Kette, und sind entscheidend bei der Diapedese beteiligt. Von Bedeutung in diesem Zusammenhang sind v. a. die Integrine LFA-1 und CR3 (= Mac-1), die mit dem auf Endothelzellen exprimierten ICAM-1 interagieren. Kommt es zu Defekten beispielsweise in der β-Kette der Integrine (**L**eucocyte **a**dhesion **d**eficiency Syndrom (LAD-Syndrom)), so sind die Leukozyten nicht mehr in der Lage, an den Ort einer Infektion zu migrieren. Folge ist das Auftreten von schweren pyogenen Infektionen.

H00

Frage 3.54: Lösung C

Zu **(A)**: CD80 (= B7.1) und CD86 (= B7.2) sind Oberflächenmoleküle Antigen-präsentierender Zellen (dendritische Zellen, B-Zellen, Monozyten/Makrophagen); ihre Liganden sind das auf naiven und aktivierten T-Zellen zu findende CD28 und das nur auf aktivierten T-Zellen zu findende CTLA4 (CD152). B7.1 und B7.2 fungieren nach Bindung an CD28 als Kostimulatoren des Wachstums naiver T-Zellen; nach Bindung an CTLA4 jedoch vermitteln sie inhibitorische Effekte auf das Wachstum bzw. die Proliferation der aktivierten T-Zellen: B7.1 und B7.2 sind daher Regulatoren der Zellproliferation nach Antigen-spezifischer Aktivierung von T-Zellen.
Den CD80⁻-/CD86⁻-B-Lymphozyten fehlen diese beiden kostimulatorisch wirkenden Moleküle; ihre Fähigkeit, ruhende T-Zellen zu aktivieren, dürfte daher gering ausfallen. Darüber hinaus hebt die Frage auf die Induktion der **primären** Immunantwort ab. Die primäre Immunantwort kann **nicht** von B-Zellen initiiert werden; lediglich bei der sekundären Immunantwort können Gedächtnis-B-Zellen als Antigen-präsentierende Zellen fungieren.
Zu **(B)**: Fibroblasten sind mesenchymale Zellen, deren Aufgabe in der Produktion bzw. Modulation der Interzellularsubstanz des Bindegewebes besteht.
Zu **(C)**: Die primäre Immunreaktion ist die Erstreaktion des Immunsystems bei Kontakt mit einem bis dato unbekannten Antigen. Handelt es sich dabei um ein Proteinantigen, so wird dieses zunächst von sog. Antigen-präsentierenden Zellen aufgenommen, prozessiert und im Komplex mit MHC-Klasse II-Molekülen antigenspezifischen, naiven T-Zellen präsentiert. Bei der Primärantwort sind es insbesondere die dendritischen Zellen, die diese Aufgabe übernehmen. Andere Antigen-präsentierende Zellen wie B-Zellen oder Monozyten/Makrophagen scheinen bei der Induktion einer Primärantwort keine Rolle zu spielen. Sie sind allerdings bei der Induktion einer Sekundärantwort wesentlich beteiligt. Die interdigitierenden, dendritischen Zellen sind die dendritischen Zellen des Lymphknotens, die hauptsächlich in den T-Zellarealen lokalisiert sind.
Zu **(D)**: Lymphoblasten sind die direkten Vorläuferzellen der Lymphozyten; sie differenzieren u. a. zu ruhenden T-Lymphozyten.
Zu **(E)**: Zentroblasten sind bereits aktivierte B-Zellen, die im Lymphknoten das germinative Zentrum der Sekundärfollikel bilden.

4 Abwehr von Infektionen

F84 **!!**

Frage 4.1: Lösung C

Die Aktivierung des Komplementsystems kann sowohl in **Anwesenheit** von Immunglobulinkomplexen (klassischer Weg der Komplementaktivierung) als auch in **Abwesenheit** von Immunglobulinkomplexen (alternativer Weg der Komplementaktivierung) erfolgen. Die erste Aussage ist damit falsch. Beim klassischen Weg wird C1 durch die Interaktion mit dem Fc-Teil von IgG oder IgM nach deren spezifischer Bindung an das Antigen aktiviert und leitet die Aktivierung der Komplementkaskade ein. Nicht an Antigen gebundene Immunglobuline können C1 nicht aktivieren. Beim alternativen Weg erfolgt die Komplementaktivierung an Strukturen (z. B. Polysaccharide) der Zelloberfläche, z. B. eines Bakteriums oder einer Hefe, d. h. ohne Anwesenheit von Antikörpern. Die Aussage zwei ist daher auch falsch. Die richtige Lösung ist somit (Lösung E) und nicht – wie das IMPP meint – (Lösung C).

F99 **!!**

Frage 4.2: Lösung C

Zu **(A)**: Antikörper (insbesondere IgG und IgM) aktivieren Komplement und führen so u. a. zur Bildung von C3b, welches sich auf der Bakterienoberfläche ablagert. Es dient zum einen als Opsonin, zum anderen als Bestandteil der C5-Konvertase des klassischen und der C3- bzw. C5-Konvertase des alternativen Komplementaktivierungsweges.
Zu **(B)**: Die Immobilisation von Bakterien durch Antikörper ist ein wichtiger Abwehrmechanismus insbesondere an Schleimhautoberflächen.
Zu **(C)**: Bakterien werden nach Bindung von Antikörpern auf ihrer Oberfläche durch die Aktivitäten des Komplementsystems oder nach Aufnahme in Phagozyten lysiert. Die Apoptose (programmierter Suizid der Zelle) gehört nicht zu den durch Antikörper ausgelösten immunologisch-spezifischen Effektormechanismen.

Zu **(D):** Die Neutralisation von bakteriellen Toxinen ist ein wichtiger durch Antikörper ausgelöster Effektormechanismus.

Zu **(E):** Immunglobuline insbesondere der Klasse G sind Opsonine. Sie lagern sich auf der Keimoberfläche ab und ermöglichen den Phagozyten (z.B. den neutrophilen Granulozyten) eine erleichterte Aufnahme der Bakterien ins Zellinnere. Auf molekularer Ebene wird dies durch die Fc-Rezeptoren der Phagozyten gewährleistet.

H84 **!!**

Frage 4.3: Lösung E

Zu **(1) und (5):** Mononukleäre Phagozyten besitzen Fc-Rezeptoren für Immunglobuline und Rezeptoren für die Spaltprodukte von C3. Über diese Rezeptoren können sie sehr effizient opsonierte Partikel phagozytieren (rezeptorvermittelte Phagozytose), was sich durch eine Steigerung der phagozytotischen Aktivität manifestiert.

Zu **(2):** Zellen, die zur Phagozytose befähigt sind, werden als Phagozyten bezeichnet: neutrophile Granuloyzten und Makrophagen. Makrophagen stammen aus dem Knochenmark ab, werden als Monozyten im Blut abgegeben, verlassen die Blutbahn und dringen in die verschiedenen Gewebe ein. Dort werden sie als Gewebemakrophagen oder Histiozyten bezeichnet. Je nach Organ übernehmen sie unterschiedliche Funktionen. Die Gesamtheit der Gewebsmakrophagen wird als System der mononukleären Phagozyten bezeichnet (früher: retikulohistiozytäres System = RES). Zu diesem System gehören auch die Kupffer-Zellen der Leber.

Zu **(3):** Phagozyten verfügen über Mechanismen, mit deren Hilfe sie phagozytierte Keime abtöten können, z.B. die Bildung von reaktiven Sauerstoff- und Stickstoffverbindungen. H_2O_2 ist ein Zwischenprodukt bei der Bildung der reaktiven Sauerstoffverbindungen.

Zu **(4):** Unter Phagozytose versteht man die Aufnahme nicht löslicher Partikel ins Zellinnere. Eine Anwesenheit von Serumantikörpern ist hierfür nicht erforderlich.

F86 **!**

Frage 4.4: Lösung C

Zu **(1):** Die Blockade viraler Rezeptoren, die die Invasion in den Wirtsorganismus ermöglichen, ist ein Mechanismus, über den Viren abgewehrt werden können. **Antikörper** (nicht freie Zellrezeptoren) gegen solche viralen Rezeptoren verhindern das „Andocken" des Virus an die Wirtszellmembran.

Zu **(2):** Unter Neutralisation versteht man die Fähigkeit der Antikörper, die infektiösen oder toxischen Eigenschaften eines Keims oder Toxins aufzuheben. Dazu gehört auch die Blockade von Rezeptoren auf der Oberfläche der Mikroorganismen, die für die Invasion des Keims in den Wirtsorganismus verantwortlich sind.

Zu **(3):** Der Abbau des freien Virus durch Enzyme scheint keine wesentliche Rolle bei der Abwehr der Viren zu spielen. **Phagozytierte Viren** können durch Enzyme, die von Makrophagen bereitgestellt werden, aber durchaus enzymatisch abgebaut werden.

Zu **(4):** Die T-Zell-vermittelte Lyse viral infizierter Zellen wird von sog. zytotoxischen T-Zellen getragen. Zytotoxische T-Zellen erkennen virale Antigenpeptide, die im Komplex mit MHC-Klasse I-Molekülen auf der Zelloberfläche der infizierten Zelle exprimiert werden. Dies ist ein wesentlicher Mechanismus zur Abwehr intrazellulärer Keime, inklusive der Viren.

H91 **!**

Frage 4.5: Lösung A

Zu **(1), (2) und (3):** Die Neutralisation der Viren durch Antikörper, die Sekretion von Interferon durch virusinfizierte Zellen und die T-zellvermittelte Lyse virusinfizierter Zellen sind wichtige Mechanismen bei der Abwehr von Viren. Die Sekretion des Interferons durch virusinfizierte Zellen bewirkt in den nicht infizierten Nachbarzellen einen antiviralen Zustand. Über die Präsentation von Virusbestandteilen im Komplex mit MHC-Klasse I-Molekülen erkennen zytotoxische T-Zellen infizierte Zellen und zerstören diese.

Zu **(4):** NK-Zellen sind nicht in der Lage zu phagozytieren. Phagozyten sind Makrophagen und neutrophile Granulozyten.

Zu **(5):** Viren können spontan an Erythrozyten adsorbieren. Dieser Mechanismus ist wahrscheinlich ein Pathogenitätsfaktor, der zur Verteilung der Viren im Organismus beiträgt.

H88

Frage 4.6: Lösung C

Von der Mutter können lediglich Antikörper der Klasse G stammen, da nur diese plazentagängig sind. Der Nachweis von IgM gegen das Rötelnvirus im Serum eines Neugeborenen ist daher auf die Produktion von IgM durch das Kind zurückzuführen. Eine pränatale Rötelninfektion des Kindes ist daher beim Nachweis rötelnspezifischer IgMs sehr wahrscheinlich.

F98 **!**

Frage 4.7: Lösung B

Zu **(A):** Die Bakteriolyse durch Komplement und Antikörper ist ein wesentlicher Abwehrmechanismus bei der Bekämpfung extrazellulärer Keime

(siehe auch Kommentar zu Lösung (C)). Durch die Antikörper der Klasse M und G wird C1q aktiviert, diese Aktivierung führt letztendlich zur Bildung des terminalen Komplementkomplexes C5b-9, der sich in die Membran der Bakterien integriert. Es entstehen Poren, über die eine osmotische Lyse der Keime bewirkt wird.
Zu **(B)**: siehe Lerntext IV.1.
Zu **(C)**: Die Opsonisierung durch Antikörper, insbesondere der Klasse G und die Komplementkomponente C3b, ist ein wesentlicher Mechanismus bei der spezifischen Abwehr von Keimen. Sie ist im Wesentlichen auf die Abwehr extrazellulärer Keime ausgerichtet.
Zu **(D)**: Phagozyten sind neutrophile Granulozyten und Monozyten/Makrophagen, nicht aber T-Zellen.
Zu **(E)**: Tuberkulin ist eine Antigenpräparation aus Tuberkelbakterien, die beim Tuberkulintest eine bereits bestehende zelluläre Immunität gegen Tuberkelbakterien erfasst. Antikörper spielen bei der Abwehr von Tuberkelbakterien keine essenzielle Rolle.

F97   H93   F89   F88   **!!**

Frage 4.8: Lösung E

Zu **(A)**: Die Zell-Lyse von Bakterien durch den terminalen Komplementkomplex wird nach Antikörperbeladung der Bakterien durch den klassischen Komplementaktivierungsweg eingeleitet. Dieser Weg kann bei **extrazellulär** vorliegenden Keimen beschritten werden.
Zu **(B)**: Makrophagen wirken bakterizid, indem sie phagozytierte Keime in den Phagolysosomen zum einen über reaktive Sauerstoff- und Stickstoffverbindungen, zum anderen über bakterizid wirkende Enzyme angreifen. Bei Tuberkelbakterien kann dieser Mechanismus nicht greifen, da Tuberkelbakterien die Bildung von Phagolysosomen verhindern.
Zu **(C)**: Opsonisierung und nachfolgende Phagozytose durch neutrophile Granulozyten findet auch bei Tuberkelbakterien statt, ist jedoch ineffektiv.
Zu **(D)**: Mit Komplementspaltprodukten beladene Keime können effizienter phagozytiert werden, das gilt auch für Tuberkelbakterien. Der Mechanismus hat aber wahrscheinlich keine Bedeutung für die Effizienz der Abwehr der Tuberkelbakterien.
Zu **(E)**: Siehe Lerntext IV.1.

---**Die Abwehr von Tuberkelbakterien**--- **IV.1**

Tuberkulosebakterien sind säurefeste Stäbchen. Sie werden von Makrophagen phagozytiert, können aber nicht zerstört oder inaktiviert werden, da sie die Fusion von Phagosom und Lysosom im Makrophagen verhindern und resistent gegenüber lysosomalen Enzymen und Sauerstoffmetaboliten sind. Durch die Fixierung der Komplementkomponente C3b an ihrer Oberfläche erleichtern und beschleunigen Tuberkelbakterien ihre Phagozytose durch Makrophagen, die die Komplement-Rezeptoren CR1 und CR3 auf ihrer Oberfläche tragen. Teile von den Tuberkelbakterien werden im Phagosom in Peptide zerlegt („Prozessierung"), mit MHC-Klasse II-Molekül komplexiert und als Peptid-MHC-Komplex an die Zelloberfläche transportiert. An der Zelloberfläche wird der Komplex von CD4$^+$-Lymphozyten erkannt. Die aktivierten CD4$^+$-Lymphozyten setzen daraufhin Lymphokine frei (insbesondere IFN-γ, wahrscheinlich auch IL-4 und IL-6). Diese Lymphokine induzieren die tuberkulostatische und tuberkulozide Aktivität der Makrophagen. Zusammengefasst ist die Phagozytose der Tuberkelbakterien gefolgt von der Aktivierung des Makrophagen durch Zytokine, die von T-Helferzellen produziert werden, der Hauptabwehrmechanismus gegen Tuberkelbakterien und andere intrazelluläre Keime.

F89

Frage 4.9: Lösung C

Der Nachweis **antigenspezifischer** Immunigloguline im Serum erlaubt die Diagnose eines bestimmten viralen oder bakteriellen Infekts. Da bei der Primärantwort vornehmlich IgM und erst später im Verlauf der Immunreaktion IgG gebildet wird, kann durch die Bestimmung der Immunglobulinklassen eine frische Infektion von einer länger zurückliegenden Infektion unterschieden werden.

H89

Frage 4.10: Lösung E

Eine ganze Reihe von Bakterien liegen intrazellulär vor. Solche Bakterien können weder vom Komplementsystem noch von Antikörpern angegriffen werden. Intrazelluläre Bakterien induzieren eine T-zellabhängige Immunreaktion in ähnlicher Weise wie Viren oder Pilze. In die Gruppe der intrazellulären Bakterien gehören die **Salmonella** spec., **Brucella** spec., **Mycobacterium** spec., Legionella pneumophilia und **Listeria monocytogenes**. Im Verlauf der Immunreaktion werden zwar auch Antikörper gegen die genannten Keime gebildet, diese sind je-

doch lediglich ein Marker für eine Infektion und kein Hinweis auf eine bestehende Immunität.
Streptokokken sind grampositive Kokken. Ihre antigenen Strukturen sind meist Polysaccharide, gegen die eine T-zell**un**abhängige B-Zellreaktion eingeleitet wird. Streptokokken besitzen auf ihrer Oberfläche das sog. M-Protein, das sie vor Phagozytose schützt und damit indirekt eine T-zellvermittelte Immunreaktion behindert. Gegen viele Streptokokken kann deshalb eine dauerhafte Immunität nicht erzielt werden, da die antigenspezifischen T-Helferzellen zur Verstärkung der Immunreaktion nicht aktiviert werden. Eine Sonderstellung nehmen die Exotoxin-produzierenden Streptokokken (z.B. Scharlacherreger) ein. Diese Toxine sind Proteine, gegen die eine effektive T-zellabhängige Immunreaktion eingeleitet werden kann. Im Verlauf der Immunreaktion werden toxinspezifische Antikörper gebildet. Die Antikörper können eine Reinfektion mit Streptokokken nicht verhindern, aber sie antagonisieren das Toxin, sodass toxinverursachte Begleitreaktionen nicht mehr auftreten.

F90

Frage 4.11: Lösung B

Endotoxine sind Lipopolysaccharide (LPS), die nach dem Zerfall gramnegativer Bakterien frei werden. Sie verursachen Fieber, eine Leukopenie und entzündliche Gefäßveränderungen. Darüber hinaus aktivieren sie die Blutgerinnung sowie das Komplement- und Kininsystem und können zum sog. „Endotoxinschock" mit Blutdruckabfall und intravasaler disseminierter Koagulation führen. Eine Zytolyse wird durch Endotoxine primär nicht bewirkt.

F90

Frage 4.12: Lösung E

Von den genannten Mechanismen ist lediglich die Immunglobulin vermittelte Aktivierung des Komplementsystems **antigenspezifisch.** Antikörper binden spezifisch an das Antigen und verursachen über den Fc-Teil eine Aktivierung des Komplementsystems (klassischer Aktivierungsweg).
Alle anderen genannten Abwehrsysteme sind Mechanismen, die sowohl bei der im immunologischen Sinne unspezifischen als auch spezifischen Abwehr eine Rolle spielen. So phagozytieren Makrophagen und neutrophile Granulozyten Partikel auch ohne den Einfluss spezifischer Antikörper, und das Komplementsystem kann über den alternativen Weg an Zelloberflächen aktiviert werden. Interferone werden von viral infizierten Zellen gebildet und wirken antiviral auf ihre Nachbarzellen, ohne dass dies spezifisch für bestimmte Viren wäre.

F91

Frage 4.13: Lösung C

Zu **(C):** Endotoxine sind Lipopolysaccharide in der Wand gramnegativer Bakterien. Sie werden nach Lyse des Bakteriums freigesetzt. Neben der Aktivierung des Kinin-, Gerinnungs- und Komplementsystems führen Endotoxine zur Produktion und Freisetzung von IL-1 und TNF aus Makrophagen. IL-1 und TNF haben endokrine Wirkungen u. a. als Pyrogen. IL-1 und TNF werden für einen Teil der Symptomatik bei Sepsis mit gramnegativen Keimen verantwortlich gemacht.

F91

Frage 4.14: Lösung B

Immunserum, d.h. Serum mit Antikörpern gegen spezifische Antigene bestimmter Krankheitserreger, greift nur bei solchen Infektionen, die durch Erreger verursacht werden, die eine gleichbleibende Antigenstruktur zeigen. Influenza-Viren sind durch eine hohe Variabilität ihrer Oberflächenantigene charakterisiert (Antigenwechsel). Das bedeutet, daß es nicht gewährleistet ist, daß im Immunserum Antikörper enthalten sind, die spezifisch für das Influenzavirus sind, das die Infektion verursacht. Eine passive Impfung nach Exposition mit Influenzaviren ist deshalb nicht sinnvoll.

H98 **!**

Frage 4.15: Lösung B

Zu **(A):** Interleukin-1 (IL-1) wird von verschiedenen Zelltypen u.a. Makrophagen und B-Zellen produziert. Es ist durch einen weitreichenden Pleiotropismus charakterisiert. Es ist zusammen mit TNF α und IL-6 eines der wichtigsten Zytokine, das zur Auslösung der Akut-Phase-Reaktion der Leber beiträgt. IL-1 führt darüber hinaus zur Erhöhung der Körpertemperatur (Fieber).
Zu **(B): Interleukin-5** (IL-5) sowie Interleukin-4 (IL-4) und Interleukin-6 (IL-6) sind Zytokine, die von T-Helferzellen (T$_H$2-Zellen) sezerniert werden, und die B-Zellaktivierung und -proliferation steuern. IL-5 fördert die Differenzierung der B-Zellen insbesondere in IgA-sezernierende Plasmazellen. Darüber hinaus spielt es bei **Wachstum** (Funktion als eosinophil colony stimulating factor, Eo-CSF) **und Differenzierung** (Funktion als eosinophil differentiation factor, EDF) **eosinophiler Granulozyten** aus Knochenmarkvorläuferzellen eine Rolle. Transgene Mäuse, in denen IL-5 überexprimiert ist, zeigen eine stark ausgeprägte **Eosinophilie.**
Zu **(C):** Interleukin-7 (IL-7) fördert die Differenzierung lymphoider Vorläuferzellen in B-Zellen. Es wirkt auf Ebene der Pro- und Prä-B-Zelle. Neben den Effekten bei der B-Zellreifung werden Wirkun-

gen auf Thymozyten, zytotoxische T-Zellen und Monozyten/Makrophagen beschrieben.

Zu **(D)** und zu **(E)**: Interferone werden in drei Arten unterteilt: Interferon-α (IFN-α) und -β (IFN-β) sowie Interferon-γ (IFN-γ). Der Begriff Interferon-α umfasst eine ganze Gruppe von eng verwandten Proteinen, während Interferon-β lediglich durch ein Protein repräsentiert wird.

Nach viraler Infektion werden Interferon-α und -β von vielen verschiedenen Zellen sezerniert und verhindern die Infektion weiterer, noch nicht infizierter Zellen. IFN-α und IFN-β steigern darüber hinaus die Präsentation viraler Antigenpeptide auf MHC-Klasse I-Molekülen in infizierten Zellen und fördern dadurch die Abtötung dieser Zellen durch CD8-positive zytotoxische T-Zellen. Ein weiterer Effekt von IFN-α und -β ist die Aktivierung von NK-Zellen, die bei der frühen Abwehr viraler Infektionen eine wichtige Rolle spielen.

Interferon-γ (IFN-γ) wird von T-Helferzellen (T_H1) und zytotoxischen T-Zellen gebildet. Wie IFN-α/β hat es antivirale Effekte. Weitere Wirkungen sind die Aktivierung von Makrophagen (gesteigerte Phagozytosefähigkeit und Bakterizidie) und NK-Zellen sowie eine gesteigerte MHC-Klasse I- und -II-Expression auf Makrophagen (verbesserte Antigenpräsentation). Auf B-Zellen antagonisiert es den Effekt des IL-4 (IgE-Produktion!).

H95 !

Frage 4.16: Lösung D

Eosinophile Granulozyten stammen aus dem Knochenmark und sind klinisch wegen ihrer Beteiligung bei allergischen Reaktionen und bei Infektionen mit Parasiten (Helminthen, Protozoen) von Bedeutung.

Zu **(A)**: Eine Eosinophilie ist Symptom verschiedener Erkrankungen. Sie wird am häufigsten bei Infektionen mit Parasiten (u.a. Würmer) oder bei allergischen Erkrankungen beobachtet.

Zu **(B)** und **(E)**: Eosinophile Granulozyten besitzen Fc-Rezeptoren für IgE ($Fc_\varepsilon RII$) und IgG ($Fc_\gamma RII$, $Fc_\gamma RIII$). Zusätzlich besitzt ein Teil der eosinophilen Granulozyten Komplementrezeptoren. Über diese Rezeptoren erkennen eosinophile Granulozyten IgE-/IgG- und Komplement-beladene Antigene. Nach Bindung solchermaßen beladener Antigene werden die eosinophilen Granulozyten aktiviert. Es kommt

1. zur Erhöhung der Fc-, Komplement- und anderer Rezeptoren;
2. zur Erhöhung des Sauerstoffverbrauchs der Zellen;
3. zur Synthese und Freisetzung des Leukotriens C4 und
4. zu einer gesteigerten zytotoxischen Aktivität.

Letzteres geschieht durch Freisetzung des Inhalts zytotoxischer Granula. Da dies durch Bindung von Antikörper-Antigen-Komplexen erfolgt, spricht man von der Antikörper-abhängigen zellulären Zytotoxizität (ADCC).

Zu **(C)**: Die Bildung eosinophiler Granulozyten im Knochenmark wird u.a. von Zytokinen gesteuert. Granulozyten/Makrophagen-CSF und IL-3 fördern die Differenzierung aller Granulozytentypen, u.a. die der eosinophilen Granulozyten, **IL-5** ist demgegenüber ein spezifischer Eosinophilen-Wachstumsfaktor. Alle die genannten Zytokine werden von T-Zellen produziert. Neben dem Wachstum können sie auch die Aktivierung der eosinophilen Granulozyten bewirken.

Zu **(D)**: Die Granula der eosinophilen Granulozyten enthalten als einen wichtigen Bestandteil eosinophile Peroxidase und andere Enzyme, die toxische Produkte erzeugen können. Diese Metabolite spielen bei der Abwehr und Abtötung von Parasiten eine wichtige Rolle. Interleukin-2 ist **nicht** in den Granula enthalten.

5 Pathologie der Immunantwort

F89 F86 !!

Frage 5.1: Lösung C

Zu **(A)**, **(D)** und **(E)**: Die antikörpervermittelte Zytolyse entspricht der Reaktion vom Typ II nach Coombs und Gell. Hierbei kommt es zur Bindung des Antikörpers an ein fixiertes Antigen, sei es auf der Zelloberfläche oder abgelagert im Gewebe. Das gebundene Immunglobulin wird von Fc-Rezeptor-tragenden zytotoxischen Zellen (z.B. NK-Zellen) erkannt, die die Zielzell-Lyse bewirken.

Im Gegensatz zu der Typ II-Reaktion bilden sich bei der Typ III-Reaktion Komplexe aus Antigen bzw. Antikörper, die primär im Blut zirkulieren.

Die T-zell-vermittelte Granulombildung ist Charakteristikum der Typ IV-Reaktion nach Coombs und Gell (synonym: Reaktion vom verzögerten Typ).

Die Typ I-Reaktion nach Coombs und Gell ist eine IgE-vermittelte Immunreaktion. Hierbei binden IgE-Moleküle über den Fc-Teil an den Fc_ε-Rezeptor von Mastzellen oder basophilen Granulozyten. Bei erneutem Kontakt mit dem Antigen kommt es über das Antigen zur Brückenbildung zwischen den IgE-Molekülen (sog. „Crosslinking", Kreuzvernetzung). Die Brückenbildung führt zur Aktivierung der Mastzelle bzw. des basophilen Granulozyten und zur Freisetzung biologischer Mediatoren (biogene Amine (wie z.B. das Histamin), Lipidmediatoren, Zytokine).

Zu **(B)**: Makrophagen können durch Zytokine, insbesondere IFN-γ, die von T-Zellen produziert werden, aktiviert werden: T-Zell-Makrophagen-Interaktion.
Zu **(C)**: siehe Lerntext V.1.

Die Arthusreaktion — V.1

Der Arthusreaktion liegt eine Typ III-Überempfindlichkeitsreaktion zugrunde. Hierbei wird ein Antigen subkutan injiziert, gegen welches der betreffende Organismus bereits vorimmunisiert ist. Im Bereich der Applikationsstelle bilden sich Antigen-Antikörper-Komplexe aus, die zur Komplementaktivierung führen. Die Komplementspaltprodukte wirken chemotaktisch auf Phagozyten, die zur Zerstörung des umliegenden Gewebes führen. Durch die Entzündungsreaktion kommt es zur fibrinoiden Nekrose. Klinisch imponiert eine Arthusreaktion als lokale Hautreaktion mit Rötung und Ödem sowie späterer Nekrose.

H92 **!!**
Frage 5.2: Lösung E

Zu **(A)**, **(B)**, **(C)** und **(D)**: Immunkomplexbildung und die immunkomplexvermittelte Aktivierung des Komplementsystems (klassischer Weg) sind Kennzeichen einer Arthusreaktion. Die Komplementspaltprodukte wirken chemotaktisch auf neutrophile Granulozyten, die zur Zerstörung des Gewebes beitragen. In dem entzündlich veränderten Gewebe kommt es auch zur Thrombozytenaggregation. Thrombozyten exprimieren Rezeptoren für IgG. Über Bindung von IgG können sie aktiviert werden und proinflammatorische Mediatoren freisetzen. Auch Blutplättchen können daher bei den Entzündungsreaktionen eine Rolle spielen.
Zu **(E)**: Bereits **4–10 Stunden** nach Applikation des Antigens zeigt die Arthusreaktion ihre maximale Intensität.

H87 **!!**
Frage 5.3: Lösung D

Zu **(1)** und **(5)**: Rasches Auftreten einer Immunreaktion nach Antigenapplikation und Histaminfreisetzung aus Mastzellen sind Charakteristika der IgE-vermittelten Immunreaktion (Typ I nach Coombs und Gell).
Zu **(2)**, **(3)** und **(4)**: Bei der **Arthusreaktion** (Typ III-Reaktion nach Coombs und Gell) kommt es zur Bildung von Antigen-Antikörper-Komplexen, die zur Aktivierung des Komplementsystems über den Fc-Teil der im Komplex gebundenen IgGs und IgMs führen. Spaltprodukte des Komplementsystems wirken chemotaktisch auf Entzündungszellen, die sekundär eine lokale Nekrose (fibrinoide Nekrose) verursachen.

F87 **!!**
Frage 5.4: Lösung A

Typ IV-Reaktionen sind T-Zell-vermittelte Reaktionen und lassen sich daher nicht durch Serum, sondern durch T-Zellen von einem Versuchstier ins nächste übertragen.

H87 **!!**
Frage 5.5: Lösung B

Zu **(1)**, **(4)** und **(5)**: **Kontaktdermatitiden**, die **Tuberkulinreaktion** und die **Transplantatabstoßung** beruhen auf antigenspezifischen T-Zellen, d.h. auf einer Typ IV-Reaktion (synonym: Immunreaktion vom verzögerten oder zellulären Typ).
Zu **(2)**: Das **allergische Asthma** basiert auf einer Typ I-Reaktion nach Coombs und Gell (IgE-vermittelt).
Zu **(3)**: Das **Arthusphänomen** beruht auf einer Typ III-Reaktion nach Coombs und Gell (Immunkomplex-vermittelt).

F99 **!!**
Frage 5.6: Lösung C

Zu **(A)**: Eine hämolytische Transfusionsreaktion ist Folge einer z.B. AB0-inkompatiblen Erythrozytentransfusion. Hierbei reagieren die im Spender vorliegenden Alloantikörper mit den transfundierten Erythrozyten und induzieren deren Lyse. Es handelt sich um eine Typ II-Überempfindlichkeitsreaktion, da das betroffene Antigen auf der Oberfläche von Erythrozyten lokalisiert ist.
Zu **(B)**: Die Serumkrankheit wird durch die Ablagerung von Immunkomplexen ausgelöst. Es handelt sich um eine Überempfindlichkeitsreaktion vom Typ III, da die Immunkomplexe zunächst frei zirkulieren und nicht wie bei der Typ II Reaktion primär im Gewebe oder auf Zellen lokalisiert sind.
Zu **(C)**: Die Überempfindlichkeitsreaktion vom verzögerten Typ (Typ IV) wird durch T-Zellen (T-Helferzellen und teilweise zytotoxische T-Zellen) getragen (Typ I–III sind Antikörper-vermittelt!). Das allergische Kontaktekzem ist ein Beispiel für eine Typ IV-Reaktion: Etwa 24–72 Stunden nach Applikation des Antigens auf die Haut kommt es zu einer lokalen entzündlichen Reaktion.
Pathomechanismus des Kontaktekzems: Das Antigen dringt in die Haut ein, wird dort von ortsständigen dendritischen Zellen aufgenommen und im Komplex mit den MHC-Klasse II-Molekülen präsentiert. Bereits beim Erstkontakt gebildete antigenspezifische T-Helferzellen (Gedächtniszellen) erkennen den Antigen-MHC-Klasse II-Komplex und leiten die Effektormechanismen ein.

Zu **(D)**: Die autoimmune thrombozytopenische Purpura wird durch Autoantikörper gegen Plättchenantigene verursacht. Auch hierbei handelt es sich – in Analogie zu der hämolytischen Transfusionsreaktion (Lösung A) – um eine Überempfindlichkeitsreaktion vom Typ II, da das Antigen auf der Oberfläche von Zellen – hier Thrombozyten – lokalisiert ist.
Zu **(E)**: Die Arthus-Reaktion wird durch die Ablagerung von Immunkomplexen in Geweben ausgelöst; es handelt sich um eine Typ III-Überempfindlichkeitsreaktion (siehe auch Kommentar zu Lösung (B)).

H89 !!
Frage 5.7: Lösung C

Zu **(1)** und **(5)**: Bindung des Antigens an IgE und Degranulation der Mastzellen sind Charakteristika der Typ I-Reaktion nach Coombs und Gell.
Zu **(2)** und **(4)**: Die Tuberkulinreaktion ist ein Beispiel für eine verzögerte Überempfindlichkeitsreaktion (Typ IV-Reaktion nach Coombs und Gell). Typischerweise finden sich bei dieser Reaktion Granulome, die aus Makrophagen und einem T-Lymphozytenwall bestehen. Die Reaktion tritt verzögert auf, i.d.R. wird sie 48–72 Stunden nach Applikation des Tuberkulins abgelesen.
Zu **(3)**: Die Komplementaktivierung ist charakteristisch für die Typ II- und III-Überempfindlichkeitsreaktionen.

H97 !!
Frage 5.8: Lösung A

Zu **(1), (3)** und **(4)**: Die Überempfindlichkeitsreaktion Typ IV (DTH-Reaktion = delayed-type hypersensitivity reaction) wird im Wesentlichen von T-Helferzellen getragen.
Nach Applikation des Antigens erkennen $CD4^+$-T-Zellen die durch HLA-Klasse II präsentierten Antigenpeptide auf der Oberfläche antigenpräsentierender Zellen. Sie sezernieren daraufhin inflammatorische Zytokine, die eine vermehrte Durchblutung der betroffenen Region (Rötung), vermehrte Extravasation von Serumbestandteilen (Schwellung) und Anschoppung von Effektorzellen (Infiltration mit Leukozyten/Makrophagen) induzieren, jede Phase benötigt mehrere Stunden, sodass bis zur vollen Ausprägung des klinischen Bilds **24–48 Stunden** (nicht 8–16 Stunden) vergehen. Beispiele für eine solche Überempfindlichkeitsreaktion ist die Kontaktdermatitis durch Reaktion auf das Gift des Efeu (Pentadecacatechol).
Zu **(2)**: Den Überempfindlichkeitsreaktionen Typ II und III liegt die Bildung von Immunkomplexen mit nachfolgender Komplementaktivierung zugrunde.

F88
Frage 5.9: Lösung B

Die **Serumkrankheit** ist eine systemische, durch Immunkomplexe und Komplement ausgelöste Reaktion auf ein exogenes Antigen. Die Erkrankung tritt im Rahmen einer Primärantwort auf, d.h., eine Vorsensibilisierung ist nicht erforderlich. Entscheidend ist das Verhältnis der Antigen- zu Antikörperkonzentration, welches die Größe der Immunkomplexe bestimmt. Bei einem bestimmten Verhältnis kommt es zur Ablagerung löslicher Immunkomplexe in den Blutgefäßen, zur Aktivierung des Komplementsystems etc. und letztendlich zur klinischen Symptomatik.
Bei der Primärantwort werden vornehmlich IgM gebildet, erst später kommt es zur Produktion von IgG. Für die Pathogenese der Serumkrankheit ist dies nicht entscheidend.

H89 !!
Frage 5.10: Lösung B

Zu **(A), (C), (D)** und **(E)**: siehe Lerntext V.2.
Zu **(B)**: Immunglobulin E ist **nicht** in der Lage, Komplement zu aktivieren.

Typ I-Reaktion nach Coombs und Gell ——— V.2

Die anaphylaktische Reaktion (Typ I-Reaktion nach Coombs und Gell) tritt innerhalb weniger Minuten nach Antigenkontakt auf und ist IgE-vermittelt. Erkrankungen, die auf diese Form der Überempfindlichkeitsreaktion zurückzuführen sind, sind der Heuschnupfen, die IgE-vermittelte Urtikaria und das allergische Asthma.
Beim Erstkontakt des Antigens mit dem Immunsystem werden antigenspezifische B-Zellen aktiviert, die in IgE-sezernierende Plasmazellen differenzieren. Das sezernierte IgE (synonym: Reagin) wird über die Fc_ε-Rezeptoren der Mastzellen und basophilen Granulozyten gebunden. Diese Zellen erwerben dadurch einen spezifischen Antigenrezeptor. Bei erneutem Antigenkontakt wird das Antigen (Allergen) durch die zellständigen IgE-Moleküle gebunden: Es kommt zur Kreuzvernetzung der IgE-Moleküle. Die Kreuzvernetzung der IgE führt zur Aktivierung der Mastzelle bzw. des basophilen Granulozyten. Die Aktivierung hat zwei Folgen:
– Mediatorfreisetzung aus intrazellulären Speichergranula: Histamin, proteolytische Enzyme, Heparin, chemotaktische Faktoren.
– Aktivierung einer membranständigen Phospholipase A, die aus Arachidonsäure proinflammatorische Metaboliten freisetzt: Prostaglandine, Platelet-activating-factor (PAF), Thromboxane bzw. Leukotriene.
– Synthese von Zytokinen.

[F92] **!!**
Frage 5.11: Lösung A

Zu **(1)**, **(2)** und **(3)**: siehe Lerntext V.2.
Zu **(4)**: Die Antikörper-induzierte Komplementaktivierung (klassischer Weg der Komplementaktivierung) ist charakteristisch für Typ II- und III-Reaktionen.
Zu **(5)**: Die zelluläre Infiltration ist bei Typ IV-Reaktionen typischerweise zu beobachten.

[F93] **!**
Frage 5.12: Lösung D

Zu **(A)**: Freisetzung von Zytokinen aus aktivierten T-Lymphozyten, die Makrophagen aktivieren und eine Entzündungsreaktion induzieren, sind die Ursache einer Typ IV-Reaktion in der Klassifikation nach Coombs und Gell (Überempfindlichkeitsreaktion vom verzögerten Typ).
Zu **(B)** und **(C)**: Hämolyse durch Autoantikörper und durch Isoagglutinine sind Beispiele für eine Typ II-Reaktion in der Klassifikation nach Coombs und Gell.
Zu **(D)**: Ursache für die Überempfindlichkeitsreaktion vom Sofort-Typ (Typ I-Reaktion in der Klassifikation nach Coombs und Gell) ist die Mediatorfreisetzung und -produktion aus Mastzellen oder basophilen Granulozyten. Siehe auch Lerntext V.2.
Zu **(E)**: Komplementaktivierung durch Bildung von Immunkomplexen ist die Ursache einer Typ III-Reaktion.

[F92]
Frage 5.13: Lösung C

Autoimmunerkrankungen sind Erkrankungen, denen eine Reaktion des Immunsystems gegen körpereigene Stoffe zugrunde liegt: Verlust der Selbst-Toleranz. Es treten autoreaktive T-Zellen und B-Zellen auf, letztere produzieren sog. Autoantikörper. Autoreaktive T-Zellen bedingen eine Typ IV-Überempfindlichkeitsreaktion, während die Autoantikörper zu Typ II (Zell-Lyse)- und Typ III-Reaktionen (Ablagerung von Immunkomplexen in verschiedenen Organen) prädisponieren.
Ein Mechanismus, der zu einer Autoimmunerkrankung führen kann, basiert auf der sog. **Kreuzreaktivität** von Antikörpern, die bei der Abwehr von Krankheitserregern entstehen und die **mit körpereigenen Strukturen kreuzreagieren**. Ein Beispiel für eine solche Erkrankung ist die rheumatische Endokarditis, eine Folgeerkrankung nach Infektion mit β-hämolysierenden Streptokokken der Gruppe A. Die Antikörper, die gegen die Streptokokken gerichtet sind, kreuzreagieren mit einem körpereigenen Antigen der Herzklappen. Durch die immunkomplexvermittelten Effektorreaktionen kommt es zu entzündlichen Veränderungen der Herzklappen.

6 Erkrankungen des Immunsystems

[H87] **!**
Frage 6.1: Lösung A

Plasmozytome gehören in die Gruppe der B-Zell-Lymphome. Sie sezernieren Immunglobuline einer Spezifität und verursachen dadurch eine monoklonale Gammopathie. Manche Plasmozytome sezernieren nur leichte Ketten. Die **leichten Ketten** sind **nierengängig** und werden, wenn die Kapazität der Niere zur Proteinrückresorption überschritten ist, im Urin ausgeschieden. Im Urin werden die leichten Ketten als Bence-Jones-Proteine bezeichnet (**Bence-Jones-Paraproteinurie**).
Es sind Plasmozytome beschrieben, die nur schwere Ketten produzieren (Schwerkettenkrankheit); diese sind nicht nierengängig, können also nicht mit dem Urin ausgeschieden werden.

[H88]
Frage 6.2: Lösung C

Zu **(1)**, **(3)** und **(4)**: Die Aktivierung immunkompetenter B-Zellen kann durch T-zellabhängige (Proteine) und T-zell**un**abhängige Antigene (Polysaccharide, Lipide) erfolgen. Bei der T-zell**un**abhängigen B-Zellaktivierung erkennen die Antigenrezeptoren der B-Zelle (membranständige Immunglobuline) ihr Antigen. Die Bindung des Antigens an den Rezeptor führt zur Vernetzung der Rezeptoren und zur Aktivierung der B-Zelle. Bei der T-zellabhängigen B-Zellaktivierung benötigt die B-Zelle zwei Signale:
1. Bindung des Antigens von den Antigenrezeptoren der B-Zelle und
2. Kontakt mit antigenspezifischen T-Helferzellen.
Bei der Regulation der Immunantwort spielen T-Suppressorzellen eine wichtige Rolle. Sie können die Immunreaktion von T- und B-Zellen unterdrücken.
Eine fehlende Induktion der Antikörperproduktion kann daher verschiedene Ursachen haben:
- Fehlen der antigenspezifischen B-Zelle
- Fehlen der antigenspezifischen T-Zelle bei T-zellabhängigem Antigen
- T-Suppressorzellen, die die Reaktion unterdrücken

Zu **(5)**: Zytotoxische T-Zellen sind bei der Induktion der Antikörperproduktion nicht beteiligt, sondern bei der Abwehr intrazellulärer Keime (z. B. Viren).

H95 H92 H83 **!!**

Frage 6.3: Lösung D

Die **X-gebundene Agammaglobulinämie** ist ein X-chromosomal vererbter Immundefekt. Sie manifestiert sich meist nach den ersten 5 bis 6 Lebensmonaten, da zu diesem Zeitpunkt die mütterlichen Immunglobuline abgebaut worden sind (Nestschutz). Die Klinik der Agammaglobulinämie besteht in rekurrierenden, meist eitrigen Infektionen (Otitis media, Bronchitis, Pneumonie, Meningitis und Dermatitis), die auf Antibiotikatherapie nur verzögert ansprechen. Typischerweise werden bei den Erkrankungen Streptococcus pneumoniae und Hämophilus influenzae nachgewiesen. **Im Blut fehlen B-Zellen und der Immunglobulinspiegel ist reduziert:** IgG < 200 mg/dl, IgM, IgA, IgD und IgE fehlen gewöhnlich. Bei den Kindern ist die T-Zellfunktion intakt, d. h., sie besitzen einen normal ausgeprägten Thymus. Die **Thymusaplasie** oder -hypoplasie ist Kennzeichen des **Di-George-Syndroms**, das durch eine Störung der T-Zellfunktion charakterisiert ist.

Die humorale Immunantwort gegen die meisten Proteinantigene erfordert die Funktion der T-Helferzellen (T-zellabhängige Antigene). Bei der Einleitung einer Immunreaktion gegen solche Antigene sind sowohl T-Zellen als auch B-Zellen antigenspezifisch aktiviert worden. T-zellabhängige Antigene führen zu einer Primär- **und** Sekundärantwort.
T-zellunabhängige Antigene sind i. d. R. Lipide oder Polysaccharide, die zu einer Kreuzvernetzung der membranständigen Immunglobuline führen. T-Zellen werden in diesem Fall nicht aktiviert. T-zellunabhängige Antigene induzieren lediglich eine Primärantwort, jedoch keine Sekundärantwort.

F96 **!!**

Frage 6.4: Lösung A

Zu **(A):** Die X-chromosomale Agammaglobulinämie (Bruton) zeichnet sich durch einen angeborenen Mangel an Immunglobulinen aus. Die Kinder fallen klinisch erst nach den ersten 5 bis 6 Lebensmonaten (vorher Nestschutz durch mütterliche Immunglobuline!) durch rekurrierende, meist eitrige Infektionen (Otitis media, Bronchitis, Pneumonie, Meningitis, Dermatitis) auf. Typische Erreger der Infektionen sind Streptococcus pneumoniae und **Hämophilus influenzae**.
Zu **(B), (D), (E):** Alle genannten Keime (Mycobacterium tuberculosis, Masernvirus und Epstein-Barr-Virus) sind intrazelluläre Keime, deren Abwehr hauptsächlich durch T-Zellen und Monozyten/Makrophagen vermittelt wird. B-Zellen, resp. Immunglobuline, sind an ihrer Abwehr sekundär beteiligt (T-Zell-B-Zell-Kooperation). Eine Infektion mit dem Masernvirus oder Epstein-Barr-Virus kann daher serologisch durch den Nachweis von anti-Masernvirus- oder anti-Epstein-Barr-Virus-spezifischen IgM und IgG diagnostiziert werden, die eigentliche Abtötung der Keime erfolgt jedoch durch die T-Zellen und/oder Monozyten/Makrophagen. Kinder mit einer X-chromosomalen Agammaglobulinämie können aufgrund einer funktionierenden T-Zell-Antwort die intrazellulären Keime abwehren, gleichwohl bilden sie keine Antikörper gegen diese Keime.
Zu **(C):** Die Abwehr von Pilzen, u. a. Candida albicans, erfolgt auf zellulärer und nicht auf humoraler Ebene. Die meisten Pilze sind unempfindlich gegen die direkte Wirkung von Antikörpern und Komplement. Die wesentlichen Abwehrmechanismen sind die Phagozytose durch neutrophile Granulozyten, aber auch Makrophagen, T-Zellen und wahrscheinlich NK-Zellen sind bei der Abwehr beteiligt.

H96

Frage 6.5: Lösung C

Alle genannten Erkrankungen (1–4) zählen zu den erblichen Immundefekten. Meist handelt es sich bei den angeborenen Immundefekten um rezessiv vererbte Erkrankungen. Man unterscheidet Defizienzen des B-Zellsystems, des T-Zellsystems, kombinierte Immundefizienzen und Defekte des Komplementsystems. Defekte der humoralen Immunität (B-Zelldefekte, kombinierte Immundefizienzen) manifestieren sich klinisch durch eine gesteigerte Anfälligkeit gegenüber pyogenen Bakterien; Defekte der zellulären Immunität (T-Zelldefekte, kombinierte Immundefizienz) durch eine gesteigerte Anfälligkeit gegenüber viralen und intrazellulären Krankheitserregern (auch Mykobakterien).
Zu **(1):** Defekte beim Rearrangement der T-Zellrezeptorgene und der Immunglobulingene führen zu einem kombinierten Immundefekt (SCID = severe combined immune deficiency). Diese Patienten sind anfällig gegenüber allen Arten von Keimen u. a. auch Mykobakterien. Eine Reihe anderer Defekte führen ebenfalls zum Erscheinungsbild eines SCID: Defekte der Zytokinrezeproten für IL-2, IL-4, IL-7, IL-13 oder IL-15, das sog. Bare Lymphocyte Syndrome (MHC-Klasse II-Molekül Defekt), ein Mangel an Adenosindeaminase oder Purinnukleotidphosphorylase (Enzyme, die beim Abbau der Purine beteiligt sind) und nicht zuletzt das Di-George-Syndrom (siehe unten).
Zu **(2):** Die Agammaglobulinämie Typ Bruton ist ein X-chromosomal rezessiv vererbter Defekt einer Proteintyrosinkinase, der sog. Brutonschen Tyrosinkinase, die für das Wachstum und die Differenzierung von Prä-B-Zellen benötigt wird. Aufgrund des Vererbungsmodus sind i. d. R. Jungen von der Erkrankung betroffen. Kinder mit einer Agammaglobulinämie Typ Bruton fallen klinisch erst nach dem 6. Le-

bensmonat (Schutz durch mütterliche Immunglobuline!) durch rekurrierende, bakterielle Infektionen (bakterielle Mittelohrentzündungen, Pneumonien, Bronchitiden, Meningitiden, Dermatitiden) auf. Die häufigsten nachgewiesenen Erreger sind Streptococcus pneumoniae und Hämophilus influenzae, Mykobakterien zählen nicht dazu. Laborchemisch fallen der Mangel an Immunglobulinen sowie der Mangel an B-Zellen im peripheren Blut auf. Therapeutisch werden in regelmäßigen Abständen Immunglobuline verabreicht; bei Bedarf wird gezielt antibiotisch behandelt.

Zu (3): Der selektive IgA-Mangel beruht auf einer Störung der B-Zelldifferenzierung zur IgA-sezernierenden Plasmazelle. Der Serum-IgA-Spiegel liegt < 5 mg/dl bei normalen oder überhöhten IgM-, IgG-, IgD- und IgE-Spiegeln. Den Patienten fehlt IgA in den Sekreten der exokrinen Drüsen und in den Sekreten der Schleimhäute. Sie neigen zu sinu-pulmonalen Infektionen, Erkrankungen des Gastrointestinaltrakts, Allergien und Autoimmunerkrankungen. Mykobakterielle Infektionen treten i. d. R. nicht gehäuft auf.

Zu (4): Das Gi-George-Syndrom ist ein Symptomenkomplex aus Hypoplasie oder Agenesie des Thymus, Hypoparathyreoidismus, Missbildungen des Aortenbogens und des Gesichts. Ursache ist eine Fehlentwicklung des dritten und vierten Kiemenbogens. Die Hypoplasie/Agenesie des Thymus bedingt einen zellulären Immundefekt durch einen Mangel an T-Zellen (Lymphopenie < 1200/ml) und durch verminderte Stimulierbarkeit der T-Zellen. Die Kinder leiden unter gehäuft auftretenden Infektionen mit Viren, Pilzen, Protozoen und **Mykobakterien**.

F99

Frage 6.6: Lösung B

Zu **(A):** Das Leucocyte-adhesion-deficiency-Syndrom (LAD-Syndrom) ist durch einen hereditären Mangel an CD18 und der β_2-Kette einiger Integrine u. a. CD11a/CD18 (LFA-1), CD11b/CD18 (Mac-1/CR3), CD11 c/CD18 (CR4/gp150,95) charakterisiert. Die genannten Integrine sind bei der Adhäsion, der Migration aus den Gefäßlumina ins umliegende Bindegewebe und der Aufnahme von Komplement-beladenen Mikroorganismen durch Phagozyten beteiligt. Fehlt CD18, so können die Phagozyten nicht mehr an den Ort einer Entzündung gelangen, und sie können opsonisierte Keime weniger effizient phagozytieren. Das Syndrom äußert sich klinisch durch schwere, durch Antibiotika kaum beherrschbare, eitrige, bakterielle Infektionen.

Zu **(B):** Das hereditäre Angioödem (angioneurotisches Ödem) ist klinisch durch anfallsweise Schwellung des subkutanen und submukösen Bindegewebes charakterisiert. Ursächlich liegt der Erkrankung ein hereditärer Mangel an C1-Esterase-Inhibitor zugrunde. C1-Esterase-Inhibitor inaktiviert die Komplementkomponente C1 und den Hageman-Faktor. Er verhindert dadurch die spontane C1-Aktivierung und damit die Bildung des „vasoaktiven" C2a, welches für die Ödembildung verantwortlich gemacht wird.

Zu **(C):** Interleukin-1 wird insbesondere von aktivierten Monozyten/Makrophagen nach Phagozytose von gramnegativen Keimen gebildet. Es gehört zu den endokrin wirkenden Zytokinen. Sein Wirkspektrum entspricht weitestgehend dem TNF. Wichtigste IL-1-Effekte sind 1. Stimulation der IL-6-Produktion sowie 2. Auslösen von Fieber. Ein hereditärer IL-1-Mangel ist bisher nicht beschrieben.

Zu **(D):** Ein hereditärer Mangel an Interferon-γ-Rezeptor führt klinisch zum vermehrten Auftreten von mykobakteriellen Infektionen. Neben den Tuberkelbakterien können auch andere intrazellulär vorliegende Keime nicht mehr effizient abgewehrt werden.

Zu **(E):** Ein hereditärer Mangel an C3 führt zu vermehrten Infektionen mit pyogenen Keimen (Pneumokokken, Staphylokokken und Hämophilus influenzae) sowie Infektionen durch Neisseria spp.. Ursache ist die verminderte Opsonisierung durch den Mangel an C3b, neben dem IgG eines der wichtigsten Opsonine im Serum. Die Patienten zeigen darüber hinaus eine vermehrte Anfälligkeit gegen Autoimmunerkrankungen (verminderte „immunclearance"). Begründung: Immunkomplexe werden auf Erythrozyten über den Komplementrezeptor CR1 in die Leber und Milz abtransportiert. CR1 bindet insbesondere die durch die Immunkomplexe aktivierten Komplementkomponenten C4b und C3b. Fehlt C3b, so werden Immunkomplexe nicht mehr in ausreichendem Maße aus den Geweben abtransportiert. Es kommt zur Anreicherung von Immunkomplexen in Geweben, zur Aktivierung von Phagozyten und zur entzündlichen Reaktion.

H94

Frage 6.7: Lösung B

Zu **(B):** Das Humane Immundefizienz-Virus (HIV) infiziert Zellen, die das CD4-Oberflächenmolekül tragen: CD4$^+$-T-Zellen (v. a. T-Helferzellen), Monozyten/Makrophagen und folliküläre dendritische Zellen in den Lymphknoten. Zwei Glykoproteine auf der Oberfläche des Virus sind entscheidend für die Infektion der Zelle: das gp120 und das gp41. Über gp120 bindet das Virus an das CD4-Oberflächenmolekül. Danach fusionieren die Virus- und Zellmembran unter Beteiligung des gp41, das Virus dringt in die Zelle ein.

Im Verlauf der HIV-Infektion kann es im peripheren Blut zu einem irreversiblen Abfall der CD4$^+$-T-Zellen von 1000/mm^3 auf unter 100/mm^3 kommen. Der Quotient aus CD4$^+$- und CD8$^+$-T-Zellen verschiebt sich zugunsten der CD8⁺-T-Zellen. Die Bestimmung der Anzahl der CD4⁺-T-Zellen im peripheren Blut wird routinemäßig als Verlaufsparameter bei HIV-infizierten Patienten durchgeführt. Bei einem Wert von unter 250 CD4⁺-T-Zellen/mm^3 ist das Risiko HIV-infizierter Patienten, an opportunistischen Infektionen zu erkranken, hoch.

F90 !

Frage 6.8: Lösung D

Zu **(A)**, **(B)**, **(C)** und **(E)**: Die genannten Keime sind Keime, die typischerweise bei Patienten mit Immundefekten schwerwiegende Infektionen verursachen, z.B. bei Patienten mit HIV-Infektion (opportunistische Infektionen).
Zu **(D)**: A-Streptokokken sind Bakterien, die auch bei gesunden Menschen Infektionen wie Scharlach, Pharyngitis oder ein Erysipel verursachen können. Die klinische Symptomatik beim Scharlach wird zum Teil durch Exotoxine verursacht, die die Scharlacherreger freisetzen.

F92 !

Frage 6.9: Lösung B

Trichomonas vaginalis ist kein typischer opportunistischer Keim. Opportunistische Keime sind das Herpes zoster-Virus, das Herpes simplex-Virus, das **Zytomegalie-Virus, Candida albicans, Cryptococcus neoformans,** Aspergillus, Pneumocystis carinii, **Toxoplasma gondii,** Cryptosporidium, Mycobacterium avium intracellulare sowie Mycobacterium tuberculosis.

F90 H85 !

Frage 6.10: Lösung B

Eine Desensibilisierung wird bei Patienten mit IgE-vermittelten Allergien (Typ I-Reaktion nach Coombs und Gell) durchgeführt. Die Behandlung besteht in der Applikation niedriger Allergen-Dosen. Durch die Behandlung wird die Bildung **allergenspezifischen IgGs** (auch IgA) induziert. Diese Antikörper werden als **blockierende Antikörper** bezeichnet, da sie anstelle der Mastzell-gebundenen IgEs mit dem Antigen reagieren. IgG-gebundenes Antigen kann die IgE-Moleküle nicht mehr vernetzen, eine Aktivierung der Mastzellen und die Folgereaktionen bleiben aus.

H90 !

Frage 6.11: Lösung A

Die wiederholte Applikation niedriger Allergendosen kann zur Desensibilisierung bzw. Hyposensibilisierung des Patienten führen. Die induzierten Antikörper (blockierende Antikörper), i.d.R. IgG, reagieren mit dem Antigen und verhindern die Bindung des Antigens an die membranständigen IgE-Moleküle auf der Mastzelle.

H92

Frage 6.12: Lösung C

Die Serumprotein-Elektrophorese bei Patienten mit einem Plasmozytom ist durch eine Vermehrung der γ-Globulinfraktion charakterisiert, der sog. **M-Komponente.**
Plasmozytome produzieren Immunglobuline **einer Spezifität:** monoklonale Gammopathie (!).

F96 !

Frage 6.13: Lösung D

Zu **(A)**: **Interleukin-4 (IL-4)** wird hauptsächlich von T-Helferzellen (T$_H$-Zellen), aber auch von Mastzellen produziert. Es fördert das Wachstum der B-Zellen und aktiviert diese. Darüber hinaus führt es zu einer gesteigerten MHC-Klasse II-Expression auf B-Zellen und fördert den Klassenwechsel zu IgE und IgG$_1$. Eine weitere wichtige Funktion des IL-4 ist die Steigerung der T-Zellproliferation und die Differenzierung der T-Helferzellen in T$_H$2-Zellen. IL-4 spielt v.a. bei der Abwehr von Parasiten eine Rolle.
Zu **(B)**: **Interleukin-5 (IL-5)** wird hauptsächlich von T-Helferzellen (T$_H$2-Zellen), aber auch von Mastzellen produziert. Es unterstützt die Differenzierung der B-Zellen in Plasmazellen und fördert die IgA-Synthese. Des Weiteren fördert es die Differenzierung und Aktivierung eosinophiler Granulozyten. IL-5 spielt v.a. bei der Abwehr von Parasiten eine Rolle.
Zu **(C)**: **Interferon-α (IFN-α)** und Interferon-β (IFN-β) sind Zytokine, die nach viraler Infektion unterschiedlicher Zelltypen von den viral befallenen Zellen gebildet werden und die Ausbreitung des Virus in nicht befallene Zellen behindern. Interferon-α umfasst eine Gruppe eng verwandter Proteine, während es sich beim Interferon-β lediglich um ein Protein handelt. Die Wirkung von IFN-α und -β wird vermittelt
(1) durch Hemmung der viralen Protein- und DNA-Synthese,
(2) durch eine erhöhte MHC-Klasse I-Expression und Antigenpräsentation infizierter Zellen und damit vermehrter Empfindlichkeit gegenüber CD8-positiven zytotoxischen T-Zellen und
(3) durch Aktivierung der NK-Zellen.
Auch nicht infizierte Zellen exprimieren nach IFN-α- und IFN-β-Einfluß vermehrt MHC-Klasse I-Moleküle auf ihrer Oberfläche. Man vermutet, dass dies ein Schutzmechanismus gegenüber den aktivierten NK-Zellen darstellt, da diese präferenziell Zellen angreifen, die wenig und/oder veränderte MHC-Klasse I-Moleküle exprimieren. MHC-Klasse I-Moleküle werden in diesem Zusammenhang als mögliche Inhibitoren der NK-Zellaktivierung diskutiert.

Zu **(D)**: Der **Tumor-Nekrose-Faktor-α (TNF-α)** wird hauptsächlich von Monozyten/Makrophagen, aber auch von T_H1- und zu einem geringeren Teil von T_H2- und zytotoxischen T-Zellen gebildet. TNF-α aktiviert Monozyten/Makrophagen und induziert deren NO-Produktion und damit deren antimikrobielle Aktivität.

Unter Bedingungen einer systemischen Infektion kommt es zur Freisetzung großer Mengen an TNF-α durch Monozyten/Makrophagen in der Leber, in der Milz und in anderen Organen. Die systemische Freisetzung des TNF-α führt zur Vasodilatation, zum Verlust von Plasma in den Extrazellulärraum (Gefäßpermeabilität erhöht) und damit zum Blutdruckabfall und klinischen Bild eines Schocks. TNF-α ist darüber hinaus bei der disseminierten intravasalen Gerinnung beteiligt, vermutlich indem es durch Einwirkung auf das Endothel zur Ausbildung von Mikrothromben beiträgt. Weitere Effekte des TNF-α sind: Fiebererzeugung (TNF-α als endogenes Pyrogen) und Bildung der Akute-Phase Proteine in der Leber. TNF-α ist daher einer der wichtigsten proinflammatorischen Mediatoren bei einem septischen Schock.

Zu **(E)**: Der **Granulozyten-Makrophagen-Koloniestimulierende Faktor** (GM-CSF) wird hauptsächlich von T_H1- und zu einem geringeren Anteil von T_H2- und zytotoxischen T-Zellen gebildet. Sein Haupteffekt wird in der Stimulation der Myelopoiese (Stimulation der Monozyten/Makrophagen- und Granulozytenproduktion) gesehen.

F98 F96 **!!**
Frage 6.14: Lösung C

Zu **(A)** und **(D)**: **HLA-A1, -B8** und **-DR3** sollen bei Myasthenia gravis-Patienten, die jünger als 40 Jahre bei Beginn ihrer Erkrankung sind und i. d. R. kein Thymom aufweisen, vermehrt auftreten. Meist handelt es sich um Frauen. Patienten, die älter als 40 Jahre bei Beginn ihrer Erkrankung sind und ein Thymom als Begleiterkrankung haben, zeigen vermehrt die HLA-Merkmale HLA-A3, -B7 und -DR2. Hier überwiegen die männlichen Erkrankten.
Darüber hinaus findet sich **HLA-DR3** häufiger bei Patienten mit dem systemischen Lupus erythematodes und dem M. Basedow.

Zu **(B)** und **(E)**: **HLA-B7** und HLA-A3 sind signifikant mit dem Auftreten einer multiplen Sklerose in Nordeuropa und Nordamerika assoziiert. Auch **HLA-DQw1** und HLA-DR2 treten vermehrt bei Patienten mit multipler Sklerose auf.

Zu **(C)**: Ca. 90% der Patienten mit einer **Spondylitis ankylosans** sind **HLA-B27-positiv**. Im Vergleich dazu tritt HLA-B27 nur bei 8% der Normalbevölkerung auf. Darüber hinaus sind 80% der Patienten mit einem Reiter-Syndrom HLA-B27-positiv.

F97 **!!**
Frage 6.15: Lösung D

Zu **(A)–(D)**: Die Hypersensitivitätsreaktion Typ I ist die sog. IgE-vermittelte Reaktion oder die Überempfindlichkeitsreaktion vom Soforttyp. Sie läuft in verschiedenen Phasen ab. In der Sensibilisierungsphase kommt das Allergen erstmalig mit dem Immunsystem in Kontakt. B-Zellen erkennen über membranständiges IgM das Allergen und differenzieren sich unter Beteiligung der T-Helferzellen (T_H2-Zellen) zur **IgE-sezernierenden Plasmazelle** (nicht jedoch IgG (Lösung A) oder IgA (Lösung B)). Die freigesetzten IgE-Moleküle binden über ihrem Fc-Teil an die Oberfläche der Mastzellen und basophilen Granulozyten (Fc_ε-Rezeptor). Diese Zellen erwerben durch die Bindung des IgE einen antigenspezifischen Rezeptor. Bei einem erneuten Kontakt mit Antigen kommt es zur Kreuzvernetzung der IgEs auf der Oberfläche der Mastzellen resp. der basophilen Granulozyten. Dies führt zur sofortigen Freisetzung hochaktiver Mediatoren wie Histamin, Leukotrienen, Prostaglandinen etc. durch Mastzellen/basophile Granulozyten. Der unmittelbare Auslöser der Überempfindlichkeitsreaktion Typ I ist daher die Bindung des Antigens an die membranständigen IgEs der Mastzellen bzw. basophilen Granulozyten (Lösung (D)). Die Mediatoren führen zu der beobachteten klinischen Symptomatik der Soforttyp-Allergie.

Zu **(E)**: Auch T-Zellen müssen im Rahmen einer Überempfindlichkeitsreaktion vom Soforttyp durch das betreffende Antigen aktiviert werden, sodass in der Sensibilisierungsphase eine Bindung des T-Zellrezeptors an präsentierte antigenspezifische Peptide stattfindet. Dies ist jedoch nicht die Reaktion, die die Überempfindlichkeitsreaktion **unmittelbar** in Gang setzt.

F96 F94 **!**
Frage 6.16: Lösung B

Zu **(1)–(3)**: Die **Rheumafaktoren** sind Antikörper gegen Gammaglobuline, die meist der **Immunglobulinklasse M** angehören und häufig gegen Epitope des **Fc-Teils der IgG**, nicht aber gegen Strukturen des Synovialgewebes gerichtet sind. Rheumafaktoren gehören definitionsgemäß zu den Autoantikörpern.
Der Rheumafaktor kann bei über 75% der Patienten mit einer rheumatoiden Arthritis nachgewiesen werden. Ein negativer Nachweis von Rheumafaktor schließt eine rheumatoide Arthritis nicht aus. Der Rheumafaktor kann auch bei anderen Erkrankungen auftreten: z.B. Patienten mit einer Sklerodermie oder einer Polymyositis, bei 30% der Patienten mit einem systemischen Lupus erythematodes und bei 90% der Patienten mit einem Sjögren-Syndrom.

Zu **(4):** Das rheumatische Fieber ist eine Folgeerkrankung nach Infektion mit β-hämolysierenden Streptokokken der Gruppe A. Laborchemisch lassen sich ein erhöhter Antistreptolysin-, Antihyaluronidase- und Antistreptokinase-Titer nachweisen.

F97 !

Frage 6.17: Lösung D

Zu **(A):** Antikörper gegen die **Glutamat-Decarboxylase II** werden bei Verdacht auf einen Diabetes mellitus Typ I bestimmt. Neben den Antikörpern gegen die Glutamat-Decarboxylase II finden sich dort meist weitere Antikörper, die gegen Epitope der β-Zellen des Pankreas gerichtet sind.

Zu **(B):** Antikörper gegen **zytoplasmatische Antigene neutrophiler Granulozyten** (ANCA) werden bei der Differenzialdiagnose der Vaskulitiden routinemäßig bestimmt. Beispielsweise findet sich bei den meisten Patienten mit aktiver Wegener-Granulomatose ein gegen die Proteinase 3 gerichteter Antikörper, der sog. cANCA (c steht für zytoplasmatisch und beschreibt das zytoplasmatische Färbemuster in der indirekten Immunfluoreszenz).

Zu **(C):** Hohe Titer **antimitochondrialer Antikörper** (Typ M2) werden bei Patienten mit primärer biliärer Zirrhose in ca. 90% der Fälle nachgewiesen.

Zu **(D):** Der systemische Lupus erythematodes ist eine Erkrankung aus dem rheumatischen Formenkreis (Kollagenose), die mit Immunkomplexablagerungen beispielsweise in der Niere (Wireloop-Nephritis) einhergeht. Typischerweise werden bei diesen Patienten Antikörper gegen Kernbestandteile, die sog. anti-nukleären Faktoren (ANF) nachgewiesen. Einer der Antikörperspezifitäten ist gegen Doppelstrang-DNS (**dsDNS**) gerichtet. Hohe Titer dieses Antikörpers gelten als weitgehend spezifisch für einen systemischen Lupus erythematodes. Als pathognomonisch gilt der Nachweis von Antikörpern gegen das sog. Sm-Antigen, ein extrahierbares Kernantigen.

Zu **(E): Antikörper gegen Azetylcholinrezeptoren** werden bei der Myasthenia gravis nachgewiesen.

F00 !

Frage 6.18: Lösung B

Zu **(A):** Bei der rheumatoiden Arthritis wird diskutiert, dass es – verursacht durch die entzündlichen Veränderungen der Gelenke – sekundär zur Bildung von Autoantikörpern beispielsweise gegen Kollagen Typ II kommt.

! Merke: Bei vielen Patienten mit rheumatoider Arthritis findet sich ein erhöhter Rheumafaktor (sog. seropositive rheumatoide Arthritis). Aber weder das Fehlen noch der Nachweis eines Rheumafaktors schließt die Diagnose einer rheumatoiden Arthritis aus oder bestätigt sie.

Zu **(B):** Der systemische Lupus erythematodes ist eine Kollagenose, die mit Immunkomplexablagerungen beispielsweise in der Niere (Wireloop-Nephritis) einhergeht. Typischerweise werden bei den Patienten Antikörper gegen Kernbestandteile, sog. antinukleäre Faktoren (ANF) nachgewiesen. Eine der Antikörperspezifitäten ist gegen doppelsträngige, native DNS gerichtet. Hohe Titer dieses Antikörpers gelten als weitgehend spezifisch für einen systemischen Lupus erythematodes.

Zu **(C):** Der Morbus Bechterew zeichnet sich durch einen hohen Anteil HLA-B27-positiver Patienten aus (90%). Typische Autoantikörper sind bei dieser Erkrankung nicht beschrieben.

Zu **(D):** Die Myasthenia gravis ist durch Autoantikörper gegen Azetylcholinrezeptoren charakterisiert.

Zu **(E):** Beim Diabetes mellitus Typ I werden Autoantikörper gegen die Glutamat-Decarboxylase II sowie andere gegen die β-Zellen des Pankreas gerichtete Autoantikörper gefunden.

F98 !

Frage 6.19: Lösung B

Zu **(A):** Autoantikörper gegen Myosinfilamente gehören in die Gruppe der sog. Autoantikörper gegen quergestreifte Muskulatur; eine heterogene Gruppe von Autoantikörpern, die sich gegen unterschiedliche muskuläre Zielantigene richten (u.a. Aktin, α-Actinin, Myosin oder Titin). Sie werden in 80–90% der Patienten mit Myasthenia gravis und Thymom gefunden und gelten als ein sehr sensitives und spezifisches Merkmal für Thymom/Myasthenia gravis-Patienten. Das Vorliegen eines Thymoms ist nahezu ausgeschlossen, wenn diese Antikörper bei Myasthenia gravis-Patienten nicht nachgewiesen werden können.

Zu **(B)–(E):** Die in 90% der Patienten mit Myasthenia gravis nachzuweisenden Autoantikörper richten sich gegen den Acetylcholin-Rezeptor (Lösung (B)). Solche Antikörper finden sich bei keiner anderen neuromuskulären Erkrankung und gelten daher als diagnostisch beweisend.
Anti-Acetylcholin-Rezeptor-Antikörper binden sich an den Acetylcholin-Rezeptor der postsynaptischen Membran der motorischen Endplatte (nicht Mitochondrien an der motorischen Endplatte (Lösung (E)). Sie kompetieren mit dem Acetylcholin (Lösung (C)) um die Bindungsstelle. Nach Bindung des Auto-

antikörpers kommt es zu einer gesteigerten Endozytose des Rezeptors als auch zu einer Komplement-vermittelten Zerstörung der postsynaptischen Membran. Die therapeutische Hemmung der Acetylcholinesterase (Lösung (D)) durch Acetylcholinesteraseinhibitoren führt zur Hemmung der Spaltung von Acetylcholin und damit zu einer Erhöhung der Acetylcholinkonzentration. Dies führt zu einer kompetetiven Verdrängung des Autoantikörpers durch Acetylcholin vom Rezeptor.

H99 !

Frage 6.20: Lösung E

Zu **(A):** Bei der Myasthenia gravis werden in 90% der Fälle Autoantikörper, die gegen den Acetylcholin-Rezeptor gerichtet sind, nachgewiesen.
Zu **(B):** Der Morbus Basedow ist eine durch Autoantikörper ausgelöste Immunhyperthyreose. Die Autoantikörper sind gegen den TSH-Rezeptor gerichtet und verursachen eine Dauerstimulation der Schilddrüse mit entsprechender klinischer Symptomatik.
Zu **(C):** Die Coombs-positive hämolytische Anämie wird durch Antikörper gegen Erythrozytenantigene (Autoantikörper oder Alloantikörper) ausgelöst. Coombs-positiv bedeutet, dass mittels des direkten Coombs-Tests Antikörper nachgewiesen werden können, die in vivo an die Erythrozyten gebunden haben.
Zu **(D):** Die Rhinitis allergica ist eine klassische Überempfindlichkeitsreaktion vom Typ I. Nach einer Immunisierung durch ein Allergen kommt es zur Bildung allergenspezifischen IgEs, welches über den Fcε-Rezeptor auf Mastzellen gebunden wird. Kommt es zum Zweitkontakt mit dem Allergen, vernetzt dieses die membranständigen IgEs, und es kommt zur Aktivierung der Mastzelle mit Degranulation. Die von der Mastzelle freigesetzten Mediatoren lösen dann die klinische Symptomatik aus.
Zu **(E):** Das Nickel-induzierte Kontaktekzem ist eine Überempfindlichkeitsreaktion vom Typ IV. Das bedeutet, es wird durch T-Zellen und nicht durch Immunglobuline ausgelöst.

F98

Frage 6.21: Lösung A

Zu **(A):** Die adulte T-Zell-Leukämie (ATLL) stellt eine Sonderform der chronisch lymphatischen Leukämien dar: Sie wird vom HTLV-1, einem Retrovirus, ausgelöst. Das Virus wird i. d. R. perinatal oder kongenital übertragen; Infektionen können aber auch nach Sexualkontakten oder nach Transfusion infizierter Blutprodukte (Thrombozyten, Erythrozyten, nicht aber Plasma!) beobachtet werden. Die Zielzelle des Virus sind $CD4^+$-T-Zellen, die durch die Virusinfektion maligne transformiert werden können. Weniger als 1% der HTLV-1-infizierten Menschen entwickeln eine adulte T-Zell-Leukämie. Klinisch ist die ATLL durch eine rasche Progredienz, eine Beteiligung der inneren Organe und insbesondere der Haut sowie einer Hyperkalzämie charakterisiert.
Zu **(B):** Das Epstein-Barr-Virus (EBV) ist Auslöser der infektiösen Mononukleose (Synonym: Pfeiffer-Drüsenfieber) und wurde mit dem in Afrika endemischen Burkitt-Lymphom aber auch mit Nasopharynxkarzinomen epidemiologisch in Verbindung gebracht. EBV infiziert B-Zellen und führt zu deren Immortalisierung. Die Infektion wird normalerweise durch zytotoxische T-Zellen kontrolliert. Kommt es jedoch zu einer Immunsuppression, so proliferieren die infizierten B-Zellen in unkontrollierter Weise. Im Rahmen dieser Proliferation kann es zu einer Translokation des Onkogens c-myc von Chromosom 8 auf Chromosom 14 und damit zu dessen Aktivierung mit nachfolgender maligner Transformation kommen.
Zu **(C):** Das Herpes simplex-Virus Typ 2 (Herpes genitalis) wird insbesondere mit der Entstehung von Zervixkarzinomen in Verbindung gebracht. Es handelt sich um ein Virus aus der Gruppe der Herpes-Viren, doppelsträngige DNA-Viren, zu denen auch das Epstein-Barr-Virus, das Varizella-Zoster-Virus und das Zytomegalie-Virus gehören.
Zu **(D):** Papillom-Viren vermehren sich in den oberen Schichten von Plattenepithelien. Sie führen meist zu gutartigen Tumoren der Haut und Schleimhäute (Warzen). Bestimmte Typen werden mit der Entstehung von Karzinomen in Verbindung gebracht, so z.B. mit Zervixkarzinomen, Vulvakarzinomen und Bowen-Karzinomen des Penis. Aus diesem Grund zählen sie zu den onkogenen Viren. Die Gruppe der onkogenen Viren umfasst die Herpes-Viren (EBV, HSV), das Hepatitis-B-Virus, die Adenoviren, die Papovaviren und Retroviren.
Zu **(E):** Hepadna-Viren sind Hepatitis-Viren. Das Hepatitis-B-Virus (HBV) gehört in die Gruppe der DNA-Viren. Chronische Hepatitis-B-Infektionen sind ein starker Risikofaktor für die Entstehung von primären Leberkarzinomen. Übertragen wird HBV ausschließlich durch Sexualkontakte, perinatal oder parenteral (Transfusion von Blutprodukten; Verwendung infizierter Nadeln bei der Applikation von Drogen, beim Tätowieren oder bei der Akupunktur).

H99

Frage 6.22: Lösung B

Auffällig an dem Patienten ist die Leukozytose, die es erfordert eine Leukämie/Lymphom auszuschließen. Hierzu werden Blutbild sowie Differenzialblutbild angefertigt. Der Anteil der neutrophilen Granulozyten im normalen Differenzialblutbild beträgt 60–70%, der der Lymphozyten ca. 20–30% und der der Monozyten 2–6 %. Ergibt sich aus dem Differenzialblutbild der Verdacht auf eine Leukämie/Lymphom, ermittelt man u. a. die Oberflächenmarker der malignen Zellen (Immunphänotypisierung) mittels fluoreszenzaktivierter Durchflusszytometrie oder Immunzytochemie. Für diese Untersuchung werden Oberflächenmarker ausgesucht, die spezifisch für bestimmte Leukozytentypen sind wie z. B. CD3.

Zu **(A)**: NK-Zellen (natural killer cells) sind Lymphozyten und stellen einen nur geringen Anteil der peripheren Blutlymphozyten. Sie sind CD2 positiv und CD3 negativ. Ihre Hauptaufgabe scheint die Abwehr intrazellulärer Keime z. B. von Listeria monocytogenes und Herpesviren zu sein.

Zu **(B)**: T-Zellen exprimieren auf ihrer Oberfläche CD2 und CD3. Nicht aktivierte T-Zellen sind MHC-Klasse II (HLA-DR) negativ. CD3 ist ein T-Zell-spezifischer Marker: es findet sich nur auf Thymozyten und T-Zellen und ist Bestandteil des sog. T-Zell-Rezeptors. CD3 wird für die Oberflächenexpression des T-Zell-Rezeptors benötigt und dient nach Erkennen des Antigens über den T-Zell-Rezeptor der Signalübertragung ins Zellinnere.
CD2 ist ein Adhäsionsmolekül; sein Interaktionspartner ist das CD58 (LFA-3). CD2 dient der Aktivierung der T-Zellen und der NK-Zellen. Die Untersuchung des Patientenbluts ergab einen Anteil von 97 % T-Zellen (CD3$^+$/CD2$^+$) und damit den dringenden Verdacht auf eine T-Zell-Leukämie.

Zu **(C)**: B-Zellen sind CD2- und CD3-negativ. Sie sind allerdings MHC-Klasse II-positiv. Ein typischer B-Zellmarker ist z. B. das CD19, ein Korezeptor der B-Zellen.

Zu **(D)**: Das DiGeorge-Syndrom ist ein angeborener Immundefekt. Die Kinder sind lymphopenisch!

Zu **(E)**: Neutrophile Granulozyten sind CD2-, CD3- und MHC-Klasse-II-negativ. Ein spezifischer Oberflächenmarker für neutrophile Granulozyten scheint das CD66 a und CD66 d zu sein.

H98 !
Frage 6.23: Lösung B

Zu **(A), (C), (D)** und **(E)**: Die allergische Kontaktdermatitis ist eine Entzündung der Haut, die durch sog. Kontaktallergene (z. B. Nickelsulfat (Lösung (D)) oder Kaliumdichromat) ausgelöst wird. Es handelt sich um eine Typ IV-Überempfindlichkeitsreaktion, d. h. um eine von T-Zellen getragene, allergische Reaktion (Lösung (A)). Die Freisetzung von T-Zellzytokinen führt u. a. zur Rekrutierung von Monozyten/Makrophagen im betroffenen Hautareal und damit zum histologisch erfassbaren mononukleären Infiltrat (Lösung (C)). Therapie der Wahl ist die Vermeidung des Antigenkontakts. Bei bereits bestehender klinischer Symptomatik kommen i. d. R. Kortikosteroide zum Einsatz (Lösung (E)).

Zu **(B)**: Epidermale Langhanszellen sind eine Untergruppe der antigenpräsentierenden dendritischen Zellen. Sie inkorporieren Antigen und präsentieren es auf den MHC-Molekülen. Eine Aktivierung durch Immunkomplexe ist bis dato nicht beschrieben. Eine Aktivierung von Zellen durch Immunkomplexe wird z. B. bei Fc-Rezeptor tragenden Phagozyten beobachtet, deren Phagozytosefähigkeit und Bakterizidie gesteigert wird.

Kommentare aus Examen Herbst 2000

H00 !
Frage 6.24: Lösung B

Zu **(A)** und **(B)**: Die bei der Myasthenia gravis nachzuweisenden pathognomonischen Autoantikörper (90 % der Patienten) richten sich gegen den Acetylcholin-Rezeptor und nicht gegen das Acetylcholin.

Zu **(C)**: Autoantikörper gegen Calciumkanäle sind beschrieben, allerdings nicht bei der Myasthenia gravis, sondern bei der amyotrophen Lateralsklerose.

Zu **(D)**: Autoantikörper gegen Bestandteile der quergestreiften Muskulatur inklusive Myosin sind bei Patienten mit Myasthenia gravis und Thymom beschrieben. Sie sind nicht pathognomonisch für die Myasthenia gravis.

Zu **(E)**: Autoantikörper gegen Tropomyosin scheinen mit dem Vorliegen einer Colitis ulcerosa assoziiert zu sein. Solche Antikörper können aber auch bei manchen Myasthenia gravis-Patienten nachgewiesen werden; auch sie gelten nicht als pathognomonisch für diese Erkrankung.

H00
Frage 6.25: Lösung D

Zu **(A)**: Erkrankungen, die auf der IgE-vermittelten Reaktion vom anaphylaktischen Typ beruhen, sind z. B. Lebensmittelallergien, das allergische Bronchialasthma, die allergische Rhinitis und der anaphylaktische Schock. Die klinischen Symptome treten dabei charakteristischerweise nicht erst nach einer Woche, sondern sofort auf.

Zu **(B)**: Eine immunologische Reaktion kann zwischen Lymphozyten und anderen Zielzellen auftreten, nicht aber zwischen Schlangengift und Endothelzellen.

Zu **(C)**: In dem beschriebenen Fall wird Fremdeiweiß injiziert. Die entstehenden Antikörper sind damit nicht gegen ein Autoantigen, sondern gegen ein Fremdantigen gerichtet.

Zu **(D)**: Der in der Frage beschriebene Fall entspricht dem klassischen Verlauf einer Serumkrankheit, einer durch Immunkomplexablagerungen ausgelösten Erkrankung. 7–10 Tage nach Applikation des Antiserums treten die ersten klinischen Symptome auf wie Fieber, Hautausschläge und Gelenkschwellungen (Arthritis). Bei einem Teil der Patienten wird zusätzlich eine Glomerulonephritis diagnostiziert. Ursache für die Serumkrankheit ist die Bildung von Antikörpern gegen die fremden Serumproteine. Diese treten ca. 7–10 Tage nach Applikation des Fremdserums auf und komplexieren mit ihrem Antigen. Die Bildung der Immunkomplexe findet im gesamten Körper statt, sodass die durch die Immunkomplexe ausgelösten Effektormechanismen den ganzen Körper schädigen. Die Erkrankung ist selbst limitierend, da mit Bildung der Immunkomplexe die Fremdantigene eliminiert werden.

Zu **(E)**: Typ IV-Reaktionen sind z. B. Kontaktdermitiden oder Reaktionen gegen bestimmte Infektionserreger (Mykobakterien), die mit Granulombildung einhergehen.

7 Transplantationsimmunologie und Bluttransfusionen

[H96] [H93] **!!**

Frage 7.1: Lösung E

Zu **(A)**, **(C)** und **(E)**: siehe Lerntext VII.1.
Zu **(B)**: IgD wird zusammen mit IgM auf der Oberfläche reifer, nativer B-Zellen exprimiert. Im Serum liegt es nur in Spuren vor. Die Funktion des IgD ist nach wie vor nicht definitiv geklärt, es wird jedoch eine Beteiligung bei der Entstehung der B-Zell-Toleranz diskutiert. Alloantikörper gehören nicht zur Immunglobulinklasse D.
Zu **(D)**: IgE ist nur in einer sehr geringen Menge im Serum nachweisbar. Das meiste IgE liegt gebunden an Mastzellen vor. Die Kreuzvernetzung dieses membranständigen IgE führt zur Aktivierung der Mastzelle und zur Freisetzung hochaktiver Mediatoren (u. a. Histamin, Serotonin), die bei der Abwehr von Parasiten (z. B. Helminthen) eine wesentliche Rolle spielen. Bei einer inadäquaten und/oder überschießenden Immunreaktion sind sie für die Klinik der Überempfindlichkeitsreaktion vom Typ I verantwortlich.

[F85] **!**

Frage 7.2: Lösung B

Zu **(A)**, **(D)** und **(E)**: siehe auch Lerntext VII.1.
Zu **(B)**: Die meisten Anti-A und Anti-B sind sog. **komplette Antikörper**. Komplette Antikörper sind Antikörper, die in der Lage sind, Erythrozyten direkt – ohne Zusatz von Anti-Globulin-Serum (= Coombs-Serum) – zu agglutinieren. Meistens sind sie **IgMs**, können aber auch IgAs oder IgGs sein. Antikörper, die zwar an die Erythrozyten binden, diese aber nicht agglutinieren, werden als **inkomplette Antikörper** bezeichnet. Die inkompletten Antikörper sind überwiegend Immunglobuline der Klasse G und benötigen zum Agglutinieren der Erythrozyten den Zusatz von Coombs-Serum.
Zu **(C)**: Da die Isoagglutinine meist IgMs sind, sind sie **nicht** plazentagängig.

AB0-Blutgruppen — VII.1

Das AB0-Blutgruppensystem ist durch die regelhafte Bildung von den **Anti-A- bzw. Anti-B-Alloantikörpern (alter Begriff: Isoagglutinine)** gekennzeichnet, die im individuellen Organismus ausschließlich „blutgruppenkonträr" vorkommen (siehe Tabelle). Diese Alloantikörper (Isoagglutinine) sind sog. komplette Antikörper, d.h. sie führen **in vitro** ohne Zusatz von Hilfsstoffen zur Agglutination der Erythrozyten. **Die Alloantikörper (Isoagglutinine) sind Immunglobuline der Klasse M.** Sie können auch den Immunglobulinklassen G oder A angehören, besonders bei Menschen mit Blutgruppe 0.
Die anti-A-/anti-B-Alloantikörper werden zu den sog. natürlichen Antikörpern gerechnet, d.h. sie sind ohne erkennbare, vorausgehende spezifische Immunisierung im Serum eines Menschen nachweisbar. Ihre Bildung wird wahrscheinlich durch die physiologische Besiedlung des Darms mit Bakterien verursacht, die blutgruppenähnliche (A, B) Substanzen aufweisen. Bei einem Neugeborenen können also keine Alloantikörper nachgewiesen werden.

Blutgruppe	Alloantikörper (Isoagglutinin)
A	Anti-B
B	Anti-A
0	Anti-A und Anti-B
AB	keine Isoagglutinine

Die meisten schweren Transfusionszwischenfälle gehen auf eine Unverträglichkeit im AB0-System zurück. Sie werden durch **a priori** im Serum vorliegende anti-A/anti-B-Alloantikörper ausgelöst. Bei der Transfusion von AB0-inkompatiblem Blut binden sich die Alloantikörper an die Erythrozyten und führen zu einer komplementvermittelten Lyse. Die Antikörperbindung führt zur Aktivierung von Mediatorsystemen wie dem Gerinnungs-, Fibrinolyse-, Kinin- und Komplementsystem. Das kann zum Kreislaufschock, zur disseminierten intravasalen Gerinnung und/oder Nierenversagen mit Todesfolge führen.

F86 !!
Frage 7.3: Lösung B

Zu **(A)**: Im Blut eines Menschen treten die zur Blutgruppe **konträren** Alloantikörper auf: Blutgruppe A mit Anti-B, Blutgruppe B mit Anti-A, Blutgruppe 0 mit Anti-A und Anti-B. Alloantikörper sind demnach keine Autoantikörper, da Autoantikörper körpereigene Antigene eines Individuums erkennen.
Zu **(B)**: Anti-A und Anti-B werden nach der Geburt im Rahmen der physiologischen Besiedelung des Darms mit Bakterien, die A- oder B-ähnliche Substanzen aufweisen, induziert.

H86 !!
Frage 7.4: Lösung B

Zu **(A)**: Neugeborene haben keine Isoagglutinine im AB0-System. Diese sind frühestens nach den ersten drei bis sechs Lebensmonaten nachweisbar, also nachdem eine Besiedelung des Darms mit Normalflora und eine Immunisierung gegen bakterielle A- oder B-ähnliche Substanzen erfolgt ist.
Zu **(B)**: Heteroantikörper (= **heterophile Antikörper**) können mit Antigenen unterschiedlicher Spezies reagieren. Möglich wird dies durch eine strukturelle Ähnlichkeit der unterschiedlichen Antigene. Beispielsweise reagieren Antikörper, die gegen Treponema pallidum gerichtet sind, nicht nur mit dem Treponemenantigen sondern auch mit Kardiolipin, einem aus Herzmuskel isolierten Phospholipid. In analoger Weise reagieren im AB0-System die Anti-A- bzw. Anti-B-Alloantikörper mit den Blutgruppen A bzw. B, aber auch mit den A- oder B-ähnlichen Substanzen der Normalflora.
Zu **(C)** und **(D)**: Isoagglutinine gehören überwiegend zur Immunglobulin-Klasse M. Sie werden nicht über die Plazenta übertragen.
Zu **(E)**: Isoagglutinine sind „komplette Antikörper". Sie können Erythrozyten ohne Zusatz von Anti-Globulin-Serum agglutinieren.

F90
Frage 7.5: Lösung C

Zu **(1)** und **(2)**: Die Vererbung der AB0-Blutgruppen folgt den Mendel-Regeln: A_1 ist dominant über A_2. A_1 und A_2 sind kodominant zu B. A_1, A_2 und B sind dominant gegenüber H. Gen 0 ist ein stummes Gen, d.h., ein korrespondierendes Genprodukt kann nicht nachgewiesen werden. Menschen mit der Blutgruppe 0 exprimieren lediglich H-Substanz auf der Zelloberfläche.
Zu **(3)**: Im Rhesus-System wird ebenfalls ein stummes Gen beobachtet: Gen d. Gen D wird daher dominant gegenüber Gen d vererbt. Die Rhesus-Blutgruppen D, C, c, E und e werden kodominant zueinander vererbt.
Zu **(4)**: Es besteht keine genetische Kopplung zwischen den Genen für die AB0-Blutgruppen und den Rhesus-Blutgruppen, die Merkmale der beiden Blutgruppen-Systeme werden unabhängig voneinander vererbt.

F94
Frage 7.6: Lösung E

In der Frage werden verschiedene Transfusionskonstellationen zur Diskussion gestellt. Bei der Transfusion werden **gewaschene** Erythrozyten (d.h., im Erythrozytenkonzentrat liegen keine Serumbestandteile insbesondere keine Alloantikörper des Spenders vor) eingesetzt. Damit ist lediglich eine Reaktion der Alloantikörper des Empfängers mit den Spendererythrozyten möglich.

Blutgruppe (Spender)	Blutgruppe (Empfänger)	Alloantikörper (Empfänger)
0	A	anti-B
0	AB	keine
AB	AB	keine
A	AB	keine
A	0	**anti-A** und anti-B

Wie aus der Tabelle ersichtlich, hat der Empfänger (Blutgruppe 0) bei der Antwort (Lösung (E)) Alloantikörper gegen die Spendererythrozyten (Blutgruppe A). Deshalb ist in diesem Fall mit großer Wahrscheinlichkeit mit einem Transfusionszwischenfall zu rechnen.

H84
Frage 7.7: Lösung A

Zu **(2)**: Im **Major-Test** wird die **Reaktivität des Empfängerserums gegen die Spendererythrozyten** getestet. Der Major-Test ist vom Gesetzgeber vorgeschrieben, er ist als letzter Verträglichkeitstest vor der eigentlichen Transfusion durchzuführen und soll insbesondere Verwechslungen von Blutkonserven vorbeugen.
Zu **(3)**: Der **Minor-Test** erfasst die Reaktivität des **Spenderserums gegen die Empfängererythrozyten**. Man kann auf den Minor-Test verzichten, da

jeder Spender bei jeder Blutspende auf das Vorkommen von Erythrozyten-Alloantikörpern (also auch Anti-A oder Anti-B) getestet wird.

H98 !

Frage 7.8: Lösung D

Zu **(A)**, **(B)** und **(C)**: Anti-D-Antikörper können bei Transfusion rhesusinkompatiblen Blutes (Rhesuspositives Spenderblut, Rhesus-negativer Empfänger) oder – weitaus häufiger – bei der Schwangerschaft einer Rhesus-negativen Mutter mit einem Rhesus-positiven Kind entstehen. Die Immunisierung gegen D findet meist bei der Geburt des ersten Rhesus-positiven Kindes statt, da es zu einem Übertritt kindlicher Erythrozyten in den mütterlichen Blutkreislauf kommt. In der Folge werden Anti-D-Antikörper der Immunglobulinklasse G (**plazentagängig** (Lösung (C))) gebildet. Bei einer weiteren Schwangerschaft mit einem Rhesus-positiven Kind treten die Anti-D-Antikörper in den Blutkreislauf des Feten über. Dort binden sie sich an dessen Erythrozyten und führen zu einer hämolytischen Anämie (fetale Erythroblastose, Morbus hämolyticus neonatorum) (Lösung (A)).
Die Gabe von Anti-D wird zur Prophylaxe einer Immunisierung einer Rhesus-negativen Mutter gegen das Rhesusantigen D durchgeführt. Dies erfolgt beim ersten Kind bei jeglicher Manipulation während der Schwangerschaft, die zum Übertritt kindlicher Erythrozyten in den Kreislauf der Mutter führen könnte (z. B. bei einer Chorionzottenbiopsie) oder direkt nach der Geburt. Die Gabe der Anti-D-Immunglobuline führt zur Beladung der Rhesuspositiven Erythrozyten mit Immunglobulin und damit deren beschleunigtem Abbau in Milz und Leber, bevor eine effektive Immunisierungsreaktion ablaufen kann (Lösung (A)).
Zu **(D)**: **Anti-D-Antikörper** sind i. d. R. **Antikörper der Klasse G** und nicht A.
Zu **(E)**: Der Coombs-Test (syn. Antiglobulin-Test) dient dem Nachweis von gegen menschliche Erythrozyten gerichteten sog. inkompletten Antikörpern (inkomplette Antikörper sind Antikörper, die alleine nicht in der Lage sind, Erythrozyten zu agglutinieren). Man unterscheidet den direkten und indirekten Coombs-Test.
Beim direkten Coombs-Test werden Patientenerythrozyten, die bereits in vivo mit Antikörpern beladen wurden, durch Zusatz eines gegen die Immunglobuline gerichteten Antiserums agglutiniert. Im Falle einer fetalen Erythroblastose werden daher die **kindlichen Erythrozyten** im **direkten Coombs-Test** auf das Vorliegen der inkompletten Antikörper untersucht.
Der indirekte Coombs-Test erfolgt in zwei Schritten. Zunächst werden die gegen Erythrozytenantigene gerichteten inkompletten Antikörper aus dem Serum eines Patienten an Testerythrozyten, die das fragliche Antigen exprimieren, gebunden. In einem zweiten Schritt wird diesem Ansatz gegen Immunglobuline gerichtetes Antiserum zugesetzt, welches zur Agglutination der Testerythrozyten führt. Im Fall einer kindlichen Erythroblastose wird also das **Serum der Mutter** auf das Vorliegen von Anti-D mittels des **indirekten Coombs-Tests** untersucht.

F88 !

Frage 7.9: Lösung B

Zu **(A)**: Ein Autoantigen ist ein „Selbstantigen", d. h., das Antigen stammt vom selben Individuum.
Zu **(B)**: Die Rhesusantigene sind sog. Alloantigene. Alloantigene sind Antigene, die nicht bei allen Individuen einer Spezies vorkommen und deshalb bei den Individuen, bei denen das Antigen fehlt, eine Immunantwort auslösen können.
Zu **(C)** und **(D)**: Xenoantigene (synonym: Heteroantigene) sind Antigene, die bei verschiedenen Spezies vorkommen.

H85 !

Frage 7.10: Lösung B

Eine **Autotransplantation** ist die Übertragung lebenden Gewebes im gleichen Organismus von einer Stelle an eine andere, d. h. Spender und Empfänger sind identisch.
Die **Isotransplantation** (Synonym: **syngene Transplantation**) ist eine Verpflanzung lebenden Gewebes von einem Organismus auf einen anderen, wobei Spender- und Empfängerorganismus genetisch identisch sind (eineiige Zwillinge). Auto- und Isotransplantation haben gemeinsam, dass genetisch identisches Material verpflanzt wird und somit keine Abstoßungsreaktion eingeleitet wird.
Allotransplantation: Transplantation zwischen genetisch unterschiedlichen Individuen einer Spezies. Eine Abstoßungsreaktion ist aufgrund der unterschiedlichen Gewebeantigene sehr wahrscheinlich.
Xenotransplantation (= Heterotransplantation): Transplantation zwischen verschiedenen Spezies. Bei der Xenotransplantation führen sog. „natürliche Antikörper", die bereits ohne vorherige spezifische Immunisierung im Empfängerserum vorliegen, innerhalb von Minuten bis Stunden zur hyperakuten Abstoßung des Organs.

H88 !

Frage 7.11: Lösung D

Zu **(A)**: Ein Autoantigen ist ein „Selbstantigen", d. h., das Antigen stammt vom selben Individuum.
Zu **(B)** und **(C)**: Xenoantigene (synonym: Heteroantigene) sind Antigene, die bei verschiedenen Spezies vorkommen.

Zu **(D):** Alloantigene sind Antigene, die nicht bei allen Individuen einer Spezies vorkommen und deshalb bei den Individuen, bei denen das Antigen fehlt, eine Immunantwort auslösen können. Alloantigene sind beispielsweise die AB0-Blutgruppen, die Rhesus-Blutgruppen und die MHC-Antigene (beim Menschen HLA-Antigene).

| F87 | !

Frage 7.12: Lösung C

Bei der Übertragung eines Allotransplantats kommt es aufgrund von Unterschieden in den sog. Transplantationsantigenen zwischen Spender und Empfänger zu einer Immunreaktion, die das fremde Gewebe zerstört (Abstoßung). Die wichtigsten Transplantationsantigene sind das AB0-System und die Gewebeantigene (MHC-Moleküle, MHC-Antigene, beim Menschen die HLA-Antigene). Die HLA-Antigene sind durch einen **starken genetischen Polymorphismus** gekennzeichnet, der dazu führt, dass kaum ein Individuum in seinen HLA-Antigenen einem anderen gleicht.

| F93 | !!

Frage 7.13: Lösung C

Zu **(1)** und **(4):** siehe Lerntext VII.2.
Zu **(2):** Da es sich bei der GvHR um eine Immunreaktion gegen Gewebe eines anderen (nicht-identischen) Individuums der gleichen Spezies handelt, spricht man von **Alloreaktion.**
Zu **(3):** Bei der Entstehung der GvHR spielen Alloantikörper keine Rolle. Alloantikörper sind insbesondere bei der hyperakuten Abstoßung (Host-versus-Graft-Reaktion) von Bedeutung: Präformierte Alloantikörper z. B. gegen HLA-Antigene oder die natürlich vorhandenen Alloantikörper gegen die Blutgruppen A/B binden an die Gefäßendothelzellen des Transplantats und aktivieren die Komplement- und Gerinnungskaskade. Es kommt zum Verschluss der Gefäße und zum sofortigen Verlust des Transplantats.

Die Graft-versus-Host-Reaktion — VII.2

Bei der **Graft-versus-Host-Reaktion** (GvHR) handelt es sich um eine T-zellvermittelte Immunreaktion immunkompetenter Spenderzellen gegen Empfängergewebe. Sie tritt auf, wenn immunkompetente T-Zellen in ein anderes Individuum übertragen werden, dessen eigenes Immunsystem i. d. R. supprimiert ist. Aus klinischer Sicht muss mit einer GvHR v.a. nach Knochenmarktransplantationen gerechnet werden, da bei dieser Transplantation immunkompetente T-Zellen in einen immunsupprimierten Empfänger übertragen werden können. Um eine Graft-versus-Host-Reaktion zu vermeiden, wird deshalb das Spenderknochenmark von immunkompetenten, reifen T-Zellen gereinigt und angestrebt, lediglich hämatopoietische Stammzellen zu transplantieren. Die Spenderstammzellen siedeln sich im empfängereigenen Knochenmark an und sind die Ausgangszellen für alle „neuen" hämatopoietischen Zellen inklusive der Lymphozyten und antigenpräsentierenden Zellen. Die aus den Spenderstammzellen abgeleiteten antigenpräsentierenden Zellen beteiligen sich bei der Toleranzentwicklung der Spenderlymphozyten gegen die empfängereigenen Antigene, indem sie empfängereigene Antigene präsentieren. Bei der Reifung der Spenderlymphozyten entwickeln sich deshalb nur diejenigen Lymphoblasten, die keine Reaktivität mit den Empfängerantigenen zeigen, zu funktionstüchtigen Lymphozyten (Toleranzentwicklung).
Es wird die akute von der chronischen GvHR unterschieden. Beide Formen werden immunsuppressiv behandelt. Bei der akuten GvHR kommen insbesondere Prednisolon, Anti-Thymozyten-Globulin, Ciclosporin und/oder monoklonale Antikörper (anti-CD3) zum Einsatz. Bei der chronischen GvHR werden vor allem Prednisolon und Ciclosporin eingesetzt.

| F87 | !!

Frage 7.14: Lösung B

Zu **(A):** Bei der Übertragung eines Allotransplantats kommt es aufgrund von Unterschieden in den sog. Transplantationsantigenen zwischen Spender und Empfänger zu einer Immunreaktion, die das fremde Gewebe zerstört (Abstoßung). Die wichtigsten Transplantationsantigene sind das AB0-System und die Gewebsantigene (MHC-Antigene, beim Menschen als HLA-Antigene bezeichnet).
Zu **(B):** Eine Graft-versus-Host-Reaktion (GvHR) ist eine T-zellvermittelte Immunreaktion immunkompetenter Spenderzellen gegen Empfängergewebe.

| F89 | !!

Frage 7.15: Lösung C

Zu **(1):** Die Vermeidung einer Abstoßungsreaktion ist das Ziel immunsuppressiver Therapie nach Transplantation. Eine ungenügende Immunsuppression ist nicht Ursache einer Graft-versus-Host-Reaktion (GvHR).
Zu **(2)** und **(4):** siehe Lerntext VII.2.
Zu **(3):** Bei der Nierentransplantation spielt v.a. die Host-versus-Graft-Reaktion (HvGR) eine Rolle.
Zu **(5):** Vaskuläre Veränderungen spielen insbesondere bei der chronischen Abstoßung eine Rolle.

[H85] **!!**
Frage 7.16: Lösung B

Zu **(A)** und **(B)**: Die GvHR nach Transfusionen ist keine typischerweise auftretende Komplikation; eine GvHR nach Transfusion ist **selten**. Aber, es kann bei jeder Art von Transfusion eine GvHR auftreten. Sie gehört zu den schwersten Transfusionszwischenfällen mit oft tödlichem Ausgang.
Zu **(B)** und **(D)**: Aus klinischer Sicht muss mit einer GvHR v.a. nach Knochenmarktransplantationen gerechnet werden. Auch bei einer Nierentransplantation können immunkompetente T-Zellen des Spenders in den Empfängerorganismus übertragen werden. Da nur eine geringe Anzahl an T-Zellen übertragen wird, wird eine GvHR jedoch nur selten beobachtet.
Zu **(E)**: Bei einer Desensibilisierung werden niedrige **Allergen**dosen appliziert, eine Übertragung von T-Zellen ist ausgeschlossen.

[F97] **!!**
Frage 7.17: Lösung D

Zu **(A)**: Antikörper sind bei der hyperakuten Abstoßung und wahrscheinlich auch bei der chronischen Abstoßung von Fremdorganen beteiligt. Sie sind daher insbesondere bei den Host-versus-Graft-Reaktionen von Bedeutung.
Zu **(B)**: Monozyten/Makrophagen sind möglicherweise bei der Auslösung einer Host-versus-Graft-Reaktion beteiligt, indem sie Antigene des Transplantats den Empfängerlymphozyten präsentieren.
Zu **(C)**: T-Suppressor-Zellen unterdrücken – wie der Name schon sagt – eine Immunantwort.
Zu **(D)**: Die Graft-versus-Host-Reaktion ist eine häufige Komplikation nach Knochenmarktransplantation. Immunkompetente T-Zellen des Spenders erkennen die empfängereigenen Antigene als fremd und führen zu einer Zerstörung der Zellen (zytotoxischer T-Effektorzellmechanismus) des Empfängers. Siehe auch Lerntext VII.2.
Zu **(E)**: Zirkulierende Immunkomplexe spielen z.B. eine Rolle bei den Überempfindlichkeitsreaktionen Typ III.

[F00] **!**
Frage 7.18: Lösung B

Zu **(A)** und **(E)**: Die **akute** Abstoßung ist eine überwiegend zellulär vermittelte Abstoßungsreaktion, mitverursacht durch zytotoxische T-Lymphozyten mit Spezifität gegen Alloantigene des Spenders und aktivierte NK-Zellen.
Zu **(B)**: **Präformierte Antikörper**, insbesondere gerichtet gegen MHC-Klasse I-Moleküle, sind für die **hyperakute Abstoßung** verantwortlich. Sie entstehen z.B. nach vorausgegangenen Schwangerschaften, Transfusionen oder Transplantationen. Um eine hyperakute Abstoßung zu verhindern, wird vor Transplantation eine Kreuzprobe zwischen Empfängerserum und Spenderlymphozyten durchgeführt. Ist sie positiv, wird die Transplantation i.d.R. nicht durchgeführt.
Zu **(C)**: Die Degranulation von Mastzellen spielt bei den Abstoßungsreaktionen keine Rolle.
Zu **(D)**: Die granulozytäre Entzündung einer vor Einbringen in den Empfänger ischämisch geschädigten Niere kann zum Verlust des Organs führen. Diese „Abstoßungsform" wird allerdings eher zu den **akuten** Abstoßungsreaktionen gerechnet.

[H93] **!**
Frage 7.19: Lösung B

Terfenadin gehört zu der Gruppe der **Antihistaminika** (= Teldane!) und ist nicht zur Immunsuppression geeignet. Terfenadin ist ein H-Rezeptor-Antagonist, der kompetitiv Histamin von seinem Rezeptor verdrängen kann. Terfenadin hat keinen Einfluss auf die Histaminbildung.
Prednisolon und **Ciclosporin** gehören zu den Basistherapeutika bei der Immunsuppression. Die Kombination aus Glukokortikoid und Ciclosporin hat sich v.a. bei der immunsuppressiven Induktions- und Erhaltungstherapie bei Nieren- und Lebertransplantation bewährt. **Cyclophosphamid** (= Endoxan) (alkylierende Verbindung) und **Methotrexat** (Antimetabolit, Folsäure-Analogon) können ebenfalls in der immunsuppressiven Therapie eingesetzt werden.

[F95] **!**
Frage 7.20: Lösung C

Zu **(A)** und **(D)**: Ciclosporin wird als Immunsuppressivum meist in der Kombination mit anderen immunsuppressiven Substanzen eingesetzt. Da Ciclosporin interindividuellen Aufnahmeschwankungen durch den Gastrointestinaltrakt unterliegt (Ciclosporin ist nach oraler Aufnahme nur zu 20–50% bioverfügbar), ist die Überprüfung des Serumspiegels bei der Therapie nach Transplantation eines Organs obligat. Anhand des ermittelten Serumspiegels erfolgt die Dosierung des Ciclosporins.
Zu **(B)** und **(C)**: Ein wesentlicher Wirkmechanismus des Ciclosporins, der zur Unterdrückung der Immunreaktion beiträgt, ist die Suppression der Interleukin-2-Produktion. Interleukin-2 ist ein Wachstums- und Differenzierungsfaktor für T-Zellen und nimmt damit eine zentrale Rolle bei der Immunreaktion auch gegen transplantierte Organe ein. Zusätzlich hemmt Ciclosporin die Freisetzung von Interleukin-1 aus Monozyten/Makrophagen. Ciclosporin wirkt also **nicht primär auf B-Zellen** ein.
Zu **(E)**: Eine der wichtigsten Nebenwirkungen des Ciclosporins ist seine Nephrotoxizität. Kreatinin und Harnstoff-Konzentrationen steigen im Plasma

an. Beide Werte werden daher bei der Ciclosporin-Therapie der Abstoßungsreaktion routinemäßig bestimmt. Andere Nebenwirkungen betreffen beispielsweise das Nervensystem oder den Gastrointestinaltrakt. Nach Gabe von Ciclosporin kann es zu einer Erhöhung des Blutdrucks, aber auch der Transaminasen- und Bilirubinspiegel kommen.

8 Immunologische Methoden

H87 ‼

Frage 8.1: Lösung B

Mit Hilfe des indirekten Coombs-Test werden inkomplette Antikörper gegen Erythrozytenantigene im **Serum** von Patienten nachgewiesen. Hierbei werden den Patientenseren Testerythrozyten angeboten, die das zu untersuchende Antigen exprimieren. Die Antikörper binden an die Erythrozytenantigene, anschließend wird die Bindung durch Zusatz von Coombs-Serum durch eine Agglutination der Erythrozyten sichtbar gemacht.

H83 ‼

Frage 8.2: Lösung A

Zu **(A)**: Coombs-Serum ist ein Immunserum, das Antikörper enthält, die gegen den Fc-Teil der Immunglobuline (meist IgG) gerichtet sind. **Coombs-Serum** wird daher auch als **Anti-Globulin-Serum**, der Coombs-Test als **Anti-Globulin-Test** bezeichnet.
Zu **(B)** und **(D)**: Der indirekte Coombs-Test dient dem Nachweis von anti-erythrozytären Antikörpern im Patientenserum, z.B. von Alloantikörpern gegen das Rhesusantigen D oder gegen die Blutgruppen A oder B bei einer Erythroblastose.
Zu **(C)** und **(E)**: Albumin und α1-Lipoprotein sind Bestandteile menschlichen Serums, es sind keine Immunglobuline.

H86 ‼

Frage 8.3: Lösung D

Zu **(D)** und **(E)**: Der **indirekte Coombs-Test** wird zum Nachweis sog. inkompletter Antikörper im **Serum** von Patienten verwendet. Hierbei wird der inkomplette Antikörper zunächst an Erythrozyten gekoppelt, die das zu untersuchende Antigen exprimieren. Die Antikörper binden an die Erythrozytenantigene, anschließend wird die Bindung durch Zusatz von Coombs-Serum sichtbar gemacht (Agglutination der Erythrozyten). Beim direkten Coombs-Test entfällt die Bindung des Antikörpers an Erythrozyten in vitro, da bereits in vivo eine Bindung der inkompletten Antikörper an die Erythrozyten stattgefunden hat. Auch beim direkten Coombs-Test wird nach Zugabe des Coombs-Serum eine Agglutination der Erythrozyten beobachtet.

F87 ‼

Frage 8.4: Lösung A

Zu **(A)**: Eine Erythroblastose wird durch **anti-erythrozytäre IgG-Antikörper** der Mutter verursacht, die in den kindlichen Kreislauf übertreten, sich an die kindlichen Erythrozyten binden und über die Aktivierung der Effektormechanismen zur Zerstörung der Erythrozyten führen. Der **direkte Coombs-Test** dient dem Nachweis von bereits **in vivo** an Erythrozyten gebundenen „inkompletten" Antikörpern. Inkomplette Antikörper sind Antikörper, die zwar eine Bindung mit Erythrozytenantigenen eingehen, die Erythrozyten aber nicht agglutinieren können. Um die Erythrozyten zur Agglutination zu bringen, wird der Ansatz mit sog. Coombs-Serum (Anti-Globulin-Serum) versetzt. Das Coombs-Serum vernetzt die erythrozytengebundenen Antikörper und damit die Erythrozyten.
Zu **(B)**: Der **indirekte Coombs-Test** dient dem Nachweis von nicht gebundenen, inkompletten Antikörpern der Mutter im Serum. Hierzu werden die Antikörper zunächst an Erythrozyten gekoppelt, erst danach führt der Zusatz von Coombs-Serum zur Agglutination der Erythrozyten.
Zu **(C)**: Der **Paul-Bunnell-Test** wird bei der Diagnostik der infektiösen Mononukleose eingesetzt.
Zu **(D)**: Der **Waaler-Rose-Test** dient dem Nachweis von Rheumafaktoren.
Zu **(E)**: Der **Hämagglutinations-Hemmungstest** basiert auf der Hemmung der Agglutination einer Antigen-Antikörper-Reaktion durch einen im Serum vorhandenen Antikörper, der gegen das gleiche Antigen gerichtet ist. Dieses Nachweisverfahren wird v.a. in der Diagnostik von viralen Infektionen angewendet.

F00 ‼

Frage 8.5: Lösung A

Zu **(A)**: Beim direkten Coombs-Test werden Antikörper, die bereits in vivo an die Erythrozyten gebunden haben, nachgewiesen. Ausgangsmaterial sind deshalb gewaschene Erythrozyten.
Zu **(B)**: Eine autoimmunhämolytische Erkrankung betrifft im Wesentlichen die Erythrozyten. Die Untersuchung von Blutleukozyten ist daher bei dieser Fragestellung wenig sinnvoll.
Zu **(C)**: Oxalatblut findet Verwendung bei der Gewinnung von Plasma.
Zu **(D)**: Citratplasma wird beispielsweise bei der Bestimmung der Blut-Gerinnungszeiten verwendet.
Zu **(E)**: Luftgetrocknete mit Alkohol fixierte Blutausstriche dienen der Analyse von Blutzellen (Differen-

zialblutbild) und nicht der Analyse von an Erythrozyten gebundenen Antikörpern.

[H94] **!!**
Frage 8.6: Lösung C

Zu **(A):** Die gemischte Lymphozytenkultur (mixed lymphocyte culture = MLC) gehört zu den Routinetests in der Transplantationsmedizin und ist ein Parameter der zellulären Immunität. Mit ihrer Hilfe wird die Reaktivität der Empfängerlymphozyten gegen die Spenderzellen getestet. Fällt der Test positiv aus, so ist die Gefahr einer Abstoßungsreaktion (Host-versus-Graft-Reaktion (HvGR)) gegeben.
Zu **(C):** Der direkte Coombs-Test ist die Standardmethode der Transfusionsmedizin zum Nachweis von Erythrozyten, die *in vivo* mit anti-erythrozytären Antikörpern beladen wurden, z.B. im Rahmen einer autoimmunhämolytischen Anämie. Die immunglobulinbeladenen Erythrozyten werden durch ein Antiglobulinserum (sog. „Coombs-Serum", das Antikörper gegen Immunglobuline enthält) agglutiniert. Synonym für den direkten Coombs-Test wird der Begriff „Anti-Globulin-Test" verwendet.
Zu **(D):** Die Immunelektrophorese ist eine Methode, bei der sich nach elektrophoretischer Auftrennung der Probe (z.B. von Serumproteinen) eine Immundiffusion (Präzipitation) mit einem Antiserum anschließt. Die Methode wird bei der Diagnostik von Dysproteinämien, Proteinstudien von Körperflüssigkeiten, Identifizierung von Antikörpern oder Antigenen angewendet.

[F88]
Frage 8.7: Lösung C

Zu **(1), (2)** und **(3):** Bei allen drei Testverfahren werden Antigene eingesetzt, die spezifisch für Treponema pallidum sind. Beim passiven Hämagglutinations-Test (TPHA-Test) werden Erregerbestandteile auf Erythrozyten aufgebracht, bei Vorliegen von Antikörpern gegen Treponema pallidum im Patientenserum werden die Erythrozyten agglutiniert. Bei der indirekten Immunfluoreszenz und dem Treponemen-Immobilisationstest werden Treponemen verwendet.
Zu **(4)** und **(5):** Bei der Wassermann-Reaktion und dem Cardiolipinflockungstest wird als Antigen Cardiolipin verwendet. Anti-Cardiolipin-Antikörper kommen zwar bei Patienten mit einer Lues vor, sind für die Lues aber nicht spezifisch.

[H83]
Frage 8.8: Lösung D

Der TPHA-Test besitzt eine hohe Spezifität und Sensitivität. Ein positiver TPHA-Test ist nicht beweisend für eine floride Lues, da auch Jahre nach erfolgreicher antibiotischer Therapie der TPHA-Test positiv sein kann.

[H84]
Frage 8.9: Lösung A

Zu **(1):** Die Komplementbindungsreaktion (KBR) dient dem Nachweis und der Quantifizierung von Antigen-Antikörper-Reaktionen. Der Test wird in zwei Schritten durchgeführt:
1. Antigen und Antikörper werden zusammen mit einer standardisierten Menge Komplement zur Reaktion gebracht. Der gebundene Antikörper bindet, aktiviert über das Fc-Teil das Komplement und „verbraucht" es.
2. Die verbliebene Menge Komplement wird mit Hammelerythrozyten und anti-erythrozytären Antikörpern versetzt.

Für die Lyse der Hammelerythrozyten (hämolytische Aktivität) steht nur noch der Anteil an Komplement zur Verfügung, der in der ersten Reaktion nicht verbraucht wurde. Die Reduktion der hämolytischen Aktivität ist proportional der Menge des gebundenen Antikörpers/Antigens im ersten Schritt. Dieses Testsystem ist für eine ganze Reihe von Antigen- oder Antikörpernachweisen geeignet, u.a. auch für den Nachweis anti-viraler Antikörper.
Zu **(2):** Exotoxine sind Stoffe, die von Bakterien sezerniert werden. Es sind Proteine. Nachgewiesen werden können sie im Tierversuch, im Präzipitationstest oder im Neutralisationstest.
Zu **(3):** Endotoxine sind Bestandteile der Wand gramnegativer Bakterien.
Zu **(4):** Die Bestimmung der Blutgruppen erfolgt durch die direkte (einfache Hämagglutination) oder indirekte Agglutination (Coombs-Test).

[H85]
Frage 8.10: Lösung A

Zu **(1)** und **(5):** Bei beiden Nachweisverfahren werden Antigene eingesetzt, die nicht vom Erreger selbst stammen. Bei der Komplementbindungsreaktion zum Nachweis einer Lueserkrankung (**Wassermann-Test**) wird Kardiolipin (isoliert aus Herzgewebe) verwendet, bei der **Paul-Bunnell-Reaktion** (Nachweis der infektiösen Mononukleose) Schafserythrozyten.
Zu **(2):** Der **TPHA-Test** wird mit Hilfe von Treponema pallidum Bestandteilen durchgeführt.
Zu **(3):** Die **Gruber-Widal-Reaktion** dient dem Nachweis von Antikörpern gegen bekannte Bakterienstämme im Patientenserum. Hierzu wird das Patientenserum mit den Bakterienstämmen versetzt, im positiven Falle kommt es zur Agglutination der Bakterien. Der Test wird v.a. bei der Diagnostik von Salmonellosen und Brucellosen durchgeführt.
Zu **(4):** Der **Antistreptolysin-Test** wird mit Streptolysin O durchgeführt, das von Streptokokken gebil-

det wurde. Es handelt sich also auch hier um ein Test-Antigen, das vom Erreger selbst stammt.

[H85] **!**
Frage 8.11: Lösung C

Rheumafaktoren sind i. d. R. Antikörper der Klasse M, die meist gegen den Fc-Teil der Immunglobuline Klasse G gerichtet sind. Sie werden mit Hilfe des Latex-Tests bestimmt. Hierfür wird IgG auf Latexpartikel aufgebracht und diese dann mit dem Patientenserum inkubiert. Liegen Rheumafaktoren im Serum eines Patienten vor, so führen diese zur Agglutination (Verklumpung) der Latexpartikel.

[F86] **!**
Frage 8.12: Lösung C

Zu **(A)** und **(B)**: Der Latex-Test und die passive Hämagglutination beruhen auf der Agglutination (Verklumpung).
Zu **(C)**: Der quantitative Nachweis von Antistreptolysin wird als Neutralisationstest durchgeführt (Hämolyse-Hemmungsreaktion). Streptolysin O hämolysiert Erythrozyten; werden Erythrozyten, Streptolysin O und Patientenserum in Ansatz gebracht, und enthält das Patientenserum Antistreptolysin O-Antikörper, so binden diese das Streptolysin O – eine Hämolyse bleibt aus.
Zu **(D)**: Die Komplementbindungsreaktion basiert auf der Tatsache, dass IgG- und IgM-Antikörper in gebundener Form Komplement aktivieren und es dadurch „verbrauchen". Das Komplement steht dann für die sich anschließende Indikatorreaktion (Lyse von Erythrozyten) nicht mehr zur Verfügung.
Zu **(E)**: Die Bindung fluoresceinmarkierter Antikörper wird bei den direkten und indirekten Immunfluoreszenzverfahren verwendet.

[F93]
Frage 8.13: Lösung B

Die AB0-Blutgruppenbestimmung erfolgt in zwei Schritten:
1. Bestimmung der AB0-Antigene auf der Erythrozytenoberfläche und
2. Bestimmung der dazu „konträren" Isoagglutinine im Serum.

Die Probandenerythrozyten werden mit Testseren definierter Spezifität versetzt, z. B. mit Anti-A. Tragen die Erythrozyten das A-Antigen auf ihrer Oberfläche, kommt es zur **Agglutination,** d. h., es kommt zur Vernetzung und Ausfällung der Erythrozyten. Hat der Patient die Blutgruppe A, darf in seinem Serum kein Anti-A vorliegen, wohl aber Anti-B. Bei Zugabe von Testerythrozyten der Blutgruppe A zum Serum darf somit keine Agglutination auftreten, bei Zugabe der B-Testerythrozyten müssen diese agglutinieren.

[H93]
Frage 8.14: Lösung E

Zu **(A)** und **(B)**: **Agglutination** und **Präzipitation** beruhen auf der Bildung von Immunkomplexen aus Antigen und Antikörper. Bei der Präzipitation werden primär lösliche Moleküle vernetzt, während bei der Agglutination nicht lösliche, kleine Partikel wie z. B. Latexpartikel oder Erythrozyten vernetzt werden.
Zu **(C)**: Die **Lymphozytenproliferation** ist der Messparameter bei den Stimulationstests für Lymphozyten (mitogeninduzierte Proliferation von B- oder T-Zellen) und der gemischten Lymphozytenkultur.
Zu **(E)**: Die quantitativen und qualitativen Bestimmungen von T-Lymphozyten werden über die (**indirekte**) **Immunfluoreszenz** durchgeführt. Bei der Bestimmung der T-Lymphozyten und ihrer Subpopulationen im Blut werden Antikörper verwendet, die spezifisch mit diesen Zellen z. B. mit CD4 oder CD8 reagieren. Diese Antikörper sind entweder selbst mit einem Fluoreszenz-Farbstoff („Fluorochrom") markiert, oder sie werden durch einen fluorochrom-markierten Zweitantikörper markiert. Die Anzahl positiver Zellen kann entweder mit dem Fluoreszenz-Mikroskop oder maschinell mit dem fluoreszenzaktivierten Zellsorter (FACS = **f**luorescent **a**ctivated **c**ell **s**orter) ermittelt werden.

[H94] **!**
Frage 8.15: Lösung D

Zu **(A)**: Grundlage der Komplementbindungsreaktion (KBR) ist die Bindung und Aktivierung des Komplements durch Immunkomplexe (Antigen-Antikörper-Komplexe), bzw. durch den Fc-Teil der Antikörper in Immunkomplexen, beispielsweise IgM und IgG. Die KBR wird z. B. in der Serologie eingesetzt, um die Antigen-Antikörper-Reaktion zu quantifizieren. Mit Hilfe der KBR können Antikörper in Körperflüssigkeiten (Blut, Liquor etc.) nachgewiesen und quantifiziert werden.
Zu **(B)**: Die indirekte Immunfluoreszenz ist ein Verfahren zum Nachweis von Antigenen in Gewebeschnitten.
Zu **(D)**: Rheumafaktoren sind Immunglobuline (meist der Klasse M), die gegen den Fc-Teil der Immunglobuline Klasse G gerichtet sind. Sie können durch unterschiedliche Methoden nachgewiesen werden. Neben dem Latex-Agglutinationstest werden Rheumafaktoren durch den Waaler-Rose-Test, nephelometrische Bestimmungen, dem RIA und ELISA bestimmt. Das Prinzip des Latex-Agglutinationstests beruht auf der Agglutination von IgG-beladenen Latexpartikeln durch die Rheumafaktoren, die durch ihre polyvalente Struktur (10 Antigenbindungsstellen) eine Vernetzung der Latexpartikel untereinander ermöglichen.

Zu **(E):** Neutralisation bezeichnet die Fähigkeit von Antikörpern durch die Reaktion mit dem Antigen, die toxischen oder infektiösen Eigenschaften, z.B. eines Toxins oder Mikroorganismus, zu antagonisieren.

F97

Frage 8.16: Lösung A

Zu **(A), (C), (D)** und **(E):** Mit Hilfe der **Hybridomtechnik** gelingt es, Antikörper einer Spezifität in großen Mengen herzustellen. Hierzu wird eine Maus mit dem fraglichen Antigen immunisiert und deren Milzzellen gewonnen. Diese werden mit Mausmyelomzellen fusioniert. Die entstehende Hybridomzelle produziert Antikörper einer Spezifität, eine Eigenschaft, die sie von der spezifisch antigenaktivierten Milzzelle übernommen hat. Die Myelomzellkomponente gewährleistet die **dauerhafte Proliferation** und die **kontinuierliche** Antikörperproduktion der Hybridomzelle. Hybridome können Immunglobuline aller Klassen also auch IgMs produzieren.

Zu **(B):** Die beschriebene T-Zell-B-Zell-Kooperation ist Voraussetzung für die Produktion von Immunglobulinen, die gegen T-zellabhängige Antigene gerichtet sind.

Sachverzeichnis

Sachverzeichnis

A

Äquivalenzzone 54
AB0-Blutgruppe 45, 124–125
Abstoßung 21, 45, 114
– akut 46
– chronisch 46
– hyperakut 34, 46
Abstoßungstherapie 47
Abwehr von Infektionen 28, 30
Abwehrmechanismus
– spezifisch 28
– unspezifisch 28
ADCC (antibody-dependent cellular cytotoxicity) 91, 108
Adjuvanz 31
Adressine 7
adulte T-Zell-Leukämie 39, 122
Affinitätsreifung 12, 86, 94
Agammaglobulinämie 40
Agglutination 24, 53, 131
– aktiv 53
– direkt 53
– indirekt 53
– passiv 53
Agranulozytose 34
AIDS-Related Complex (ARC) 43
akute lymphatische Leukämie (ALL) 38
akute myeloische Leukämie (AML) 38
akutes HIV-Syndrom 43
akzessorische Zellen 3
allelische Exklusion 11–12
Allergen 32
Allergie 2, 32
allergische Rhinitis 33
allergische Vaskulitis 35
allergisches Asthma 114
Alloantigen 49, 103
Alloantikörper 49, 124
Allotransplantation 45, 126
Allotyp 9
Anämie
– autoimmun 34
– hämolytisch 34
anaphylaktischer Schock 33–34
Anaphylatoxin 18–19, 105
ANCA (Antikörper gegen zytoplasmatische Antigene neutrophiler Granulozyten) 121
Anergie 21, 27
Angioödem, hereditär 42
Anti-Globulin-Test (Coombs-Test) 126, 129
Anti-Idiotyp-Immunreaktion 28
anti-idiotypischer Antikörper 28
Anti-Lymphozyten-Globulin 47
Anti-Thymozyten-Globulin 47
Antigen 7
– endogen 20
– exogen 20, 102
– T-zellabhängig 22, 93
– T-zellunabhängig 22, 93
– thymusabhängig 22
– thymusunabhängig 22
Antigene Determinante 8
antigenpräsentierende Zelle 2, 3, 13, 19–20, 98
Antigenprozessierung 19, 102
Antiglobulin-Test 50, 53
Antikörper 8–9, 30
– Allotyp 9
– anti-idiotypisch 28
– Effektorfunktion 9
– Idiotyp 9
– inkomplett 50, 124
– Isotyp 9
– Klasse 9
– komplett 50, 124
– Subklasse 9
Antikörper-abhängige zelluläre Zytotoxizität (ADCC) 31, 91, 108
Antikörper gegen die Glutamat-Decarboxylase II 121
Antikörperdiversität 11
Antikörper-vermittelte, zelluläre Zytotoxizität 24
antimitochondriale Antikörper 121
Arthritis 35
Arthus-Reaktion 35, 114
Atopiker 32
Autoantikörper 34
Autoimmunerkrankung 2, 32, 116
– nicht organspezifisch 32
– organspezifisch 32
Autoimmunreaktion 32
Autotransplantation 45, 126
Azathioprin 47

B

B-Gedächtniszelle 2, 22, 93
B-Lymphozyt 2–3, 6
– Rezirkulation 6
B-Zell-Aktivierung 22, 116
B-Zell-Lymphom 39, 116
B-Zell-Rezeptor 2, 22, 86
B-Zelle 3, 11, 22, 116
β_2-Mikroglobulin 13
Bakterizidie 16, 56
BALT 3
bare lymphocyte syndrom 41
Bence-Jones-Paraproteinurie 39, 116
Biogene Amine 33
Blastenschub 39
Blutgruppe 49
– AB0-System 49
– – 0 49
– – A 49
– – B 49
– Duffy 50
– Kell 50
– Kidd 50
– Lewis 50
– MNSs 50
– Rhesus-System 49–50
– Rhesussystem 125, 126
Blutgruppenbestimmung 47, 49, 131
Bronchialasthma 33
Bruton Agammaglobulinämie 40
Bruton Tyrosinkinase 40
bullöses Pemphigoid 35
Bursa Fabricii 4

C

C-Gen 10
c-Kit-Ligand 16
C-reaktives Protein (CRP) 91, 101
C1-Esterase-Inhibitor 18
C1-Esterase-Inhibitor-Mangel 42
– erworben 42
– hereditär 42
C3-Konvertase 16, 105
– des alternativen Wegs 16, 105
C4-binding protein (C4bp) 18
C5b–9-Komplex 17
C5-Konvertase 16, 105
– des alternativen Wegs 16, 105
CALLA-Antigen 38
CD2 21, 107
CD3 90
CD3-Komplex 10, 20, 89
CD4 21, 97
CD8 21
CD34 7
CD59 18
CH50-Test 55
Chemokine 2

Chemotaxis 56, 106
Chronic Granulomatous Disease (CGD) 29
chronisch lymphatische Leukämie (CLL) 38
chronisch myeloische Leukämie (CML) 39
Ciclosporin A 47, 128
Cisterna chyli 4
Colony-Stimulating-Factor (CSF) 16, 99
Coombs-Serum 129
Coombs-Test 50, 53, 126, 129
– direkt 53
– indirekt 53
^{51}Cr-Freisetzungstest 56

D

D-Gen 10
Decay Accelerating Factor (DAF) 18
dendritische Zelle 3, 93
Desensibilisierung 119
Diabetes mellitus 121
– insulinresistent 35
Diapedese 6, 106, 107
DiGeorge-Syndrom 41
DNS-Rearrangement 10, 89
DNS Rekombination 10–11, 89
– α-Kette (TZR) 12
– β-Kette (TZR) 12
– δ-Kette (TZR) 13
– γ-Kette (TZR) 13
– leichte Kette 11
– schwere Kette 11
Donor 45

E

Effektormechanismus 2, 91
Effektorzelle 4, 6, 21
ELISA
– Festphase 54
– Sandwich 54
Embolie 52
Endotoxin 112
Entzündung 23, 29
Enzyme-Linked Immunosorbent Assay (ELISA) 54
Epitheloidzelle 37
Epitop 8
Epstein-Barr Virus 18
Epstein-Barr-Virus (EBV) 122
Erhaltungstherapie 47
erworbenes Immundefizienzsyndrom 43

F

Faktor B 16
Faktor D 16, 105
Faktor H 16
Faktor I 16, 106
Fc-Rezeptor 19, 32, 97
febrile, nicht-hämolytische Reaktion 52
fibrinoide Nekrose 35
FK-506 47
fluoreszenzaktivierte Durchflusszytometrie 55
Fluoreszenzmethode 54
follikuläre dendritische Zelle 5
funktioneller T-Zell-Rezeptor-Komplex 10, 20, 89

G

GALT 3
Gammopathie
– monoklonal 39
– polyklonal 39
gemischte Lymphozytenkultur 47, 56, 90, 130
Gesamthämolytischer Test 55
Gewebeantigen 45
Gewebetypisierung 47
Gewebsmakrophage 3, 25
Glomerulonephritis 35
Glukokortikoid 47
Glycam-1 7
Goodpasture-Syndrom 35
Graft-versus-Host-Reaktion 47, 52, 127
– chronische 47
Granulom 36
– chronisch 37
Granulozyt
– basophil 32–33
– eosinophil 33, 113
– neutrophil 29
Granulozyten Kolonie-stimulierender Faktor (G-CSF) 16
Granulozyten-Makrophagen Kolonie-stimulierender Faktor (GM-CSF) 16
Grundsubstanz 49

H

Hämolyse 52
hämolytische Reaktion 52
Hämosiderose 52
H-Rezeptor 33
H-Substanz 49
Haarzell-Leukämie 39
Haplotyp 50
Hapten 7, 23, 95
Hassallsche Körperchen 4
Haupthistokompatibilitätsantigen 46
– Klasse I 2
Haupthistokompatibilitätskomplex 19
Haupthistokompatibilitätsmolekül 13
– genetischer Polymorphismus 13
Heidelberger-Kurve 54
Herztransplantation 48
Heterotransplantation (=Xenotransplantation) 126
high endothelial venules (HEVs) 5, 6
Histamin 33, 95
Histiozyt 3, 25
HLA-Typisierung 55
Hodgkin Lymphom 39
Hodgkinzelle 39
Homing Rezeptor 7
homologous restriction factor HRF 18
Human Leucocyte Antigen (HLA) 13
Humanes Immundefizienz-Virus (HI-Virus) 43, 118
Hybridomtechnik 57, 132
Hypogammaglobulinämie 40

I

ICAM-1 7, 107
ICAM-2 7
Idiotop 28
Idiotyp 9, 28
IgG-Transport-Protein (FcRn) 19, 92
Immun-Clearance 29
Immunantwort
– humoral 2
– zellulär 2
Immundefekt 37
– iatrogen 45
– Komplement 42
Immundefizienz
– angeboren 40
– primär 40
Immundiffusion (Präzipitation) 130
Immunelektrophorese 54, 130
Immunfixationselektrophorese 54
Immunfluoreszenztechnik
– direkt 55
– indirekt 55

Immunfluoreszenztest, indirekt 131
Immunglobulin 8, 87, 89
Immunglobulin A (IgA) 9, 87
– selektive IgA-Defizienz 40
– selektiver IgA-Mangel 118
Immunglobulin C-terminaler Anteil 8
Immunglobulin D (IgD) 9, 87
Immunglobulin E (IgE) 9, 87, 97
Immunglobulin G (IgG) 87, 9
Immunglobulin M (IgM) 9, 87
– membranständig 2, 8, 11, 22
– N-terminaler Anteil 8
– Primärantwort 9
– sekretorisch 11
Immunität
– humoral 3, 8
– zellulär 3
Immunkomplex 2
Immuno-Blot 54
Immunogenität 7
Immuntoleranz 2, 27, 108
Impfung 31
– aktiv 31
– passiv 30–31
– simultan 31
Implantat 45
Induktionstherapie 47
interdigitierende Zelle 3
Interferon 31, 99
– Typ I 15
– Typ II 15
Interferon-α (IFN-α) 15, 98, 113
Interferon-β (IFN-β) 15, 98, 113
Interferon-γ (IFN-γ) 15, 113
Interleukin-1 (IL-1) 15, 98–99
Interleukin-2 (IL-2) 14, 97–99
Interleukin-3 (IL-3) 16
Interleukin-4 (IL-4) 15, 23, 98
Interleukin-5 (IL-5) 16, 33, 98, 112
Interleukin-6 (IL-6) 15, 98
Interleukin-7 (IL-7) 16, 112
Interleukin-8 (IL-8) 16, 102
invariante Kette 20, 103
Isoagglutinin 124
Isotransplantation 126
Isotyp-Exklusion 11
Isotyp-Wechsel 11
Isotype-Switch 11

J

J-Gen 10
J-Kette 9, 87
Jones-Mote-Reaktion 36
Junktionale Diversität 12

K

Kartagener-Syndrom 29
Keimzentrum 4, 86
Kieler Klassifikation nach Lennert 38
Klassenwechsel 11, 23, 93, 100
klonale Anergie 27, 86, 108
klonale Deletion 27, 86, 108
klonale Expansion 21–22
klonale Proliferation 93–94
klonale Selektion 21–22, 93–94
Knochenmark 3–4, 86
Knochenmarktransplantation 48, 127
– allogen 48
– autolog 48
Komplement 105
Komplementaktivierung 105
– alternativer Weg 16, 105
– klassischer Weg 16, 105
Komplementbindungsreaktion (KBR) 55, 130–131
Komplementrezeptor
– CR1 18
– CR2 18
Komplementsystem 2, 16, 24, 29–30, 91
– alternativer Aktivierungsweg 18
– klassischer Aktivierungsweg 18
kongenitale Thymusaplasie 41
Kontaktdermatitis 36, 114, 123
kostimulatorisches Signal 20
Kreuzprobe 46–47, 55
Kreuzreaktivität 116
kutane basophile Überempfindlichkeit 36
Kveim-Hauttest 37

L

L-Selektin 7
Lag-Phase 23
Laktoferrin 28, 91
Langerhans-Zelle 3
Langhanszelle 123
Lebertransplantation 48
Leukämie 38
Leukotaxis 104
Leukotrien 33
LFA-1 7
LFA-3 (CD58) 21
Lipidmediator 33
Lukes-Collin Klassifikation 38
Lungeninfiltrat 52
lymphatisches Organ

– primär 3, 86
– sekundär 3, 86
Lymphe 4
Lymphknoten 3–4, 86
Lymphokin 14, 99
Lymphom 38
Lymphopoiese 4
Lymphozyt 6
– autoreaktiv 27
– naiv 6
Lysozym 28, 91

M

M-Komponente 39, 119
MAdCAM-1 7
Major-Test 51, 125
Makrophage 22, 25
maligne Erkrankungen des Immunsystems 38
maligne Lymphogranulomatose 39
Malpighi-Körperchen 5
MALT 3
Mannose bindendes Protein (MBP) 101
Mannosyl-Fucosyl-Rezeptor 26
Markstrang 5
Masern 45
Mastzelle 32–33, 97
Matching 46
membrane inhibitor of reactive lysis (CD59) 18
Mendel-Mantoux-Intrakutantest 37
MHC-Klasse I-Molekül 13, 20
MHC-Klasse II-Molekül 13, 20, 102
MHC-Klasse Restriktion 21, 91, 102
Migrations-Hemmfaktor (MIF) 99
Milz 3, 5
Minor-Test 51, 125
Mismatch 46
Mitogen 55
Monokin 14, 100
mononukleärer Phagozyt 3
Monozyten-Makrophagen Kolonie-stimulierender Faktor (M-CSF) 16
Morbus Basedow 35
Morbus haemolyticus neonatorum 51
Morbus Hodgkin 39
Morbus Waldenström 39
Morbus Whipple 29
multi-CSF 16
Myasthenia gravis 35, 120–121

N

Natürliche Killerzelle (NK-Zelle) 2, 25, 108
Natriumintoxikation 52
NBT-Test (Nitro-Blau-Tetrazolium-Test) 56
Nephelometrie 54
Nestschutz 89
Neutralisation 23–24, 91, 132
Nierentransplantation 48
Non-Hodgkin-Lymphome 39
Normalflora 28

O

OKT3 47
Opsonin 24, 91, 106
Opsonisierung 16, 18, 24, 91, 104, 106

P

Papain 8, 87
Paraproteinämie 39
paroxysmale nächtliche Hämoglobinurie 43
Pemphigus vulgaris 35, 88
Pepsin 8, 87
Perforin 22
Periarteriitis nodosa 36
periarterioläre lymphatische Scheide (PALS) 5
perniziöse Anämie 35
Phagozyt 2
Phagozytose 20, 29–30, 56, 106
– rezeptorvermittelt 20
Philadelphia Chromosom 39
Pinozytose 20
– adsorptiv 20
– rezeptorvermittelt 20
Plasmazelle 2, 8, 22
Plasmozytom 39, 116
Platelet Activating Factor (PAF) 33
Poly-Ig-Rezeptor 9, 87
Polymorphismus 103, 127
Poststreptokokken-Glomerulonephritis 36
Posttransfusions-Purpura 52
Präkursorsubstanz 49
Präzipitation 24, 53, 131
Präzipitationskurve nach Heidelberger 24
Prednisolon 128
Primärantwort 23, 93–94
Primärfollikel 4–5
Properdin 16
Prostaglandin 33
Pulpa
– rot 5
– weiß 5
Purpura
– autoimmun 34
– thrombozytopenisch 34
– zytopenisch 34
Pyrogen, endogen 101

R

Radio-Immuno-Assay (RIA) 54
Rapamycin 47
Reagin 9
Regulation der Immunantwort 26
– anti-idiotypische Antikörper 26
– Antigen 26
– Feedback-Hemmung 26
– regulatorische T-Lymphozyten 26
Resistenzmechanismus, natürlich 2, 91
retikulohistiozytäres System 26
Rezipient 45
Rezirkulation 6
Rheumafaktor 131
Riesenzelle 37

S

Sarkoidose 37
Schleierzelle 3
Schleimhaut-assoziiertes lymphatisches Gewebe 3
Schleimhautimmunität 87
Schutzimpfung 31
schwere kombinierte Immundefizienz 41
Schwerkettenkrankheit 39, 116
sekretorische Komponente 87
Sekundärantwort 23, 91
Sekundärfollikel 4–5, 86
Serumkrankheit 35, 115
severe combined immune deficiency (SCID) 117
Slow Reacting Substances of Anaphylaxis(SRS-A) 33
Soforttyp-Allergie 32
somatische Hypermutation 12, 89, 94
somatische Rekombination 10
Spätphasenreaktion 33
Spondylitis ankylosans 120
Stammzelle
– hämatopoietisch 3, 86
– pluripotent 3, 86
Sternberg-Reed-Zelle 39
Switch-Sequenz 11
sympathische Ophthalmie 27
Syndrom der immotilen Zilien 29
syngene Transplantation 45, 126
System der mononukleären Phagozyten 26
systemischer Lupus erythematodes 36, 121

T

T-Gedächtniszelle 2, 93
T-Helferzelle 2, 21, 93
– TH1 25
– TH2 25
T-Lymphozyt 2–3
T-Zell-Lymphom 39
T-Zell-Rezeptor (TZR) 2, 8, 10, 89, 90
– α, β 10
– γ, δ 10, 21
T-Zelle 3, 7
– Rezirkulation 7
– zytotoxisch 2
terminaler Komplementkomplex 17, 19, 105
Thymosin 99
Thymus 3–4, 86
– Involution 4
Thymushypoplasie 41
Toleranz
– peripher 108
– zentral 108
Tonsille 6
Transforming growth factor (TGF) 98
Transforming Growth Factor-β (TGF-β) 15
Transfusion 49
– Erythrozyten 50–51
– Thrombozyten 51
Transfusionsreaktion 34, 52
Transiente Hypogammaglobulinämie des Säuglings 40
Transplantat 45
Transplantation 45, 49
– Gehörknöchelchen 48
– heterotop 45
– Kornea 48
– orthotop 45
Transplantationsantigen 45
Transporterprotein 20

T–Z

Transzytose 9, 87
Tuberkulinreaktion 114
Tuberkulosebakterien 111
Tumor-Nekrose-Faktor-α (TNF-α) 15, 98, 120

U

Überempfindlichkeitsreaktion nach Coombs und Gell 32, 120
– Typ I 32, 113, 115, 120
– Typ II 34, 113
– Typ III 35, 113
– Typ IV 36, 113
– verzögerter Typ 36
Urtikaria 33

V

V-Gen 10
variable (V-)Region 8
VDJ-Rekombination 11–12
VJ-Komplex 11
Volumenüberlastung 52
Vorläuferzelle
– lymphoid 3, 86
– myeloid 3, 86

W

Waldeyer-Rachenring 6
Western-Blot 54

X

X-gebundene Agammaglobulinämie 40, 117
Xenotransplantation 45–46, 126

Z

Zitratintoxikation 52
Zytokin 2, 14, 21, 33, 98
zytolytische T-Zelle 21
zytotoxische T-Zelle 31
Zytotoxizität 23

MEDI-LEARN
Medizinische Repetitorien

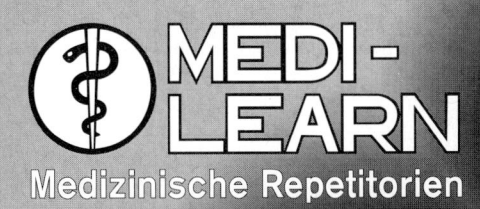

1. Staatsexamen

2. Staatsexamen

3. Staatsexamen

Physikum

Workshops

IM INTERNET DER ONLINE-DIENST FÜR MEDIZINSTUDENTEN

Vorläufige Prüfungsergebnisse
Interaktive Datenbanken
mündliche Prüfungsprotokolle
Studienplatztausch
Tips rund ums Medizinstudium

http://www.medi-learn.de

MEDI-LEARN-REPETITORIEN
Bahnhofstr. 26b • 35037 Marburg
Tel.: 06421/681668 • Fax: 06421/961910
e-mail: info@medi-learn.de

Via medici – der Weg zum Erfolg!

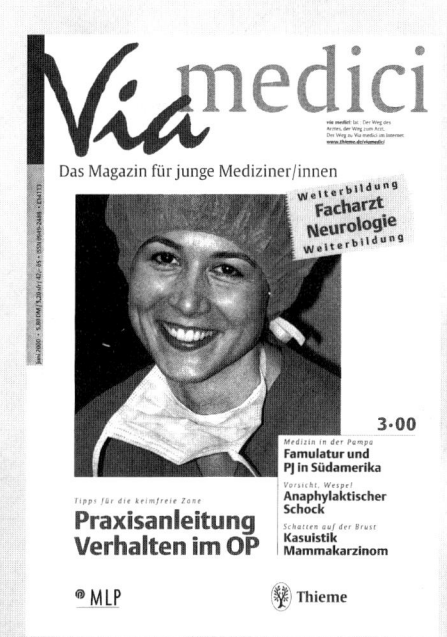

Via medici
Das Magazin für junge Mediziner/innen

5-mal im Jahr Lesespaß und Top-Infos für Medizinstudenten, PJler und AiPler, z. B.:

- Infos zu Famulatur, PJ und AiP im Ausland
- Weiterbildungsplaner
- Alternative Berufsfelder
- Praxisanleitungen – Schritt für Schritt
- Notfallartikel
- Kasuistiken
- Faszination Wissenschaft
- Lehrbücher im Test
- Jede Menge Gewinnspiele und Verlosungen
- … und vieles mehr

und das alles **zum günstigen Abo-Preis!**

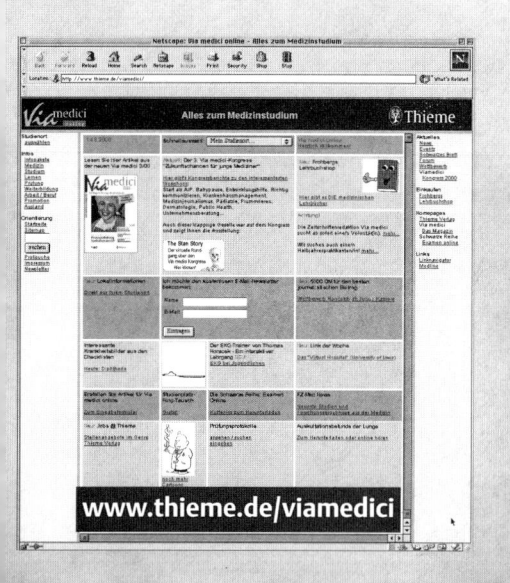

Via medici online — www.thieme.de/viamedici
Das Internet-Angebot für junge Mediziner/innen

Hier finden Sie z. B.

- Aktuelle Lokalinformationen aus über 34 Unistädten rund um Studium und Freizeit
- Infos zu Prüfungsvorbereitung, Promotion, Weiterbildung, Arbeit/Beruf
- Auslandsbörse mit Famulatur- und PJ-Berichten
- Infopakete zu Famulatur und Studium in den meistgefragten Ländern, Zusatzausbildung, Aufbaustudium, alternative Berufsfelder und alles zur Bewerbung
- Lehrbuchshop – einfach online bestellen
- … und vieles mehr

Ihr Podium zur Kommunikation!

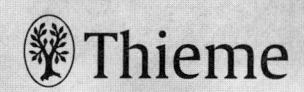

Thieme

Immunologie und Immunpathologie

Ihre Meinung ist gefragt!

Sehr geehrte Leserin, sehr geehrter Leser,

ein gutes Buch sollte auch über mehrere Auflagen in Inhalt und Gestaltung den Bedürfnissen seiner Leser gerecht werden. Um dies zu erreichen, sind wir auf Ihre Hilfe angewiesen. Deshalb: Schreiben Sie uns, was Ihnen an diesem Buch gefällt, vor allem aber, was wir daran ändern sollen.

Für Ihre Mühe möchten wir uns mit einer **Verlosung** bedanken, an der jeder Fragebogen teilnimmt. Die Verlosung findet 1 × jährlich statt. Zu gewinnen sind jeweils 10 Büchergutscheine à DM 100,- (€ 50,-). Der Rechtsweg ist ausgeschlossen. Wir freuen uns auf Ihre Antwort, die wir selbstverständlich vertraulich behandeln.

Bitte schicken Sie diesen Fragebogen an:

Georg Thieme Verlag
Programmplanung Medizin
Dr. med. P. Fode
Postfach 30 11 20
70451 Stuttgart

Wie beurteilen Sie diesen Band:

Anzahl der Schemata ausreichend   ja ❏   nein ❏
Anzahl der Tabellen ausreichend   ja ❏   nein ❏
Anzahl der Lerntexte ausreichend ja ❏   nein ❏

Wie beurteilen Sie die inhaltliche Qualität der Kommentare? Welche Kommentare sind besonders gut, welche Kommentare sind nicht ausreichend?

_____
_____
_____
_____
_____

Wie beurteilen Sie die Lerntexte bzw. das Kurzlehrbuch?

_____
_____
_____
_____
_____

Zu folgenden Themen wünsche ich mir einen Lerntext/ausführlichere Erklärungen:

_____
_____
_____
_____
_____

GK2 Immunologie und Immunpathologie

Wie beurteilen Sie den Schreibstil und die Lesbarkeit des Bandes?

Ist die Schwarze Reihe für dieses Prüfungsfach als Vorbereitung ausreichend? Haben Sie noch andere Lehrbücher benutzt? Welche?

Besonders gefallen hat mir an diesem Band:

Weitere Vorschläge und Verbesserungsmöglichkeiten?

Absender (bitte unbedingt ausfüllen)

Examen Frühjahr 2001

9 Fragen Examen Frühjahr 2001

Kapitel 3

9.1 Welche Aussage über MHC-Moleküle der Klasse I trifft **nicht** zu?

(A) Ihre Peptidbeladung erfolgt im endoplasmatischen Retikulum.
(B) Sie sind mit β_2-Mikroglobulin durch eine Disulfidbrücke verbunden.
(C) Die von ihnen den T-Zellen präsentierten Peptide haben im Allgemeinen eine Länge von etwa 8–11 Aminosäuren.
(D) Zu ihnen gehören unter anderem die HLA-A-Moleküle.
(E) Sie sind auf der Oberfläche auch von B-Lymphozyten exprimiert.

9.2 Die Isotyp-Umschaltung nach IgE in aktivierten B-Lymphozyten erfolgt vorwiegend unter dem direkten Einfluss von

(A) aktivierten T_H1-Zellen
(B) aktivierten T_H2-Zellen
(C) Endotoxin-stimulierten Makrophagen
(D) Langerhans-Zellen nach Allergenkontakt
(E) eosinophilen Granulozyten

Kapitel 4

9.3 Welche Aussage zu (CD4-negativen) NK-Zellen trifft **nicht** zu?

(A) Sie sind wichtige Helferzellen bei der primären Antikörperbildung gegen Viren.
(B) Sie können Virus-infizierte Zellen lysieren.
(C) Sie können in ihrer zytotoxischen Funktion durch den Kontakt mit bestimmten MHC-Molekülen der Klasse I gehemmt werden.
(D) Sie besitzen Fc-Rezeptoren für Immunglobulin G.
(E) Sie können durch Interferon-α in ihrer zytotoxischen Funktion gestärkt werden.

9.4 Ein typisches Produkt von (aktivierten) neutrophilen Granulozyten ist:

(A) Interferon-γ
(B) Interleukin-4
(C) Interleukin-7
(D) Immunglobulin G
(E) Elastase

Kapitel 7

9.5 Zu welcher Immunglobulinklasse gehören typischerweise die AB0-Antikörper, die eine akute intravasale Hämolyse bei Transfusion inkompatibler Zellen verursachen?

(A) IgA
(B) IgD
(C) IgG
(D) IgE
(E) IgM

9.6 Bei welcher Form der Gewebeunverträglichkeit ist am ehesten mit schwerwiegenden Hautveränderungen zu rechnen?

(A) Transplantatabstoßung vom hyperakuten Typ
(B) Transplantatabstoßung vom akuten Typ
(C) Transplantatabstoßung vom chronischen Typ
(D) akute GvHD (graft versus host disease)
(E) obliterative Transplantatvaskulopathie

9.1 (B)   9.2 (B)   9.3 (A)   9.4 (E)   9.5 (E)   9.6 (D)

9 Kommentare Examen Frühjahr 2001

Kapitel 3

F01

Frage 9.1: Lösung B

Zu **(A)** und **(C)**: Die beiden Bestandteile der MHC-Moleküle der Klasse I, die sog. α-Kette und das $β_2$-Mikroglobulin, werden an den Ribosomen synthetisiert und danach ins endoplasmatische Retikulum transportiert. Dort assoziiert das $β_2$-Mikroglobulin mit der α-Kette des MHC-Moleküls Klasse I. Das Dimer verbleibt, bis es mit einem 8–10 Aminosäure-langen Peptid beladen wird, im endoplasmatischen Retikulum. Danach erst wird es an die Zelloberfläche transportiert und präsentiert das Antigenpeptid zytotoxischen $CD8^+$-T-Zellen.
Zu **(B)**: MHC-Moleküle der Klasse I sind Heterodimere bestehend aus der α-Kette des MHC-Moleküls Klasse I und dem $β_2$-Mikroglobulin. Das $β_2$-Mikroglobulin ist **nicht** kovalent mit der α-Kette verbunden, Disulfidbrücken zwischen den beiden Molekülen existieren nicht.
Zu **(D)**: MHC-Moleküle der Klasse I und II werden beim Menschen auch als HLA-Antigene bezeichnet. Die HLA-A-, -B- und -C-Moleküle entsprechen den MHC-Molekülen der Klasse I, die HLA-DR-, -DP- und -DQ-Moleküle den MHC-Molekülen der Klasse II.
Zu **(E)**: MHC-Moleküle der Klasse I werden auf allen kernhaltigen Zellen exprimiert. Eine besonders starke Expression wird auf den Zellen des Immunsystems, also auch der B-Zellen, beobachtet.

F01

Frage 9.2: Lösung B

Zu **(A)**, **(B)** und **(E)**: Der Isotypwechsel setzt primär die Interaktion aktivierter T-Helferzellen (über den CD40-Ligand) und B-Zellen/Plasmazellen (über CD40) voraus und wird durch T-Zell-produzierte Zytokine gesteuert. Die bei diesem Prozess beteiligten T-Helferzellen unterscheiden sich in ihrem Muster sezernierter Zytokine; anhand dieses Musters unterscheidet man sog. T_H1- und T_H2-Zellen. T_H1-Zellen produzieren beispielsweise IFN-γ, welches den Isotypwechsel und die vermehrte Produktion von IgG3 und IgG2a durch die Plasmazelle zur Folge hat. T_H2-Zellen hingegen produzieren neben IL-5 und IL-10 IL-4, welches zum Isotypwechsel und zur Produktion von IgE führt.
Einmal von den T_H2-Zellen in Gang gesetzt, kann die IgE-Produktion der Plasmazellen auch durch Mastzellen, basophile Granulozyten und eosinophile Granulozyten gefördert werden, ein Vorgang, der im Rahmen der Überempfindlichkeitsreaktion Typ I zu beobachten ist und zur Chronifizierung der durch Typ-I-Reaktionen verursachten Erkrankungen beiträgt. Die genannten Zellen exprimieren nach Vernetzung ihrer über die Fcε-Rezeptoren gebundenen IgE-Moleküle durch Antigen CD40-Ligand und setzen IL-4 frei. Damit sind sie in der Lage, in B-Zellen den Isotypwechsel zum IgE und die IgE-Produktion zu steigern. Dies ist allerdings ein sekundäres Phänomen und setzt voraus, dass T-Zellen den Isotypwechsel bereits eingeleitet haben.
Zu **(C)**: Endotoxine sind Bestandteile (Lipopolysaccharide) der äußeren Zellmembran gramnegativer Bakterien. Nach Aufnahme der gramnegativen Keime durch Phagozyten werden die Phagozyten aktiviert und setzen Zytokine frei, die zu direkten lokalen oder systemischen Folgereaktionen führen. Beim Isotypwechsel zum IgE sind sie nicht beteiligt.
Zu **(D)**: Langerhans-Zellen sind die antigenpräsentierenden, dendritischen Zellen der Haut. Sie nehmen Antigen auf, prozessieren und präsentieren es in den regionalen Lymphkonten den T-Zellen. Durch die Aufnahme des Antigens werden die Langerhans-Zellen aktiviert. Diese aktivierten Langerhans-Zellen fördern insbesondere die Differenzierung der T-Helferzelle in eine T_H2-Zelle. Einen direkten Einfluss auf den Isotypwechsel haben Langerhans-Zellen damit nicht. Sie fördern jedoch den Isotypwechsel zum IgE indirekt durch die Bereitstellung der T_H2-Zellen.

Kapitel 4

F01

Frage 9.3: Lösung A

Zu **(A)** und **(D)**: Virus-infizierte Zellen werden gewöhnlich durch zytotoxische T-Zellen zerstört. Es gibt allerdings auch die Möglichkeit, dass virusinfizierte Zellen virale Proteine auf ihrer Zelloberfläche exprimieren, die von Antikörpern erkannt werden können. Nach Bindung des spezifischen Antikörpers (der IgG1- und IgG3-Subklasse) werden sie durch die NK-Zellen zerstört (Antikörper-abhängige zelluläre Zytotoxizität, ADCC). Die gebundenen Antikörper werden über den auf NK-Zellen exprimierten Fc-Rezeptor (FcγRIII (CD16)) erkannt. NK-Zellen sind somit wichtige Zellen bei der Abwehr von virus-infizierten Zellen, sie können jedoch die Antikörperbildung durch B-Zellen nicht induzieren, hierfür werden T-Helferzellen benötigt.

Zu **(B)** und **(C):** NK-Zellen spielen eine wichtige Rolle in der frühen Abwehr von intrazellulären Keimen insbesondere von Herpesviren, Leishmanien und Listerien. NK-Zellen sind dabei bereits aktiv, bevor eine spezifische T-Zell-Reaktion eingeleitet werden konnte. Wie NK-Zellen infizierte Zellen erkennen, ist bislang noch nicht eindeutig geklärt. Möglicherweise erkennen NK-Zellen infektionsbedingte Veränderungen Oberflächen-lokalisierter Glykoproteine und/oder eine infektionsbedingte reduzierte/veränderte MHC-Molekül-Klasse I-Expression der betreffenden Zelle. Man nimmt an, dass NK-Zellen Rezeptoren für MHC-Moleküle der Klasse I besitzen, die nach Interaktion mit den MHC-Molekülen inhibitorische Signale an die NK-Zelle senden und damit die zytotoxische Funktion hemmen. Fehlen diese inhibitorischen Signale, wird die NK-Zelle aktiviert und lysiert die infizierte Zielzelle.

Zu **(E):** Die zytotoxische Aktivität von NK-Zellen kann durch Zytokine wie Interferon-α (IFN-α) zusammen mit Interferon-β (IFN-β) oder durch Interleukin-12 (IL-12) um das 20–100-fache gesteigert werden. NK-Zellen sind selbst ebenfalls in der Lage, Zytokine zu produzieren. Unter IL-12 und Tumor-Nekrose-Faktor-α (TNFα)-Einfluss sezernieren sie große Mengen an Interferon-γ (IFN-γ), längst bevor aktivierte T-Zellen dieses Zytokin produzieren.

Frage 9.4: Lösung E

Zu **(A):** Interferon-γ (IFN-γ) wird überwiegend von T-Zellen (T$_H$1, CTL) aber auch von NK-Zellen produziert. Es induziert u.a. einen antiviralen Zustand in nicht-virus-infizierten Zellen, ist bei der Phagozytenaktivierung aber auch der B- und T-Zelldifferenzierung beteiligt.
Zu **(B):** Interleukin-4 (IL-4) ist Produkt der T$_H$2-Zelle (Isotypwechsel zum IgE).
Zu **(C):** Interleukin-7 (IL-7) wird von den Stromazellen des Knochenmarks im Rahmen der B-Zellentwicklung bereitgestellt.
Zu **(D):** Immunglobuline einschließlich der Klasse G sind Produkte der B-Zellen/Plasmazellen.
Zu **(E):** Aktivierte neutrophile Granulozyten setzten Elastase und Collagenase frei. Beide Proteinasen bewirken den Abbau der die Zellen umgebenden extrazellulären Matrix und ermöglichen so das Eindringen der neutrophilen Granulozyten ins Gewebe.

Kapitel 7

Frage 9.5: Lösung E

Zu **(A):** Klasse A Immunglobuline sind die Immunglobuline, die die mucosale Immunität vermitteln.
Zu **(B):** IgD wird in geringen Mengen auf der Oberfläche naiver B-Zellen exprimiert.
Zu **(C):** Alloantikörper der Klasse G gegen die Rhesus- und AB0-Blutgruppen werden bei dem M. haemolyticus neonatorum nachgewiesen.
Zu **(D):** IgEs vermitteln die Überempfindlichkeitsreaktion Typ I.
Zu **(E):** AB0-Antikörper sind i.d.R. Immunglobuline der Klasse M. Bei Transfusion inkompatibler Zellen binden diese Antikörper an die Zellen, aktivieren Komplement und führen so zur Zerstörung der Zellen.
In seltenen Fällen, insbesondere bei Menschen der Blutgruppe 0, können die AB0-Antikörper auch Klasse G oder A sein.

Frage 9.6: Lösung D

Zu **(A):** Die hyperakute Transplantatabstoßung wird ausgelöst durch bereits vor der Transplantation im Empfänger vorliegende Antikörper, die gegen die Spenderantigene gerichtet sind. Die Abstoßung manifestiert sich bereits während des operativen Eingriffs: das Organ wird nekrotisch.
Zu **(B):** Die akute Abstoßung manifestiert sich durch eine Verschlechterung der Organfunktion.
Zu **(C)** und **(E):** Die chronische Abstoßung verläuft über Monate bis Jahre und ist durch obstruktive Gefäßveränderungen charakterisiert.
Zu **(D):** Bei der akuten Graft versus host disease greifen transplantierte Spender-T-Lymphozyten empfängereigene Zellen der Leber (Gelbsucht), des Gastrointestinaltrakts (Durchfälle) und der Haut (generalisierter makulärer Ausschlag, in besonders schweren Fällen ähnelt die Klinik einer Verbrennung dritten Grades) an.

Examen
Herbst 2001

10 Fragen Examen Herbst 2001

Kapitel 2

10.1 Zu welchem Immunglobulin-Isotyp gehören typischerweise Dimere, deren Monomere über eine J-Kette („joining chain") „verbunden" sind?

(A) IgA
(B) IgD
(C) IgE
(D) IgG1
(E) IgG3

Kapitel 3

10.2 Das bei der Aktivierung von Komplement entstehende Fragment C5a

(A) ist eine Serinprotease
(B) stimuliert die Freisetzung von Histamin aus Mastzellen
(C) wird durch Faktor D blockiert
(D) ist Teil des lytischen Membrankomplexes (Membranangriffskomplexes)
(E) bindet typischerweise an den Komplementrezeptortyp 1 (CR1, CD35)

10.3 Bei der physiologischen Elimination von IgG-Antigen-Immunkomplexen des Blutplasmas spielt von den genannten Zell- bzw. Molekülarten die bedeutsamste Rolle der

(A) Hepatozyt
(B) Erythrozyt
(C) basophile Granulozyt
(D) antiidiotypische Antikörper
(E) Rheumafaktor

10.4 Um T-Lymphozyten polyklonal zu stimulieren, muss ein bakterielles Superantigen wie das Toxische-Schock-Syndrom-Toxin-1 (TSST-1)

(A) von dendritischen Zellen aufgenommen und prozessiert werden
(B) an das kostimulierende CD28-Molekül der T-Zellen binden
(C) kovalent über Disulfidbrücken mit einem MHC-Molekül der Klasse II verknüpft werden
(D) an das CD4- oder CD8-Molekül von T-Lymphozyten binden
(E) an eine V-Domäne des T-Zellrezeptors binden

Kapitel 5

10.5 T_H1-Zellen und T_H2-Zellen sind Unterpopulationen der T-Helfer-Zellen.

Als typisches Beispiel für eine T_H1-Reaktion gilt:

(A) allergischer Asthma-bronchiale-Anfall
(B) allergische Urtikaria
(C) anaphylaktische Reaktion
(D) Rhinitis allergica
(E) Tuberkulin-Reaktion

Kapitel 7

10.6 Bei welcher der folgenden Spender-Empfänger-Kombinationen einer Transfusion eines gewaschenen Erythrozytenkonzentrats tritt am wahrscheinlichsten ein Transfusionszwischenfall auf?

	Blutgruppe des Spenders	Blutgruppe des Empfängers
(A)	0	A
(B)	0	AB
(C)	0	B
(D)	B	AB
(E)	B	0

10.1 (A)   10.2 (B)   10.3 (***)   10.4 (E)   10.5 (E)   10.6 (E)

10 Kommentare Examen Herbst 2001

Kapitel 2

Frage 10.1: Lösung A

Immunglobuline der Klasse A und M bilden Multimere. Molekulare Voraussetzung hierfür ist ein 18 Aminosäuren langer Rest am C-terminalen Ende des konstanten Teils der α- bzw. μ-Kette. Durch die sog. J-Kette werden beim IgA zwei, beim IgM fünf Immunglobulinmoleküle verbunden. Die anderen in der Frage genannten Immunglobulinklassen und -subklassen (D, E, G1 und G3) bestehen nur aus einem Immunglobulinmolekül.

Kapitel 3

Frage 10.2: Lösung B

Zu **(A):** *Serinproteasen* sind proteolytische Enzyme, die einen Serinrest in ihrem katalytischen Zentrum besitzen. Beispiele für Serinproteasen sind Chymotrypsin, Trypsin, Elastase, aber auch Mitglieder der Blutgerinnungskaskade und des klassischen und alternativen Komplementaktivierungsweges. C1, C2, C4 und C3 sind Proenzyme, die durch limitierte Proteolyse in aktive Serinproteasen umgewandelt werden. C5 ist keine Serinprotease, sondern wird lediglich durch die C3-Konvertase, eine aktive Serinprotease, in C5b und C5a gespalten. C5b assoziiert mit C6, C7, C8 und C9 zum *Membranangriffskomplex*; C5a ist ein kleines Peptidfragment, das als *Entzündungsmediator* dient.
Zu **(B):** C5a bindet an den sog. C5a-Rezeptor, der von Endothelzellen, Mastzellen und Phagozyten exprimiert wird. Auf Mastzellen führt die Bindung von C5a (aber auch C3a) zur Aktivierung der Zelle mit Freisetzung von Histamin und TNF-α.
Zu **(C):** Faktor D ist eine Komponente des *alternativen Komplementaktivierungsweges*. Der Faktor spaltet den durch C3b gebundenen Faktor B in Ba und Bb. Der Komplex aus C3d und Bb (C3d,Bb) ist die sog. *C3-Konvertase* des alternativen Komplementaktivierungsweges. Sie führt zur Spaltung multipler C3-Moleküle in C3a und C3b und zur Ablagerung letzterer auf der Oberfläche z. B. von Keimen.
Zu **(D):** Der lytische Membranangriffskomplex besteht aus C5**b**, C6, C7, C8 und C9.
Zu **(E):** Der Komplementrezeptor 1 (CR1, CD35) bindet C3b und C4b. Er wird u. a. auf der Oberfläche von Monozyten und neutrophilen Granulozyten nachgewiesen und spielt bei der *Phagozytose* eine wichtige Rolle.

Frage 10.3: Lösung*** Diese Frage wurde aus der Wertung genommen.

Zu **(A)** und **(B):** Immunkomplexe (= Komplex aus Antigen und Immunglobulin) werden mit Hilfe des Komplementsystems aus der Zirkulation entfernt. Die Immunglobuline des Komplexes aktivieren C1 und führen zur Bildung/Ablagerung von C3b und C4b auf dem Immunkomplex. Über C4b und C3b bzw. deren Bindung an den CR1-Rezeptor der **Erythrozyten** (Lösung (B)) werden die Immunkomplexe in die Leber bzw. Milz transportiert. Dort werden sie durch *Makrophagen* von der Oberfläche der Erythrozyten entfernt und abgebaut. Das IMPP hat Lösung (A) und (B) als richtig gewertet. Es sind jedoch nicht die Hepatozyten (A), die die Immunkomplexe abbauen, sondern die Makrophagen in der Leber.
Zu **(C):** Basophile Granulozyten sind nicht beim Abbau der Immunkomplexe des Blutplasmas beteiligt. Sie spielen bei den IgE-vermittelten Abwehrreaktionen eine wichtige Rolle.
Zu **(D):** Anti-idiotypische Antikörper sind Antikörper, die gegen verschiedene Idiotypen gerichtet sind. Zur Begriffsdefinition: unter **Idiotypen** versteht man Antikörper, die sich im variablen, konkreter im Antigen bindenden Bereich, der durch die V_H- und V_L-Gene rearrangiert wird, unterscheiden. Anti-idiotypische Antikörper sind bei der Regulation des Immunsystems beteiligt, nicht aber bei der Entfernung von Immunkomplexen aus dem Blutplasma.
Zu **(E):** Der Rheumafaktor ist ein Antikörper der Klasse M, der gegen den Fc-Teil des IgGs gerichtet ist. Auch er ist bei der Elimination von Immunkomplexen aus dem Blutplasma nicht beteiligt.

Frage 10.4: Lösung E

Zu **(A)**, **(C)**, **(D)** und **(E):** **Superantigene** sind Proteinantigene, die zu einer polyklonalen Aktivierung des T-Zellsystems führen, ohne vorher auf MHC-Molekülen (A) präsentiert zu werden. Die polyklonale Aktivierung basiert auf der Fähigkeit der Superantigene, sowohl an den T-Zellrezeptor als auch an Antigenpeptid präsentierende MHC-Klasse II-Moleküle zu binden. Die Bindung an den T-Zellrezeptor erfolgt meist im variablen Bereich der β-

Kette des T-Zellrezeptors (E), nicht an die Korezeptoren CD4 oder CD8 (D). Die Bindung an das MHC-Klasse II-Molekül erfolgt außerhalb der antigenbindenden Grube. Der genaue molekulare Bindungsmechanismus unterscheidet sich von Superantigen zu Superantigen. Die Ausbildung von Disulfidbrücken (C) wurde bisher in der Literatur nicht beschrieben.

Die Funktion eines Superantigens lässt sich mit der einer Klammer vergleichen: T-Zellrezeptor und MHC Klasse II-Moleküle werden in enge räumliche Nähe gebracht. Die „Klammerung" hat die Aktivierung der Antigen präsentierenden Zelle sowie der T-Zelle zur Folge. Durch die Aktivierung kommt es zu einer massiven T-Zellproliferation sowie zur exzessiven Bildung und Freisetzung von Zytokinen. Fieber, Blutdruckabfall bis hin zum Schock sind die klinischen Folgen. Beispiele für bakterielle Superantigene sind die *Staphylokokkenenterotoxine* (verantwortlich für Lebensmittelvergiftungen) oder das *Toxic shock syndrom toxin-1* (TSST-1, verantwortlich für das toxische Schocksyndrom).

Zu (B): Bei der T-Zellaktivierung müssen weitere Signale nach der Erkennung des Peptidantigens durch den T-Zellrezeptor folgen. Eines dieser Signale wird durch die Interaktion der B7-Moleküle (exprimiert auf Zellen, die eine T-Zellproliferation stimulieren können wie z.B. B-Zellen) mit CD28 (exprimiert auf der T-Zelle) geliefert. CD28 gilt nicht als Interaktionspartner von Superantigenen.

Kapitel 5

H01 *!!*
Frage 10.5: Lösung E

T-Helferzellen (T_H-Zellen) werden in verschiedene Subpopulationen eingeteilt, die unterschiedliche Funktionen wahrnehmen und durch das Muster ihrer sezernierten Zytokine unterscheidbar sind. Die unreife T-Effektorzelle (sog. T_H0-Zelle) differenziert sich entweder in eine T_H1- oder in eine T_H2-Zelle, ein Prozess, der offensichtlich vor allem durch das Zytokinprofil nach Kontakt mit dem Antigen (Keim), aber auch durch die Art des präsentierten Antigenpeptids und der kostimulatorischen Signale beeinflusst wird. **T_H1-Zellen** induzieren im wesentlichen die *zellvermittelten*, **T_H2-Zellen** die *humoral* vermittelten Immunreaktionen.

Das allergische Asthma bronchiale (A), die allergische Urtikaria (B), die anaphylaktische Reaktion (C) und die Rhinitis allergica (D) sind IgE-vermittelte Überempfindlichkeitsreaktionen, also letztendlich Erkrankungen des humoralen Immunsystems und damit T_H2-zellvermittelt. Nur die Tuberkulin-Reaktion (E) ist eine T_H1-zellvermittelte Reaktion.

Kapitel 7

H01 *!!*
Frage 10.6: Lösung E

Zur Lösung der Frage ergänzt man sich die vorgegebene Liste durch eine Spalte, die die *Alloantikörper des Empfängers* aufführt. Da bei der vorgegebenen Konstellation gewaschene Erythrozyten bei der Transfusion verwendet werden, liegen keine Alloantikörper im Erythrozytenkonzentrat des Spenders vor.

	Blutgruppe des Spenders	Blutgruppe des Empfängers	Alloantikörper des Empfängers
(A)	0	A	Anti-B
(B)	0	AB	–
(C)	0	B	Anti-A
(D)	B	AB	–
(E)	B	0	Anti-A, Anti-B

Aus der Liste wird nun ersichtlich, dass nur bei Lösung (E) Alloantikörper im Empfänger vorliegen (in diesem Fall Anti-B), die mit den transfundierten Erythrozyten der Blutgruppe B reagieren können.

Examen
Frühjahr 2002

11 Fragen Examen Frühjahr 2002

Kapitel 3

11.1 Welche Aussage über B-Lymphozyten trifft **nicht** zu?

(A) Sie können IgM und IgD gleichzeitig auf der Zelloberfläche tragen.
(B) Sie können MHC-Moleküle der Klasse I und II gleichzeitig auf der Zelloberfläche tragen.
(C) Sie können CD4-positiven Lymphozyten Antigenpeptide präsentieren.
(D) Ihre Antigenrezeptoren sind Trimere aus Schwerkette, k- und l-Leichtkette.
(E) Lymphknotenfollikel enthalten zahlreiche B-Lymphozyten.

11.2 Die Produktion welches der folgenden Zytokine ist besonders charakteristisch für (aktivierte) T-Helfer-Lymphozyten vom T_H2-Typ (T_H2-Zellen)?

(A) Interferon-γ
(B) Interleukin-2
(C) Interleukin-4
(D) Interleukin-7
(E) Lymphotoxin-α (TNF-β)

11.3 Welche Aussage zu bakteriellen Superantigenen trifft **nicht** zu?

(A) Sie können T-Lymphozyten mit unterschiedlichen Peptid-Bindungs-Regionen aktivieren.
(B) Sie binden an MHC-Moleküle der Klasse II.
(C) Sie binden an eine V-Domäne von T-Zell-Rezeptoren.
(D) Sie entfalten ihre Wirkung, nachdem sie in B-Lymphozyten prozessiert wurden.
(E) Sie können an der Entstehung eines Schocksyndroms wesentlich beteiligt sein.

11.4 Welche Aussage zu NK-Zellen (Natürlichen Killerzellen) trifft **nicht** zu?

(A) Sie können Virus-infizierte Zellen lysieren.
(B) Sie können Tumorzellen lysieren.
(C) Sie tragen Fc-Rezeptoren (CD16) auf ihrer Oberfläche.
(D) Sie können durch Interferon-α in ihrer zytotoxischen Funktion gestärkt werden.
(E) Sie erkennen ihr Ziel vor allem über an MHC-Moleküle der Klasse II gebundene Antigenpeptide.

Kapitel 6

11.5 Bei Personen mit welchem der genannten HLA-Antigene ist das Risiko am größten, nach Infektion mit Yersinien oder Salmonellen an einer reaktiven Arthritis zu erkranken?

(A) B27
(B) B47
(C) DR2
(D) DR3
(E) DR4

11.6 Für welche der Erkrankungen bildet die Überempfindlichkeitsreaktion vom Typ IV (nach Coombs und Gell) typischerweise die pathophysiologische Grundlage?

(A) allergisches Asthma bronchiale
(B) allergisches Kontaktekzem
(C) Arthus-Reaktion
(D) Heuschnupfen
(E) thrombozytopenische Purpura durch medikamentös induzierte Immunthrombozytopenie

11.1 (D)   11.2 (C)   11.3 (D)   11.4 (E)   11.5 (A)   11.6 (B)

11 Kommentare Examen Frühjahr 2002

Kapitel 3

F02 !!
Frage 11.1: Lösung D

Zu **(D)**: Der Antigenrezeptor der B-Zelle ist ein **dimeres** und kein trimeres membranständiges Immunglobulin, das aus **einer** schweren und **einer** leichten Kette (entweder der ϰ- oder der λ-Kette) besteht.

F02 !!
Frage 11.2: Lösung C

Zu **(A)**, **(B)**, **(C)** und **(E)**: **T-Helferzellen** werden je nach dem Muster ihrer sezernierten Zytokine in T_H0-, T_H1- und T_H2-Zellen eingeteilt. T_H0-Zellen sind Antigen aktivierte T-Zellen, die noch nicht in Richtung T_H1- oder T_H2-Zellen differenziert sind. Sie sind Hauptproduzent des **Interleukin-2**, welches aber auch von T_H1-Zellen hergestellt wird (B). T_H1-Zellen aktivieren **Makrophagen** (durch die Freisetzung von *Interferon-γ* (A) und *Lymphotoxin-α* (TNF-β) (E)) und induzieren die Bildung des IgG2.
T_H2-Zellen initiieren die *humorale* Antwort: es wird die Bildung von IgM, der Klassenwechsel zu IgA, IgE (Hauptstimulator: Interleukin-4) (C) und IgG1-Subklassen angeregt.
Grob eingeteilt sind T_H1-Zellen für die Abwehr *intrazellulärer* Keime und T_H2-Zellen für die humorale Abwehr *extrazellulärer* Keime zuständig. Das Zytokinmuster der T_H1-Zellen besteht aus IFN-γ, GM-CSF, TNF-α, IL-3, TNF-β und IL-2, das der T_H2-Zellen aus IL-4, IL-5, IL-3, GM-CSF, IL-10 und TGF-β.
Zu **(D)**: **Interleukin 7** (IL-7) spielt bei der Entwicklung der **hämatopoetischen** Stammzelle zur B-Zelle auf Ebene der **Pro-B-** und **Pre-B-Zelle** eine wesentliche Rolle. Es beeinflusst aber auch Monozyten (IL-1 und IL-6-Produktion), Thymozyten und zytotoxische T-Zellen. Gebildet wird es u.a. von Stromazellen des Knochenmarks, nicht jedoch von T_H2-Zellen.

F02 !
Frage 11.3: Lösung D

Superantigene sind Proteinantigene, die zu einer polyklonalen Aktivierung des T-Zellsystems (= Aktivierung von T-Zellen mit unterschiedlichen Peptid-Bindungs-Regionen) (A) führen **ohne** vorher auf MHC-Molekülen der Klasse II, beispielsweise auf B-Lymphozyten (D), präsentiert zu werden. Beispiele für Superantigene sind Staphylokokkenenterotoxine (verantwortlich für Lebensmittelvergiftungen) und das Toxic shock syndrom toxin-1 (TSST-1) (verantwortlich für das toxische Schocksyndrom). Die polyklonale Aktivierung wird durch die Bindung des Superantigens einerseits an die **MHC-Moleküle** der Klasse II im nicht Antigen bindenden Bereich (B) und andererseits an den T-Zellrezeptor (meist im variablen Bereich der β-Kette) (C) erreicht. Durch diese Bindung werden die MHC-Moleküle der Klasse II und der T-Zellrezeptor in enge räumliche Nähe gebracht, was letztendlich zur Aktivierung der betroffenen Antigen präsentierenden Zelle und der T-Zelle führt. Da es sich um eine polyklonale Aktivierung handelt, kommt es zu einer sehr starken T-Zellproliferation mit massiver Ausschüttung von Zytokinen. Fieber, Blutdruckabfall bis hin zum Schock (E) sind die klinischen Folgen.

F02 **H97** !
Frage 11.4: Lösung E

Natürliche Killerzellen gehören zu den Lymphozyten, sie machen einen geringen Anteil der peripheren Blutzellen aus. Antigenspezifische Rezeptoren konnten bislang auf diesen Zellen nicht identifiziert werden. Trotzdem sind NK-Zellen in der Lage, bestimmte „abnormale" Zellen wie z.B. **virusinfizierte Zellen** (A) oder **Tumorzellen** (B) zu erkennen und wie zytotoxische T-Zellen zu lysieren. Möglich wird dies durch die Expression bestimmter **Fc-Rezeptoren (FcγRIII = CD 16)** (C), die IgG_1 und IgG_3 erkennen. Werden bestimmte Antigene auf der Zelloberfläche durch Antikörper erkannt bzw. gebunden, so können NK-Zellen über ihre Fc-Rezeptoren diese Zellen „erkennen" und lysieren **(Antikörper-abhängige zelluläre Zytotoxizität (ADCC))**. Die Erkennung der Zielzellen erfolgt demnach **nicht** über MHC-Klasse II-Moleküle (E). NK-Zellen scheinen v.a. bei der frühen Abwehr intrazellulärer Keime wie z.B. dem Herpes-Virus oder Listeria monocytogenes eine Rolle zu spielen, lange bevor eine adäquate T-Zellantwort erzeugt werden konnte. Die NK-Zellaktivität wird durch die in der frühen Infektionsphase gebildeten Zytokine wie z.B. die **Interferone** Interferon-α (IFN-α) und Interferon-β (IFN-β) (D), aber auch Interleukin-12 (IL-12) bis zu 100fach gesteigert. NK-Zellen sind selbst ebenfalls in der Lage, Zytokine zu bilden. Insbesondere die Sekretion von Interferon-γ (IFN-γ) scheint essenziell für die frühe Abwehr bestimmter intrazellulärer Keime.

Kapitel 6

Frage 11.5: Lösung A

Zu **(A)**: **HLA-B27** assoziierte Erkrankungen sind die ankylosierende Spondylitis (Morbus Bechterew), die akute Uveitis anterior, reaktive Arthritiden nach Infektion mit Salmonellen, Yersinien, Shigellen oder Campylobacter und das Reitersyndrom nach Infektion mit Chlamydien.
Zu **(B)**: In der Literatur finden sich zwei Publikationen, die eine Assoziation des **HLA-B47** mit der angeborenen Nebennierenhyperplasie (congenital adrenal hyperplasia, CAH) beschreiben.
Zu **(C)**: **HLA-DR2** assoziierte Erkrankungen sind die Multiple Sklerose, das Goodpasture-Syndrom oder chronische Arthritiden nach Borrelia burgdorferi-Infektionen (letztere können auch mit **HLA-DR4** assoziiert sein).
Zu **(D)**: **HLA-DR3** assoziierte Erkrankungen sind der Morbus Basedow, die Myasthenia gravis und der systemische Lupus erythematodes.
Zu **(E)**: **HLA-DR4** assoziierte Erkrankungen sind die rheumatoide Arthritis, der Pemphigus vulgaris und die Hashimoto-Thyreoiditis.

Frage 11.6: Lösung B

Die Überempfindlichkeitsreaktion vom **Typ IV** (= Überempfindlichkeitsreaktion vom verzögerten oder zellulären Typ) wird von T_H1-Zellen und $CD8^+$ zytotoxischen T-Zellen verursacht. Sie ist die pathophysiologische Grundlage beispielsweise des allergischen Kontaktekzems (B), der Tuberkulinreaktion, aber auch der durch Gluten bedingten Enteropathie (Zöliakie). **Typ I – III** der Überempfindlichkeitsreaktionen sind die durch Antikörper vermittelten Überempfindlichkeitsreaktionen. Das allergische Asthma (A), der Heuschnupfen (D), die Urtikaria, die Anaphylaxie und Lebensmittelallergien sind IgE vermittelte **Typ I**-Überempfindlichkeitsreaktionen nach Coombs und Gell und werden auch als *Allergie* bezeichnet. **Typ II**- und **III**-Überempfindlichkeitsreaktionen werden durch IgG ausgelöst. Zu den **Typ II**-Überempfindlichkeitsreaktionen gehören durch Medikamente ausgelöste hämolytische Anämien oder Thrombozytopenien (E). Der Pathomechanismus besteht in der Bindung des Medikamentes (klassisches Beispiel: Penicillin) an die Oberfläche der Erythrozyten/Thrombozyten und der Zerstörung des Antigens inklusive der anhaftenden Zellen durch gegen das Medikament gerichtete IgGs. Zu den **Typ III**-Reaktionen zählen die Arthus-Reaktion (C), die Serumkrankheit, die Farmerlunge und die Immunkomplexkrankheiten.